JN441096

피부가 보내는 신호를
놓치지 마세요

피부가 보내는 신호를

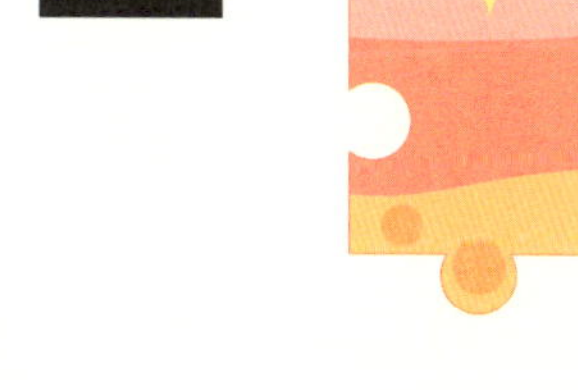

신나라 지음

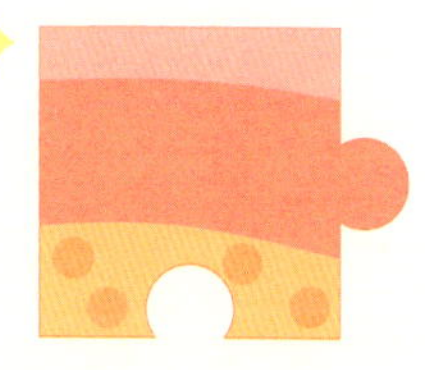

놓치지 마세요

피부와 건강을
함께 지키는
피부기능의학의
모든 것

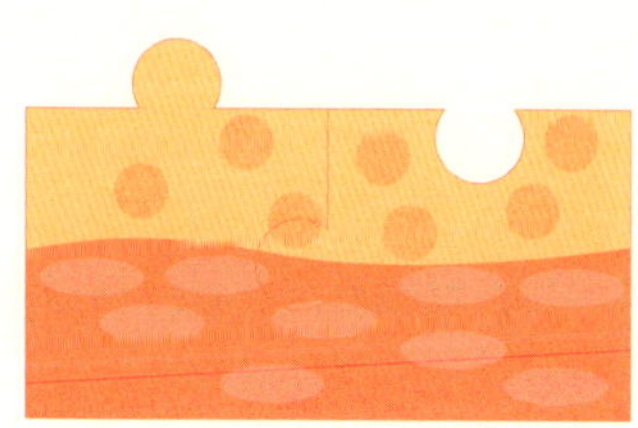

샘터

✦ 피부는 전신의 거울이라고 합니다. 피부라는 장기가 단순히 우리 몸과 외부 환경의 경계를 짓는 장벽 역할만 하는 게 아니고, 내부 장기와 전신의 건강 상태를 드러내는 신호가 될 수 있다는 뜻이지요. 우리 몸은 하나의 유기체이므로 각 구성 성분이 일사불란하게 서로 정보를 공유하고 영향을 주고받는데, 최근 연구를 통해 피부와 뇌, 장의 밀접한 연결이 점차 밝혀지고 있습니다.

피부 장벽이 손상되어 발생하는 염증 매개 물질들이 피부 속 혈관으로 들어가 뇌-혈관 장벽의 틈새를 통해 뇌에 도달하면 인지 기능 저하를 일으킬 수 있고, 장의 미생물 이상, 장 점막의 장벽 손상이 피부와 뇌에도 염증을 유발할 수 있습니다. 따라서 올바른 섭식과 스트레스 관리, 피부 건강 유지가 서로서로 선순환 혹은 악순환을 일으키게 됩니다. 이 책의 저자 신나라 원장님은 이 장기들이 어떻게 연결되어 있는지를 자세히 알려주고, 건강한 피부, 나아가 건강한 전신 상태를 위해 무엇을 해야 하는지를 구체적으로 제안합니다.

신나라 원장님은 2018년 대한피부기능의학회를 창립하고 지금까지 학회장으로서 피부과 전문의들과 환자들뿐만 아니라 일반 대중에게 피부와 전신의 기능의학적 측면을 설파해 온 피부기능의학의 선구자입니다. 제 동문 후배로서 피부과 전공의 시절부터 환자에 대한 열정과 학구열이 남달랐는데, 드디어 의사와 환자 모두에게 큰 도움이 될 책을 집필해 주어 고마운 마음입니다.

저자는 진료 현장에서 피부만 치료해서는 환자의 문제가 모두 해결되지 않는다는 것을 절감하고, 스스로 공부하여 피부 문제의 뿌리와 토양, 즉 증상의 원인과 삶의 방식 및 환경까지 찾아냈습니다. 그리고 증상 개선뿐만 아니라 재발 방지와 삶의 질 개선까지 추구하는 전인적인 치료가 환자를 궁극적으로 치유할 수 있는 해결책임을 깨달았습니다. 저 역시 환자를 보면서 '이분은 피부보다 전신 건강을 더 챙겨야 피부도 좋아질 텐데…' 하는 안타까움을 느낄 때가 많지만, 제한된 진료 시간 안에 이런 내용을 다루기는 쉽지 않습니다. 그런 점에서 이 책이 자상한 의사이자 선생님 역할을 해줄 것으로 기대합니다.

저자는 다양한 최신 논문을 연구한 내용을 토대로, 구체적인 데이터를 포함한 매우 전문적인 의학 지식을 일반인에게 이해하기 쉽게 설명합니다. 특히 당장 실천에 옮길 수 있는 5E & E 솔루션을 제시하고 있어, 다양한 피부 문제로 고민하는 환자들뿐만 아니라 건강한 피부와 전신 건강의 유지를 원하는 모든 이에게 훌륭한 가이드가 될 것이라 믿습니다.

과거에 비해 모든 것이 너무나 풍족해진 오늘날, 평균 수명은 현저히 길어졌지만 그만큼 현대인들은 수많은 화학물질, 공해물질, 수면 부족, 스트레스 요인 등에 노출되어 피부와 내부 장기들이 시달리고, 그 결과 우리 몸이 지르는 소리 없는 비명은 피부염을 포함한 다양한 만성 염증성 질환들로 나타납니다. 저자는 바로 이 신호를 놓치지 말고 우리 몸에 안 좋은 식습관을 바꾸고, 화합물을 제거하고, 장내 세균을 건강하게 바꾸고, 마음 건강을 챙기라고 말합니다. 이런 루틴을 유지하여 피부뿐만 아니라 전신 건강을 지키라고 현대인들을 위한 맞춤 처방을 기능의학에 근거하여 내놓습니다. 이제 처방은 나왔으니 치료 효과는 여러분의 실천 여부에 달려 있습니다.

조소연 (서울대학교 피부과 교수, 이화여대 피부과 동문회장)

✦ 과거에는 기능의학이라는 단어가 생소했지만, 지금은 누구나 쉽게 사용하고 누구나 관심을 가지는 분야입니다. 그 이유는 내 몸 건강의 주인은 자기 자신이기 때문입니다.

기능의학은 질병이 발생하는 원인과 과정을 찾아내고 각 개인의 질병의 근본 원인을 해결하여 건강을 회복시킵니다. 여기에는 단순하게 현대 의학에서 말하는 과학적 접근도 들어가지만, 현대 의학에서 이해하지 못하는 비과학적 접근도 포함됩니다. 그러나 그 비과학적 접근은 아직 발견을 못 한 것뿐이지, 언젠가는 증명되어서 과학적 접근으로 인정받을 것입니다.

피부 분야에서 누구보다도 더 많이 알고 더 많이 공부한 피부과 전문의가 피부 치료를 위해 기능의학을 포함시킨 것은 굉장히 중요한 일입니다. 이는 환자를 더 폭넓게 이해할 수 있고, 더 많은 환자를 치료할 수 있는 계기가 됩니다.

일례로 혈액 속 칸디다 IgG 검사에서 양성이 나온 환자가 항진균제를 복용하고 피부 질환이 좋아진 경우를 자주 경험합니다. 즉, 장 면역 손상으로 독소가 우리 몸에 들어오면 면역만 감소시키는 것이 아니라 피부 질환도 유발합니다. 이런 것이 현대 의학 치료로는 불가능하고 기능의학 치료로만 가능합니다.

이 책의 제목처럼 "피부가 보내는 신호를 놓치지 마세요." 우리는 피부를 통해서 많은 질병을 진단하고 치료할 수 있습니다. 그러나 기능의학적 사고를 가지지 않으면 불가능합니다.

신나라 원장님의 《피부가 보내는 신호를 놓치지 마세요》라는 책은 의사들뿐만 아니라 일반인들에게도 많은 도움이 될 것입니다. 저 역시 추천사를 쓰면서 이 책을 읽고 많이 배웠습니다. 출간을 진심으로 축하드립니다.

염창환 (대한비타민연구회 회장, 염창환병원 원장)

✦ 피부는 단순히 바깥을 덮고 있는 기관이 아닙니다. 피부는 우리 몸의 상태를 가장 정직하게 드러내는 신호판이며, 때로는 장과

뇌, 면역과 호르몬, 그리고 삶의 방식 전반이 보내는 메시지를 대신 말해주는 언어이기도 합니다. 그럼에도 불구하고 우리는 오랫동안 피부 문제를 국소적인 현상으로만 다루어왔고, 증상을 가리는 데에 치료의 목적을 두어왔습니다. 이 책은 그 익숙한 접근 방식에 조용하지만 분명한 질문을 던집니다.

"정말 피부만의 문제일까?"

"스테로이드 연고가 피부 질환의 유일한 대안일까?"

"왜 같은 치료를 받아도 누군가는 낫고, 누군가는 반복될까?"

신나라 원장님은 피부과 전문의 최초로 기능의학적 진료를 시작했고, 대한피부기능의학회의 창시자이기도 합니다. 때로는 환자들에게 오해도 받곤 했지만, 더 나은 진료로 환자들의 피부뿐 아니라 장과 마음도 치료해 온 분입니다. 신 원장님은 피부를 장-뇌-면역-마이크로바이옴이라는 유기적 네트워크 안에서 바라봅니다. 오랫동안 준비해 온 이 책의 가장 큰 미덕은 피부를 '보이는 결과'가 아니라 '보이지 않는 원인의 출구'로 해석하도록 독자를 이끈다는 점입니다. 아토피, 여드름, 홍조, 색소 질환, 노화 피부를 단편적으로 설명하지 않고, 왜 그것이 그 사람에게 그 시점에 나타났는지를 차분히 풀어냅니다.

특히 인상적인 부분은 임상에서 실제로 적용할 수 있는 5E & E 전략입니다. 제거Elimination를 통해 불필요한 자극과 염증의 짐을 내려놓고, 교육Education을 통해 매일의 습관을 다시 설계하며, 평가Evaluation를 통해 '느낌'이 아닌 '데이터'로 몸을 이해하도록 돕습니다. 이는 유행하는 건강 정보나 과장된 솔루션과는 분명히 다른, 의료인의 책임 있는 태도에서 비롯된 접근입니다.

이 책은 피부과 의사만을 위한 책이 아닙니다. 반복되는 피부 문제로 지쳐 있는 환자에게는 이해와 방향을, 의료인에게는 임상의 확장과 통합적 사고의 틀을, 그리고 건강한 노화를 고민하는 모든 독자에게는 생활 전반을 돌아보게 하는 기준점을 제공합니다.

피부를 바꾸고 싶다면, 먼저 몸을 이해해야 합니다. 그리고 몸을 이해하려면, 더 넓은 질문을 던져야 합니다. 이 책은 그 질문을 두려워하지 않는 사람을 위한 안내서입니다. 피부를 넘어, 사람을 바라보는 의학을 고민하는 모든 분께 이 책을 자신 있게 추천합니다.

김경철 (기능의학 원장, 웰케어클리닉)

✦ 10여 년 전만 해도 아토피 환자에게 프로바이오틱스나 장 치료를 적용한다는 개념은 임상 현장에서 쉽게 받아들여지지 않았습니다. 그러나 보습 요법, 스테로이드, 항히스타민제, 면역조절제 치료에도 수년간 호전되지 않던 피부 병변들이 장내 미생물 환경을 교정하고 중금속 해독이나 영양 결핍을 치료한 이후 현저하게 개선되는 사례들이 점차 관찰되기 시작했습니다. 이는 피부를 직접적인 치료 대상으로 삼았다기보다는 과민성대장증후군이나 전신 내사 불균형을 교정하는 과정에서 피부 증상이 함께 호전된 결과로 이해하는 것이 타당하겠습니다. 이러한 변화의 배경에는 과

거에는 접근하기 어려웠던 대변 미생물 검사 등 기능의학적 검사 기법의 발전으로, 기존의 통념을 넘어선 치료 전략을 시도할 수 있게 된 점 또한 크게 작용했습니다.

피부 질환의 개선은 다수의 환자에게서 반복적으로 재현되었고, 이러한 임상 경험의 축적은 '피부기능의학'이라는 새로운 영역으로 발전하게 되었습니다. 이후 기능의학적 접근은 피부 질환의 병적 치료를 넘어 항노화 영역으로까지 확장되었으며, 그 중심에 신나라 원장님의 헌신과 노고가 있었음에 깊이 감사드립니다. 이 책을 통해 더 많은 분의 삶이 한층 건강해지기를 진심으로 기대합니다.

박춘묵 (대한기능의학회 교육이사)

들어가는 글

왜 기능의학을 하는 피부과 전문의가 되었을까?

저는 대한민국 의사 중 2%에 해당하는 자랑스러운 피부과 전문의입니다. 피부과 전문의가 되려면 의과대학 6년을 졸업하고 인턴 과정 1년을 마친 후 피부과 전공의 과정으로 4년 동안 수련하고 전문의 시험에 합격해야 합니다. 모두 11년이라는 시간이 필요하죠. 이렇게 오랜 시간을 들여 피부과 전문의가 된 후에도 계속 공부해야 합니다. 이런 상황에서 저는 왜 또 '기능의학'이라는 새로운 영역을 공부하고 '기능의학을 하는 피부과 전문의'가 되기로 결심했을까요?

제가 전문의가 되어 막 개원가에 나왔던 때가 2000년대 초반입니다. 그때는 우리나라 피부 미용 시장에 매우 큰 변화가 시작되던

시기였습니다. 개원가에서 레이저 시술을 비롯해 각종 시술이 활발히 이루어지고 메디컬 스킨케어가 여드름 등의 피부 치료 프로그램에 루틴으로 포함되기 시작했습니다. 제 생각으로는 요즘 말하는 'K-뷰티'의 시작이 그때였던 것 같습니다. 저도 그 변화의 한가운데에 서 있는 피부과 전문의로서 보톡스, 필러 등의 쁘띠 성형이나 써마지, IPL 등의 시술을 많이 했던 기억이 납니다.

그런데 환자 중에는 적지 않은 비용과 시간을 들여 똑같이 치료받는데도 다른 환자에 비해 객관적인 효과가 떨어지는 분들이 있었습니다. 치료 만족도나 치료 효과가 다른 분들보다 좋지 않은 환자에게 단지 그분들의 피부 특성이나 유전적 소인의 영향이라고만 설명하려니 뭔가 부족함을 느끼게 되었습니다. 피부만의 문제가 아니라 다른 이유가 있지 않을까 하는 궁금증이 계속 커졌습니다. 이런 궁금증과 답답함이 피부에만 국한하지 않고 전신적인 항노화의학에 관심을 갖게 된 계기가 되었습니다.

이후 3년 정도 미국에서 지내며 미국 항노화 학회The American Academy of Anti-Aging Medicine, A4M가 주관하는 세미나에도 참석하고 항노화 전문의 인증 과정 시험도 보면서 항노화의학이나 영양의학 관련 공부를 시작했습니다. 또한 항노화의학과 영양의학을 접목하여 진료하는 미국의 클리닉에 참관할 기회가 있었는데, 그때에도 그것들이 꼭 필요한 분야라는 것을 다시 한번 확인할 수 있었습니다.

2010년 한국에 돌아와 개원을 하고 항노화, 기능의학, 영양의학

등에 관련된 여러 세미나에서 계속 공부하면서 피부과 전문의로서 환자 진료와 치료 과정에 그것들을 조금씩 접목하기 시작했습니다. 특히 과학적인 근거에 의해 질병의 근본 원인을 체계적으로 찾아가고 개인 맞춤형으로 생활 습관을 교정하며 치료해 가는 기능의학적 접근 방식이 꼭 필요하다는 것을 확신하게 되었습니다.

이러한 방식으로 진료하다 보니, 수년간 지속된 피부 질환이 1~2주 사이에 좋아지는 경우도 경험했으며, 항노화 시술을 받은 분들이 미용적인 노화 피부 상태가 개선되었을 뿐만 아니라 동시에 삶의 질이 달라지는 경우를 지속적으로 만나게 되었습니다. 정해진 시간 안에 많은 수의 환자를 진료해야 경영적으로 도움이 되는 우리나라의 수가 제도하에서 미련하게 보일 수도 있는 방법이지만, 기적 아닌 기적을 경험하는 환자들을 보면서 이 길이 맞다는 확신을 갖게 되었습니다.

그렇게 저는 '기능의학을 하는 피부과 전문의'로서 15년 넘게 '건강한 아름다움'을 찾고 이루는 과정을 환자분들과 함께해 오고 있습니다.

이런 분들은 이 책을 꼭 읽어보세요

- 피부 문제로 너무 힘든 하루하루를 보내고 있는데 뭘 해도 좋아지지 않아 마음이 괴로운 분
- 먹는 약과 바르는 약으로 증상은 조절하고 있지만 약을 쓰는 것 외에 다른 방법은 없는지 궁금한 분
- 레이저 치료나 다른 시술도 좋지만 피부 노화의 속도를 근본적으로 늦추고 싶은 분
- 무엇보다 피부와 함께 전신 건강도 좋아지고 건강하게 나이 들어가며 웰에이징을 누리고 싶은 분

이런 분들은 이 책을 읽으며 '피부가 보내는 신호'를 찾아보세

요. 그 신호를 통해 알 수 있는 내 몸 안의 불균형을 해결할 방법도 같이 찾을 수 있도록, 저의 그동안의 경험과 쌓아온 지식을 이 책에 꾹꾹 눌러 담았습니다. 책을 다 읽고 나면 '건강한 아름다움'을 누릴 준비가 될 것이라 믿습니다.

피부가 보내는 신호를 놓치지 마세요. 기능의학을 하는 피부과 전문의인 제가 도와드리겠습니다.

자, 이제 함께 피부가 보내는 신호를 찾으러 가보실까요?

차례

일러두기

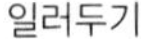

별표(*)가 붙은 용어는 '더 알아보기'에서 자세한 설명을 보실 수 있습니다.

1장

피부과학과 기능의학의 만남

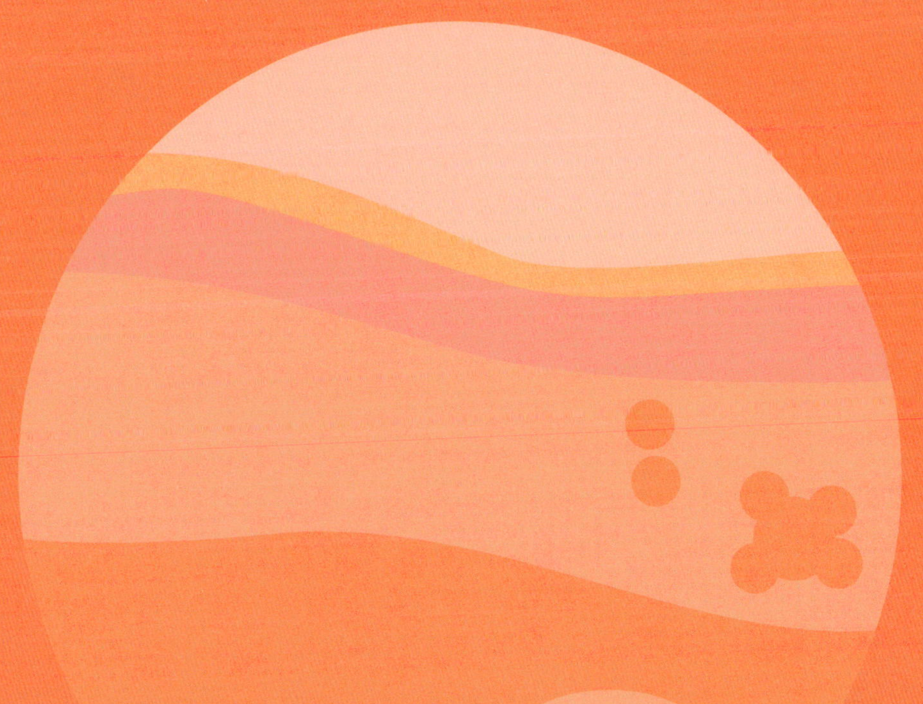

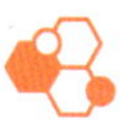

불과 10여 년 전만 해도 낯설었던 용어인 '기능의학'이 이제는 많은 분에게 알려진 것 같습니다. 기능의학이 왜 의학계에서 주목받게 되었는지, 기존 의료 방식과의 차이점은 무엇인지 설명하면, 제가 왜 기능의학을 하는 피부과 전문의가 되었는지 좀 더 이해하실 수 있을 것입니다.

기능의학이란?

기능의학Functional Medicine에 관심이 있는 분이라면 한 번쯤 다음 쪽의 그림을 보셨을 것이라 생각합니다. 미국의 기능의학회The

기능의학 나무

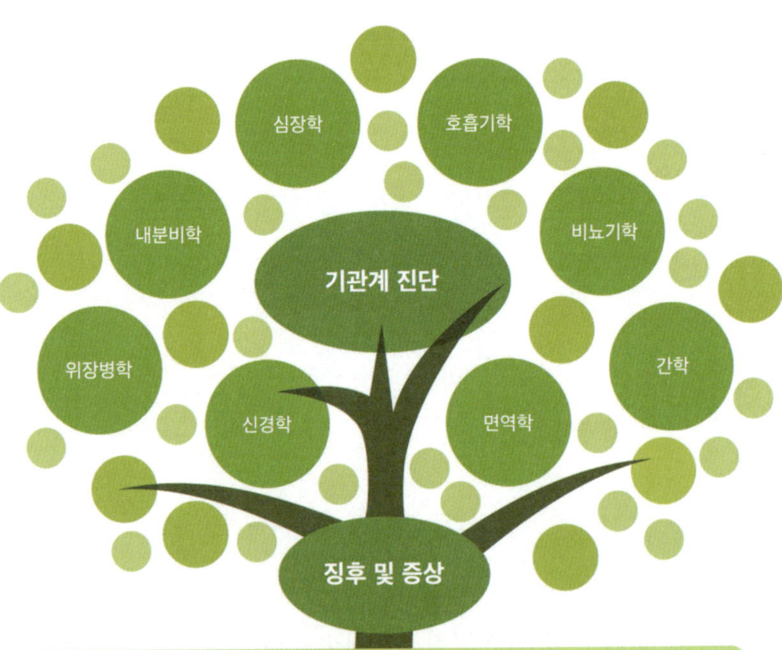

핵심 조직 시스템과 주요 임상 불균형

동화 소화, 흡수, 미생물/장 기능, 호흡
방어 및 회복 면역 시스템, 염증 반응, 감염과 미생물
에너지 에너지 조절, 미토콘드리아 기능
생체 내 변환 및 배설 독성, 해독
소통 내분비, 신경전달물질, 면역전달물질, 인지 기능
운반 심혈관계, 림프계
구조적 통합성 세포막부터 근골격계까지

선행 요인, 유발 요인, 매개 요인

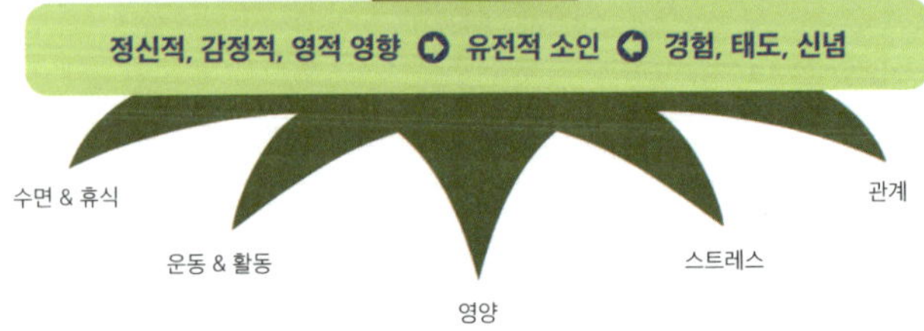

개인별 생활 방식 및 환경 요인

Institute for Functional Medicine, IFM가 만든 '기능의학 나무The Functional Medicine Tree'라는 그림입니다. 기능의학을 잘 설명하고 있는 그림이어서 저도 이 그림을 이용해 설명하려 합니다.

우리가 나무를 볼 때면 가장 먼저 잎과 가지에 눈길이 가게 됩니다. 그림 속 나무의 가지와 잎에는 몸의 변화와 증상, 그리고 이를 바탕으로 각 분과별로 병을 진단하는 내분비학, 신경학, 호흡기학, 비뇨기학 등이 달려 있습니다. 이 잎과 가지가 기존의 의료계가 환자를 진단하고 치료하는 방식을 상징합니다. 즉, 기존 의료 세계에서는 특정 증상이 나타나면 그 증상에 집중하고, 관련된 전문 분야에서 병명을 진단한 후 치료하는 방식이지요. 증상은 곧 병의 이름으로 이어지고, 그 병의 표준 치료법이 적용됩니다.

하지만 기능의학은 이러한 표면적인 접근에서 벗어나 나무의 '잎'과 '가지'가 아닌 '뿌리'와 '토양'을 바라봅니다. 기능의학은 단순히 증상을 억제하는 데 그치지 않고, 그 증상이 왜 나타났는지 근본 원인을 찾는 데 집중합니다.

나무의 뿌리는 신체 기능의 불균형을 초래하는 7가지 핵심 시스템을 나타냅니다.

- 동화Assimilation: 소화, 장내 미생물, 영양 흡수
- 방어 및 회복Defense & Repair: 면역 반응, 염증 조절
- 에너지Energy: 미토콘드리아 기능, 대사
- 해독Biotransformation & Elimination: 독소 배출, 간 기능

- 소통Communication: 호르몬, 신경전달물질
- 운반Transport: 순환계, 림프계
- 구조Structural Integrity: 근골격계, 세포막 구조

이러한 시스템의 균형이 깨지면 증상이 나타나는데, 기능의학은 이 불균형을 교정하여 증상의 원인을 해결하려고 합니다. 그리고 이 뿌리들이 자라나는 '토양'은 곧 생활 방식과 환경입니다.

수면, 운동, 영양(식생활), 스트레스, 사회적 관계와 같은 요소들이 토양 역할을 하며, 유전적 소인, 감정적·정신적 영향, 개인의 삶의 경험과 신념 등이 이 모든 것에 영향을 미칩니다. 결국 기능의학은 한 사람의 유전, 환경, 생활 습관, 마음 상태까지 포함한 전체적인 맥락을 이해하고, 이를 기반으로 증상 개선뿐만 아니라 재발 방지와 웰빙까지 추구하는 포괄적인 의학적 접근입니다.

왜 의사들이 기능의학에 관심을 가졌을까?

이 질문에 답하기 위해서는 기존 의료와 기능의학의 차이를 좀 더 설명해야 할 것 같습니다.

현대 의학은 주로 급성 질환, 예를 들어 전염성 질환이나 전쟁 또는 사고로 발생한 외상을 치료하는 쪽으로 집중하여 발전됐습니다. 그러다 보니 환자의 증상과 상태를 파악하고 빠르게 치료하여 생명을 유지하고 감염을 방지하기 위해서는 매뉴얼화된 접근

이 필요했습니다. 의과대학의 교육이나 수련 과정에서도 어떤 증상이 있을 때는 어떤 검사를 하고, 그 검사 결과를 통해 진단을 내린 후에는 어떤 처방을 해야 하는지를 배우게 됩니다. 소위 '요리책식 진료 방식Cook-book style practice' 또는 '모두에게 통하는 단일한 방식one-size fits all'의 개념으로 치료하게 된 것입니다.

그런데 의학이 발전하며 다양한 종류의 항생제가 개발되고 평균수명이 길어지면서, 감염성 질환이나 외상보다 암, 당뇨, 고혈압 같은 만성 질환이 건강상의 문제를 더 많이 유발하고 삶의 질 저하를 초래하게 되었습니다.

만성 질환, 이른바 '비감염성 질환Non-Communicable Disease, NCD'의 유병률과 이로 인한 사망률은 점점 증가하는 추세입니다. 비감염성 질환은 박테리아나 바이러스 등 감염원에 의해 발생하는 질환이 아니지만 만성적 경과를 보이면서 예방이 가능한 질환을 총칭하는 용어로, 고혈압·심근경색 등의 심혈관 질환, 당뇨병, 천식 등의 만성 호흡기 질환, 암 등이 이에 해당합니다. 세계보건기구WHO에 따르면 2021년에 최소 4,300만 명이 비감염성 질환으로 사망했으며, 이는 팬데믹과 무관한 전 세계 사망 원인의 약 75%에 해당한다고 합니다.

그런데 급성 질환을 치료할 때는 효과적이었던 통상적 의학이 이러한 비감염성 질환의 치료에는 한계가 있음을 많은 의사들이 깨닫기 시작했습니다. '생활 습관 질환'이라고도 불리는 비감염성 질환은 약이나 시술 등이 도움이 되기도 하지만 그렇지 않은 경우

정밀하지 않은 의학

미국에서 매출이 가장 높은 10가지 약은, 각 약이 실제로 도움이 되는 한 사람(주황색)당 3명에서 24명의 사람들(연두색)에게는 효과가 없는 것으로 조사됨.

1. ABILIFY(aripiprazole)
조현병

2. NEXIUM(esomeprazole)
속쓰림

3. HUMIRA(adalimumab)
관절염

4. CRESTOR(rosuvastatin)
고콜레스테롤

5. CYMBALTA(duloxetine)
우울증

6. ADVAIR DISKUS(fluticasone propionate)
천식

7. ENBREL(etanercept)
건선

8. REMICADE(infliximab)
크론병

9. COPAXONE(glatiramer acetate)
다발성 경화증

10. NEULASTA(pegfilgrastim)
호중구감소증

출처: Nicholas J. Schork, "Personalized medicine: Time for one-person trials," *Nature*, 520, 2015.

도 많기 때문입니다.

왼쪽 그림 자료는 2015년 세계적인 학술지 《네이처Nature》에 게재된 논문의 그림입니다. 미국에서 가장 많이 처방되고 있는 10가지 약을 대상으로 연구한 내용인데, 주황색으로 표시된 사람이 약이 도움이 된 환자를 나타내고, 연두색은 그렇지 않은 환자군을 표시한 것입니다. 보이는 것처럼 약에 반응하는 한 명(주황색)에 대해 도움이 안 되는 경우(연두색)가 3명에서 24명이나 됩니다.

그렇다면 연두색으로 표시된 환자들은 어떻게 해야 할까요? 약으로 안 되는 부분을 해결해 줄 수 있는 해결책이 필요하겠지요? 저는, 그리고 저처럼 기능의학적 접근으로 환자를 진료하는 많은 의사들은 기능의학이 그 해결책이라고 생각합니다.

통상적 의학과 기능의학의 비교

항목	통상적 의학	기능의학
진료 방식	일률적인 표준화 진료	개인 맞춤형 진료
접근 방법	증상 → 진단 → 치료 중심	근본 원인 탐색 중심
치료 중심	약물 및 시술 위주	생활 습관 개선 및 영양 처방 병행
의사-환자 관계	의사 중심의 일방적 진료	환자와 의사의 협력적 관계

'피부기능의학'도 소개합니다

앞서 말씀드린 것처럼, 저는 수년 동안 기능의학이나 영양의학에 관련된 여러 세미나를 다니며 많은 전문가의 강의를 들었습니다. 그러던 중 다른 질환을 치료하다 보니 피부 질환 또한 좋아졌다는 말씀을 종종 들었습니다.

제가 직접 환자들에게 기능의학적으로 접근하여 피부에 직접적인 영향을 주는 화장품, 식생활 등에 집중해서 치료해 보니, 복잡한 검사나 많은 약제 처방 없이도 단시간에 임상적으로 호전되는 경험을 많이 했습니다.

그래서 기존의 기능의학적 접근을 기반으로 하되 피부를 중심으로 접근하는 기능의학이라는 개념으로 '피부기능의학'이라는 용어를 사용하게 되었습니다.

다음 장부터는 피부기능의학적 관점에서 피부가 보내는 신호에 담긴 의미가 왜 중요한지, 그 신호는 어떤 의미가 있는지 하나씩 설명하려고 합니다. 그리고 그 신호를 잘 파악해서 피부도 몸도 건강해질 수 있는 방법도 소개하겠습니다.

2장

피부를 보면 장과 뇌가 보인다

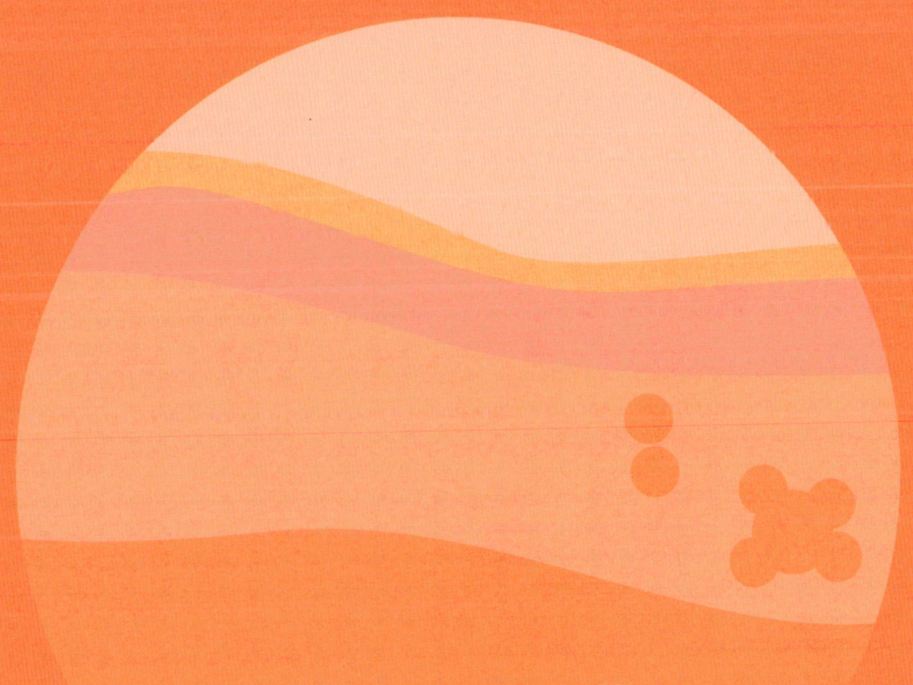

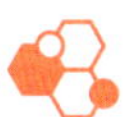

제가 강조하는 핵심을 딱 한 문장으로 표현하자면, '피부의 변화가 단순히 피부만의 문제가 아닐 수도 있다'입니다. 이 책의 제목도, 또 제가 하고 있는 유튜브 채널의 주제도 '피부가 보내는 신호를 놓치지 마세요'인 이유도 여기에 있습니다. 그런데 이러한 생각은 저만 하는 것도 아니었고 최근 늘어 주목받고 있는 기능의학의 연구 결과에 의한 것만도 아니라는 것을 관련 내용을 꾸준히 공부하고 연구하면서 알 수 있었습니다.

제가 상의할 때 종종 인용하는 문헌이 있습니다. 미국의 피부과 의사 M. F. 엥먼M. F. Engman 박사가 1919년에 쓴 글인데, 제목은 '피부: 몸 상태를 비추는 거울The Skin: A Mirror to the System'입니다. 피부는 전신의 혈관 신경계를 잘 표현하고 있기 때문에, 피부의 변화를 잘 살펴보면 내장 기관의 변화를, 즉 전신 질환을 더 잘 진단할 수 있다는 내용입니다.

100년도 훨씬 전에, 지금과 같은 진단 보조용 도구도 없고 정밀 과학이 발전하지 않았을 적에 어떻게 이런 생각을 할 수 있었을까요? 예전 논문이나 책을 볼 때면 지혜롭고 뛰어난 분이 많았다는 것을 알게 되면서 저절로 겸손해집니다. 실은 이분보다 더 대단한 분이 계십니다. 바로 히포크라테스 선생님인데, 그 이야기는 장에 관한 이야기를 할 때 다시 하겠습니다.

피부를 통해 전신이 연결되어 있을 것이라는 주장이 이제는 과학적인 연구를 통해 조금씩 밝혀지고 있고, '장-피부 축Gut-Skin Axis'과 같은 용어가 학술지에 등장하게 되었습니다. 최근에는 피부뿐만 아니라 모든 장기의 변화가 장Gut의 상태와 연관되어 있다는 개념을 표현하기 위해 '장-X 축Gut-X Axis'을 사용한 논문이 발표되기도 했습니다. 이렇게 장이 중요한 역할을 한다는 연구들이 계속되고 있는 이유 중 하나는, 장내 세균Gut Microbiome을 비롯한 마이크로바이옴이 인체의 건강 유지와 질병의 발생에 매우 중요한 역할을 한다는 것이 밝혀졌기 때문입니다.

내 몸의 주인은 마이크로바이옴?

《10퍼센트 인간10% Human》이라는 책이 있습니다. 피부기능의학을 공부하고 싶다며 저에게 책을 추천해 달라고 하는 의사들에게 꼭 권하는 책 중 하나입니다. 이 책의 제목에서 알 수 있듯이 우리는 겨우 10퍼센트 인간일 뿐이고, 우리 몸의 90%가 장내 세균을 비롯한 여러 박테리아, 곰팡이 등의 미생물들로 구성되어 있으며, 그 미생물들이 우리의 건강을 좌지우지할 수 있다는 내용입니다.

그런데 마이크로바이옴의 중요성은 어떻게 알려지게 되었을까요?

인간 게놈 프로젝트

인간 게놈 프로젝트Human Genome Project, HGP는 1990년부터 2003년까지 진행된 국제 공동 연구로, 인간의 모든 유전자의 위치와 염기서열을 규명하여 의학과 생명과학 발전의 기초를 마련하고자 진행되었습니다. 그 결과 약 30억 개의 DNA 염기서열이 해독되고 인간 유전자의 전체 지도가 완성되어 의학, 생명공학, 진화 연구에 큰 변화를 불러왔으며, 맞춤형 의학과 유전 질환 연구의 기반을 마련한 것으로 평가됩니다.

유전자 지도를 완성하면 난치성 질환의 치료도 가능할 것이라는 기대가 있었습니다. 그러나 연구 결과, 일부 유전자가 낭포성 섬유증이나 헌팅턴병 같은 질병의 직접적인 원인으로 밝혀졌지만, 당뇨병이나 암과 같은 대부분의 만성 질환은 여러 유전자와 환경 요인의 복합적 작용에 의해 발생한다는 사실이 확인되면서 단일 유전자가 질병을 직접적으로 일으키는 경우는 상대적으로 제한적임이 드러났습니다.

연구 과정에서 인간 유전자의 수가 예상했던 것보다 훨씬 적다는 사실이 밝혀졌고(2만여 개), 이후 연구(인간 마이크로바이옴 프로젝트)를 통해 인간의 건강에 미치는 영향 중 상당 부분이 인간 자체 유전자뿐만 아니라 체내외에 공생하는 미생물의 유전자와도 관련되어 있음이 확인되었습니다.

인간 마이크로바이옴 프로젝트

인간 게놈 프로젝트가 완료된 후 인간 유전자 수가 예상보다 적다는 점에 놀랐고, 미생물 군집 유전자 수가 인간 유전자 수를 훨씬 능가한다는 점에 주목하여 인간 마이크로바이옴의 중요성을 인식했습니다.

인간 마이크로바이옴 프로젝트Human Microbiome Project, HMP는 2007년 시작된 국제 연구로, 인간과 공생하는 미생물의 유전체를 해독하여 건강과 질병의 연관성을 규명하려고 했습니다. 인간 게놈 프로젝트 연구를 통해 차세대 염기서열 분석Next Generation Sequencing, NGS 기술의 발전을 이끌어낸 덕분에, 인간 마이크로바이옴 프로젝트는 이전에 배양이 불가능했던 다양한 미생물군을 메타게놈 분석을 통해 연구할 수 있었습니다.

그 결과 인간의 세포 수에 맞먹는 방대한 미생물이 장, 피부, 구강 등 신체 부위별로 독특한 군집을 이루고 면역 조절, 대사, 신경계 기능에 핵심적으로 관여한다는 사실이 드러났습니다. 또한 특정 장내 미생물 불균형Dysbiosis이 비만, 당뇨병, 염증성 장 질환, 알레르기, 정신질환, 그리고 저와 여러분의 관심 대상인 피부 질환 등 다양한 만성 질환과 깊이 관련되어 있음이 확인되었습니다.

장내 세균의 상태가 장 건강뿐만 아니라 전신 건강에도 영향을 줄 수 있고 다양한 질환의 발생과 진행에 영향을 줄 수 있다는 연구는 매우 활발히 계속되고 있습니다.

“모든 질병은 장에서 시작된다All disease begins in the gut”라는 말은 약 2,400년 전, 고대 그리스 의학의 아버지라 불리는 히포크라테스Hippocrates(기원전 460년경 ~ 기원전 370년경)가 남긴 명언입니다. 수백 년 동안 단순한 철학적 통찰로 여겨졌던 이 말은, 오늘날 장내 미생물, 면역학, 염증, 전신 질환의 관계를 규명하는 수많은 과학적 연구에 의해 점차 그 과학적 타당성이 입증되고 있습니다.

Gut-Skin Axis

장이 안 좋으면 피부도 안 좋다?

장의 상태가 피부에 어떤 영향을 주는지에 대해서 현재 연구가 많이 진행된 피부 질환은 치료가 힘들고 재발이 잦아 이른바 난치성 피부염으로 분류되는 아토피 피부염, 건선, 주사, 여드름 등입니다. 이런 연구들이 밝혀낸 내용은 장내 세균의 불균형으로 발생한 면역학적 변화가 전신에 영향을 줘서 피부의 염증성 질환 발생과 병의 경과에 영향을 줄 수 있다는 내용이 주를 이룹니다. '장-피부 축Gut-Skin Axis'은 이러한 개념을 일컫는 표현입니다.

초기 연구에서는 장의 변화가 피부에 영향을 줄 수 있다는 내용이었으나 이후 피부의 변화도 장에 영향을 줄 수 있다는 연구들이 지속되면서, 현재는 장-피부 축이 쌍방향으로 영향을 주고받는 긴밀한 관계를 일컫는 용어로 정의되고 있습니다.

피부에서 전신으로의 영향을 더욱 강조하고 싶은 피부과 전문의로서 저는 '피부-장 축Skin-Gut Axis'이라고 표현하고 있습니다. 이 책에서도 제가 특별히 따로 설명하지 않고 피부-장 축이라고 표현하면, 피부에서 장 쪽으로의 영향만을 말하는 것이 아니라 피부와 장의 긴밀한 관계, 즉 장에서 피부로의 영향과 피부에서 장으로의 영향을 모두 포함하는 용어로 이해하시면 됩니다.

모든 경우를 다 그렇게 단정하기는 어렵지만, 반복되는 피부염을 앓고 있거나 피부 장벽에 문제가 있는 경우에 배변 상태나 소화기 관련 증상, 식생활 습관을 통해, 그리고 좀 더 직접적으로는 여러 검사들을 통해 장 건강을 확인해야 하는 이유가 여기에 있습니다.

장은 우리가 직접 들여다보기 어려운데 피부를 통해 장이 신호를 보내고 있다고 생각하면, 피부에 증상이 나타나는 것이 어쩌면 다행일 수도 있겠다는 생각을 합니다. 실제로 심한 피부 질환으로 힘들어하는 환자들에게 그렇게 설명하기도 합니다.

피부와 장이 서로 연결되어 있다는 가설은 놀랍게도 100년도 더 전부터 과학자들에 의해 제기되었습니다. 1916년 A. 스트리클러A. Strickler 박사의 연구에서는 여드름 환자의 66%가 장내 대장균에 대한 면역 반응을 보였습니다. 피부 질환(이 연구에서는 여드름)이 없는 사람들에게서는 이런 반응이 나타나지 않았습니다. 장벽이 약해져서 장내 세균이나 그 독소가 혈액으로 새어 나가고, 이것이

면역 활성화와 함께 피부 염증을 유발할 수 있다는 것을 보여주는 것이지요.

1983년 연구는 더 충격적인 결과를 보여줬습니다. 심한 여드름 환자 10명 중 5명의 혈액에서 아무것도 추가하지 않았는데도 저절로 대장균 내독소와 연관된 미세혈전(피가 뭉치는 현상)이 생겼습니다. 이는 이미 이들의 혈액 속에 장내 세균의 독소가 떠돌아다니고 있다는 증거였습니다. 마치 장에 구멍이 난 것처럼 세균 독소가 혈액으로 계속 흘러 들어가고 있었던 것이죠. 이 연구는 여드름을 단순한 국소 피부 질환이 아닌 전신적 면역 또는 염증 질환으로 접근해야 함을 시사하는 결과로도 볼 수 있습니다.

이러한 연구는 여드름뿐만 아니라 다른 피부 질환에서도 계속되었습니다. 1986년 영국에서 이루어진 연구는 아토피 피부염 아동에게서 장 투과성이 증가한다는 임상 증거를 최초로 제공했습니다. 이후에도 장내 세균과 피부 질환에 관한 다양한 연구들이 지속되었으며, 2000년대 이후부터는 프로바이오틱스와 관련된 연구가 활발해지면서 장의 변화가 피부에 영향을 줄 수 있다는 장-피부 축을 뒷받침하는 결과가 계속 나오고 있습니다.

그렇다면 장과 피부는 어떻게 그렇게 긴밀하게 소통할 수 있을까요? 사실 그 정확한 생물학적 메커니즘은 아직 완전히 밝혀지지 않았습니다. 개인적인 판단으로는, 이 연결 고리를 완벽히 설명하는 것은 앞으로도 쉽지 않을 것이라 생각됩니다. 다만, 최근까지의 연구들을 통해 몇 가지 타당한 가설이 제시되고 있으며, 그중에서도 특히 주목할 만한 세 가지 메커니즘을 간단히 소개하고자 합니다.

장 누수 증후군

장내 세균의 불균형은 장 점막의 염증 반응을 유발하고, 이로 인해 장벽의 투과성이 증가하게 됩니다. 이러한 상태를 장 누수 leaky gut라고 부릅니다. 이렇게 장 누수 상태가 되면 정상적으로는 체외로 배출되어야 할 독소, 병원균, 음식 항원 등이 혈류를 통해 전신으로 퍼지게 되며, 이는 다양한 장기에서 면역 반응 및 염증 반응을 일으킬 수 있습니다. 이런 상태가 장 누수 증후군leaky gut syndrome입니다. 이러한 장 누수 증후군은 전신 염증으로 인한 부종, 통증, 만성 피로 등의 증상뿐만 아니라 피부 질환의 유발 및 악화와도 연관될 수 있다는 가설이 있습니다.

실제로 임상 현장에서도 장 건강이 회복되면서(장 누수 상태가 회복되면서) 피부 증상이 급격히 호전되는 사례를 종종 경험하게 됩니다. 이는 장과 피부 간의 연결을 시사하는 간접적 증거라고 볼 수 있습니다.

짧은사슬지방산

장내 미생물은 다양한 대사산물을 생산하는데, 그중에서도 최근 주목받고 있는 것은 짧은사슬지방산Short-Chain Fatty Acids, SCFA

입니다. 특히 부티르산Butyrate은 장 점막의 항상성을 유지하고 염증을 억제하는 데 중요한 역할을 합니다. 이 짧은사슬지방산은 국소적으로는 장벽을 건강하게 유지하고, 전신적으로는 항염 효과를 나타내며, 피부의 면역 반응 및 장벽 회복에도 영향을 줄 수 있습니다.

따라서 짧은사슬지방산은 장과 피부를 연결하는 매개 물질로서 중요한 의미를 가지며, 장내 환경이 악화될 경우 유해한 대사물질이 생성되어 오히려 피부 건강에 부정적인 영향을 줄 수 있다는 가능성도 함께 제기되고 있습니다.

미주신경의 역할

우리 몸의 항상성 유지를 위해서는 자율신경계의 균형이 매우 중요한데, 이 자율신경계에서 미주신경Vagus Nerve은 핵심적인 역할을 합니다. '미주迷走'라는 이름은 그 경로가 매우 넓고 복잡하여 붙여진 것으로, 실제로 이 신경은 뇌에서부터 소화기계, 심장, 폐, 피부에 이르기까지 다양한 기관과 연결되어 있습니다.

장내 세균의 불균형은 미주신경의 신호 전달에도 영향을 미칠 수 있습니다. 미주신경은 최근 주목받고 있는 '장-뇌 축Gut-Brain Axis'에서 중요한 경로로 작용합니다. 이 신경 경로를 통해 장내 환경이 피부를 포함해 전신 건강에 영향을 미칠 수 있다는 가능성이 제시되고 있으며, 이와 관련된 연구가 활발히 진행 중입니다.

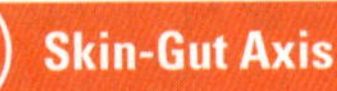

피부가 장에 신호를 보내고 있어요

앞에서는 주로 장이 피부에 영향을 주는 과정에 대한 설명이었고, 이제부터는 피부가 장에 영향을 주는 내용을 설명하겠습니다. 이 부분은 제가 정말로 관심이 많은 부분이고, 관련 내용을 읽기만 해도 가슴이 마구 뛥니다. 왜냐하면 이는 단순히 피부 건강을 넘어, 우리가 피부를 어떻게 다루고 관리하느냐에 따라 장 건강, 나아가 전신 건강까지도 영향받을 수 있다는 매우 중요한 통찰을 내포하고 있기 때문입니다.

여러분의 피부 건강에 대해 무한한 책임감을 느끼는 피부과 전문의로서, 이런 내용을 보면 부담감도 느끼지만 피부가 우리 건강에 끼칠 무궁무진한 가능성에 대한 기대감을 갖게 되면서 좀 더 열심히 공부하고 연구해야겠다는 다짐을 하게 됩니다. 기회가 되면 이 부분에만 집중해서 책을 쓰고 싶기도 합니다. 뛰는 가슴을 진정시키고 원래 주제로 돌아가서 피부에서 일어나는 일들이 어떻게 장에 영향을 줄 수 있는지 말씀드리겠습니다.

비타민 D

잘 아시는 것처럼 우리 몸에 필요한 비타민 D의 80~90%는 피부에서 만들어집니다. 피부에 있는 콜레스테롤이 햇빛을 받아 몇 단계를 거치면 비타민 D 전구체가 만들어지고, 이 물질이 혈액을 통해 간과 신장을 거치면서 신체에서 필요한 활성형 비타민 D로 바뀌게 됩니다. (여기서 "앗! 그럼 자외선 차단제를 바르면 비타민 D가 생성되지 않으니 안 발라야 하는 거 아니에요?" 하고 의문을 가지는 분들이 있을 텐데, 이 책을 다 읽고 나면 답을 얻을 수 있으니 조금만 기다려 주세요.)

비타민 D는 장의 장벽 기능과 면역계의 균형을 유지하는 데 필수적인 성분이기 때문에, 피부가 장의 건강에 직접적으로 영향을 줄 수 있는 요인 중 하나입니다.

피부 장벽 손상

노화 피부의 세포는 피부 장벽을 손상시키고 염증을 유발하는 사이토카인 등을 많이 분비하는 것으로 되어 있습니다. 그런데 이때 나오는 염증 유발 물질들이 혈관을 통해 전신적인 영향을 줄 수 있다는 연구들이 있습니다. 또한 아토피 피부염과 같이 만성 피부염이 있는 경우에도 피부의 각질세포에서 분비된 염증 유발 물질들이 장과 전신에 영향을 준다는 연구도 있습니다. 따라서 피부 장벽을 건강하게 유지하는 것이 매우 중요하다고 할 수 있습니다.

동물 실험이긴 하지만 피부의 진피층까지 손상을 준 쥐에서 장 점막층의 변화와 장내 세균의 변화가 나타난 연구도 발표되었습니다. 또 물리적 자극(제가 참고한 연구에서는 테이프 스트리핑tape stripping(테이프를 붙였다 떼어내는 방식)으로 피부 표층에 손상을 주는 방법을 사용했지만, 반복적으로 물리적 자극을 주는 긁는 행위도 비슷한 효과를 낼 것으로 생각합니다)이나 우리가 매일 사용하는 세정제에 포함된 계면활성제 같은 화학적 자극에 피부가 노출되면, 장의 비만세포 등을 통해 장의 면역계와 전신적인 면역 반응에 영향을 줄 수 있다는 연구도 있습니다. 따라서 피부에 어떤 변화나 자극이 가해질 때, 장은 물론이고 전신적으로도 영향을 줘서 가려움증이나 알레르기 반응을 악화시킬 수 있습니다.

미생물 신호 전달

앞서 장내 미생물군의 균형이 깨지면 피부 건강에 영향을 미칠 수 있다고 설명한 것과 마찬가지로, 피부 미생물군의 특이적인 변화 또한 신호를 보내 장내 미생물군에 영향을 줄 수 있습니다. 예를 들어 아토피 피부염 환자의 피부에서는 황색포도상구균 Staphylococcus aureus과 같은 특정 세균이 과도하게 증식합니다. 이러한 피부 미생물군의 변화는 미생물 산물이나 대사산물을 혈액 순환으로 방출하여 장내 미생물군의 구성을 변화시키고 기능에 영향을 줄 수 있습니다. 이 과정에서 피부 장벽 기능의 손상과 피부의 염증 반응도 유발하므로, '피부 장벽 손상'에서 설명한 작용도 함께 영향을 주게 됩니다.

종합해 보면 전반적으로 피부 수준에서 일어나는 변화나 손상은 면역 신호, 미생물 군집, 대사 매개체를 조절함으로써 장 건강에 영향을 줄 수 있으며, 이는 피부-장 축이 장에서 일방적으로 피부에 신호를 보내는 것이 아니라 쌍방향의 소통임을 잘 보여주고 있습니다. 앞으로 이와 관련해 더 많은 내용이 연구되고 밝혀질 것이라고 믿습니다.

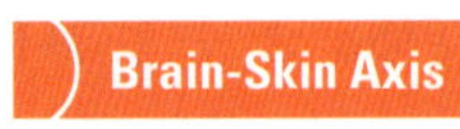

뇌에서 일어나는 일을 피부가 숨길 수 없어요

오른쪽 웹툰은 닉 셀럭Nick Seluk의 〈서투른 예티The Awkward Yeti〉 시리즈 중 하나로, 제목은 '피부가 다 드러낸다Skin Gives It Away'입니다. 저는 강의할 때 이 그림을 종종 활용합니다. 심장과 뇌가 당황스러운 상황을 감추려 애쓰지만 피부가 붉어지며 진짜 감정을 드러내 버리는 장면은, 우리의 생각과 감정이 피부에 얼마나 즉각적이고 정확하게 반영되는지를 잘 보여줍니다.

이러한 현상은 흔히 '얼굴이 붉어진다'라는 일상적 경험으로도 확인할 수 있습니다. 뇌와 피부는 서로 밀접하게 연결되어 있으며, 정신적 스트레스나 정서적 자극이 피부 반응으로 나타나는 경향은 학문적으로도 '뇌-피부 축Brain-Skin Axis'이라는 개념으로 설명됩

"우리가 그런 창피한 말을
했다니
믿을 수가 없어!"
©2017 The Awkward Yeti

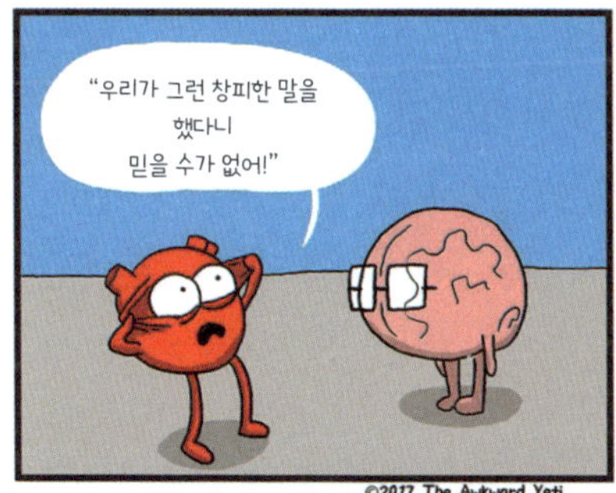

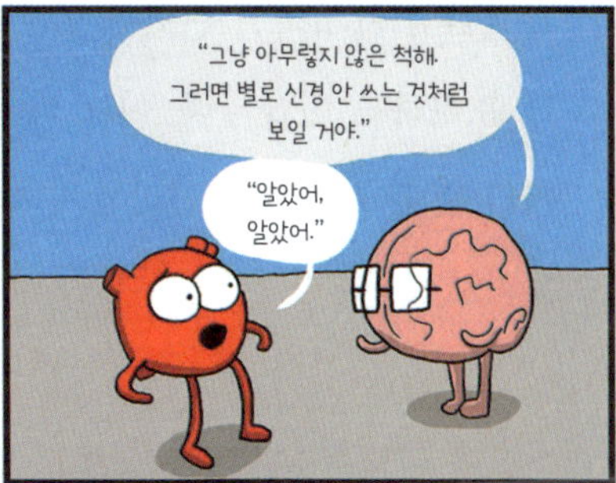

"안 돼, 피부!"

"피부야,
그러지 마!"

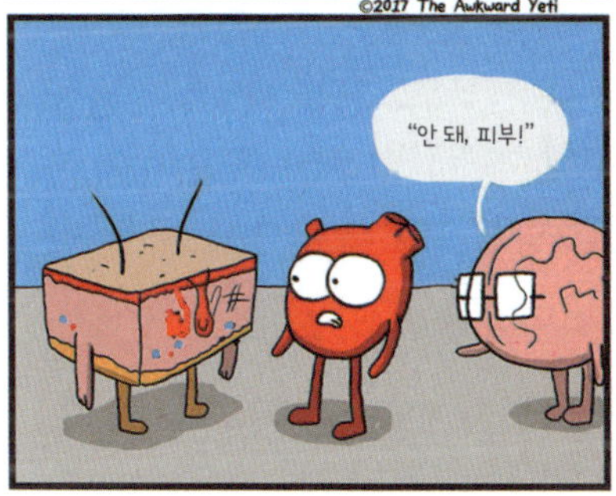

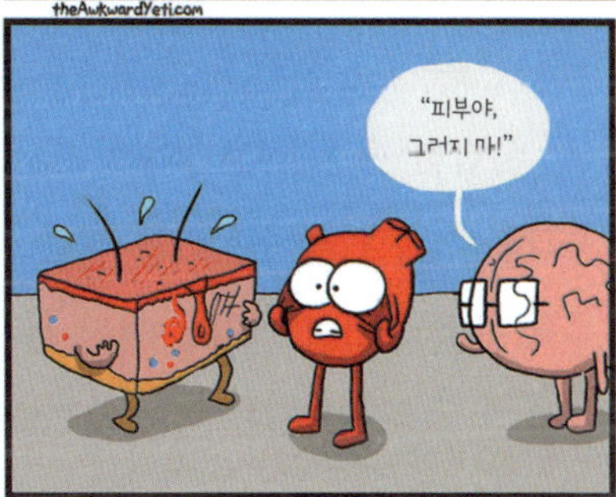

theAwkwardYeti.com

니다.

뇌-피부 축은 스트레스나 감정이 자율신경계, 신경전달물질, 호르몬, 면역 반응을 통해 피부에 영향을 주는 경로를 말합니다. 예를 들어, 긴장하거나 부끄러움을 느낄 때 교감신경이 활성화되면서 혈관이 확장되고, 그 결과 피부가 붉어집니다. 또한 스트레스가 장기간 지속될 경우, 피부 장벽 기능이 약화되고 염증 반응이 증가하여 여드름, 아토피 피부염, 만성 두드러기 같은 피부 질환이 악화될 수 있다는 것이 여러 연구에서 보고되고 있습니다.

즉, 이 웹툰은 단순한 유머를 넘어 정신적 스트레스가 피부에 실

질적이고 가시적인 변화를 일으킨다는 과학적 사실을 시각적으로 잘 표현하고 있습니다. 이제 왜 우리의 피부가 뇌, 다시 말해 신경계의 변화에 이렇게 민감할 수밖에 없는지에 대해 조금 더 자세히 살펴보겠습니다.

뇌와 피부는 출발점이 같다

사람의 생명은 정자와 난자가 만나 수정란이 되는 순간부터 시작됩니다. 초기 수정란은 작은 공 모양의 구조를 이루고, 이후 세포 분열과 발달 과정을 거쳐 점차 다양한 장기와 조직으로 분화합니다. 이때 발생학적으로 세포는 크게 외배엽, 중배엽, 내배엽으로 나뉘며, 각각에서 특정 기관과 조직이 발달합니다. 특히 외배엽에서 피부와 신경계(뇌를 포함)가 함께 분화합니다. 이 때문에 피부와 뇌는 발생학적 기원부터 서로 긴밀히 연결되어 있으며, 생리적·신경학적 신호를 주고받을 수밖에 없다는 것이 지배적인 학설입니다.

임상 현장에서 저는 매일 같이 환자들의 피부 질환이 정신적 스트레스와 밀접하게 연관되어 있음을 경험합니다. 이러한 현상은 단순한 심리적 현상이 아니라, 발생학적 기초와 신경생물학적 연결 구조에서 비롯된 것일 가능성이 큽니다.

이와 같은 관점은 피부과와 정신과, 두 분야의 전문의 자격을 모두 갖춘 에이미 웩슬러Amy Wechsler 박사의 저서 《마음과 아름다움

피부와 신경계의 발생학적 기원

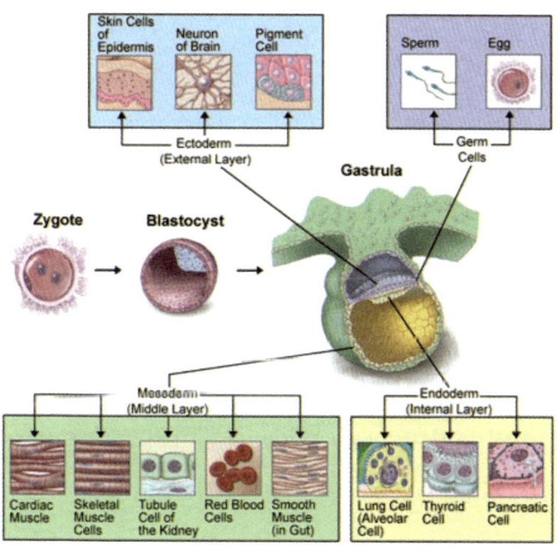

의 연결: 9일 만에 스트레스를 줄이고 피부를 아름답게, 완전히 새로운 나로 거듭나는 방법The Mind-Beauty Connection: 9 Days to Less Stress, Gorgeous Skin, and a Whole New You》에서도 강조되고 있습니다. 이 책은 피부와 뇌가 같은 외배엽에서 기원했음을 설명하며, 정신적 스트레스가 피부 건강에 미치는 영향에 대해 과학적 근거와 임상 경험을 토대로 서술하고 있습니다. 약 15년 전 제가 기능의학적 관점으로 환자를 진찰하기 시작한 지 얼마 안 되었을 때 이 책을 읽고, 저와 비슷한 생각과 접근 방식을 가진 전문가가 있다는 사실에 무척 반갑게 느꼈던 기억이 아직도 선명합니다.

피부도 내분비기관?

내분비기관은 호르몬을 생성하여 혈액을 통해 전신에 신호를 전달하고, 다른 장기와 상호작용 하는 기관을 말합니다. 전통적으로 알려진 내분비기관에는 갑상선, 뇌하수체, 부신, 췌장 등이 있습니다. 최근 연구에 따르면, 지방세포와 근육세포도 호르몬과 유사한 기능을 하는 신호 분자, 즉 아디포카인adipokine과 마이오카인myokine을 분비하여 전신에 영향을 준다는 사실이 밝혀졌습니다. 이로 인해 지방조직과 근육 또한 내분비기관으로 보아야 한다는 의견이 힘을 얻고 있습니다.

마찬가지로 피부 역시 내분비기관으로 기능할 수 있음이 점점 더 명확해지고 있습니다. 피부는 스트레스 호르몬인 코르티솔cortisol을 생성할 수 있고, 다양한 호르몬에 반응하는 수용체receptors를 가지고 있습니다. 또한 호르몬으로 분류해야 한다는 의견이 많은 비타민 D의 주요 합성 장소 역시 피부입니다. 따라서 피부는 단순한 장벽이 아니라 호르몬 신호를 주고받는 내분비기관적 역할을 수행하는 중요한 장기로 인식되어야 합니다.

이와 같은 맥락에서, 정서적 변화나 스트레스에 의한 신경전달물질 및 호르몬 변화가 직접적으로 또는 세포 신호를 매개로 면역계에 영향을 주고, 그 결과 피부에도 영향을 미칠 수 있습니다. 이를 학문적으로는 정신-신경-내분비-면역Psycho-Neuro-Endo-Immunologic, PNEI 효과라고 하며, 이는 뇌-피부 축의 핵심 메커니즘

중 하나로 이해되고 있습니다.

스트레스가 피부 장벽을 망친다

스트레스를 받으면 피부가 건조해진다고 느낀 적이 있으신가요? 물론 스트레스가 수면에 영향을 주어 피부 건조로 이어질 수도 있습니다(수면과 피부의 관계는 4장에서 자세히 다루겠습니다). 하지만 정신적인 스트레스 자체가 피부 건강에 직접적인 영향을 줄 수 있다는 점이 중요합니다.

피부 기능이 적절히 유지되고 있는지를 확인하는 대표적인 지표 중 하나가 경피 수분 손실Trans Epidermal Water Loss, TEWL입니다. 경피 수분 손실은 피부 장벽 기능의 상태를 평가하는 중요한 척도입니다. 경피 수분 손실 수치가 높을수록 피부 장벽 기능이 손상되어 있다는 뜻이고, 실제로 아토피 피부염, 건선, 여드름 등 다양한 피부 질환에서 경피 수분 손실의 증가가 관찰됩니다.

흥미로운 점은, 정신적인 스트레스가 있을 때도 경피 수분 손실이 증가할 수 있다는 것입니다. 스트레스는 시상하부-뇌하수체-부신 축HPA axis과 자율신경계(특히 교감신경계)를 자극하고, 이때 분비되는 호르몬(예: 코르티솔)과 신경전달물질, 그리고 피부 내 면역세포 및 각질세포가 복잡하게 상호작용 하여 결국 피부 장벽 기능의 손상을 초래하게 됩니다. 이 과정에서 세라마이드나 필라그린 같은 피부 장벽 유지에 중요한 물질의 생성이 줄어들어 피부가

경피 수분 손실과 피부 상태

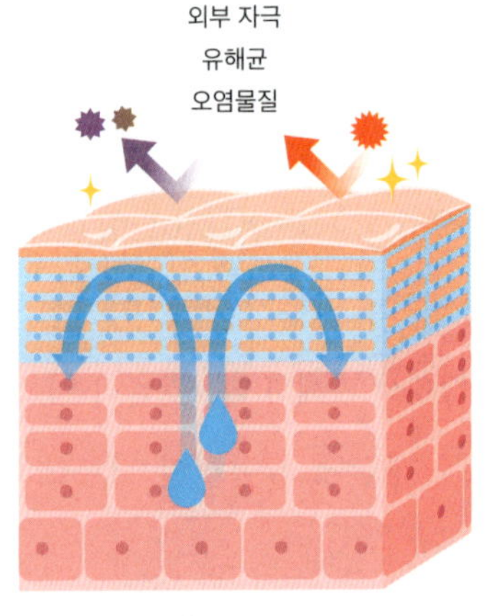

건강한 피부 장벽

부드럽고 보습이 유지되어
촉촉한 피부

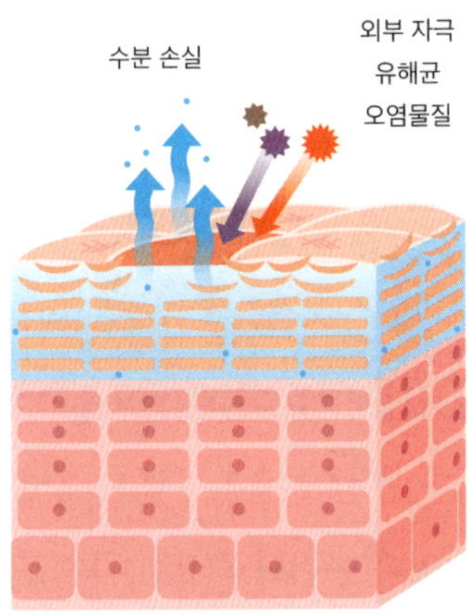

손상된 피부 장벽

외부 유해 성분이 쉽게 침투
수분 손실 증가(TEWL↑)
거칠고 건조한 피부
예민하고 잘 붉어짐

더 건조해지고 경피 수분 손실이 증가하는 것입니다.

따라서 우리의 정서적 상태는 피부를 통해 신호를 보낼 수 있으며, 이는 뇌-피부 축 개념을 잘 보여주는 대표적인 예라 할 수 있습니다. 즉, 스트레스 관리가 단순한 정신 건강 차원을 넘어 피부 건강에도 직접적인 영향을 미친다는 점을 기억할 필요가 있습니다.

Skin-Gut-Brain-Microbiome Axis

피부, 장, 뇌 그리고 마이크로바이옴

앞서 살펴본 내용을 종합하면, 피부와 장, 그리고 뇌(신경계)가 서로 신호를 주고받으며 긴밀하게 연결되어 있다는 사실을 확인할 수 있습니다. 이 과정에서 장과 피부에 서식하는 다양한 미생물균microbiome이 핵심적인 조절자 역할을 합니다. 이 축은 최근 의학 연구에서 활발히 다루어지고 있으며, 피부 증상이 단순히 국소적인 문제가 아니라 전신 건강 상태의 거울이 될 수 있음을 보여줍니다.

저는 이 개념을 매우 중요하게 생각하며, 많이 쓰이고 있는 '장-뇌-피부 축Gut-Brain-Skin Axis'이라는 표현보다는 '피부-장-뇌 마이크로바이옴 축Skin-Gut-Brain-Microbiome Axis'이라는 표현을 즐겨 사용합니다. 피부 문제를 단순히 피부 표면만의 이상으로 보지 않고 장, 신경계, 마이크로바이옴과의 상호작용까지 함께 고려한다면, 보다 근원적인 접근이 가능해집니다. 따라서 피부에 문제가 발생했을 때 이 축의 존재를 염두에 두고 진단과 치료를 진행한다면, 피부 증상의 호전뿐 아니라 전신 건강의 개선까지 기대할 수 있습니다.

장이 예민하면 피부도 예민하다?

과민성대장증후군Irritable Bowel Syndrome, IBS으로 고생하고 계신 분들이 있을 겁니다. 혹시 장이 예민한 동시에 피부도 쉽게 붉어지거나 따갑고, 때로는 아토피 같은 피부 질환으로 힘든 경험을 하신 적이 있나요? 이러한 현상도 피부-장-뇌-마이크로바이옴 축 개념으로 설명할 수 있습니다. 즉, 장의 민감성이 피부의 민감성과 연결되어 나타날 수 있다는 것이지요.

과민성대장증후군은 단순히 장운동의 문제만이 아니라 장내 미생물 구성의 변화, 장 점막의 저등급 염증과 면역 활성화, 내장 과민성, 스트레스와 장-뇌 축의 이상, 식생활 등 다양한 요인이 복합적으로 작용하는 질환입니다. 최근 연구에 따르면, 과민성대장증후군 환자에게서 피부가 예민하거나 피부 질환을 동반하는 경우가 일반인보다 더 흔히 관찰됩니다.

프랑스 인구 약 5,000명을 대상으로 한 대규모 조사에서는 민감성 피부를 가진 사람이 과민성대장증후군을 가질 위험이 약 2배 가까이 높았으며, 과민성대장증후군 증상이 심할수록 피부 증상도 악화되는 경향이 보고되었습니다. 아토피, 만성 두드러기, 원인을 알 수 없는 가려움, 주사 등의 다른 피부 질환도 과민성대장증후군 환자에게 많이 동반되어 있다고 보고됩니다.

민감성피부증후군Sensitive Skin Syndrome, SSS은 아직 국제질병분류ICD에 등재된 정식 질환명이 아니지만, 임상적으로는 피부에 뚜렷한 병변이 없는데도 따가움, 간지러운, 화끈거림 등의 불쾌한 감각이 심하게 나타나는 경우를 가리킵니다. 화장품, 고온이나 건조한 환경 같은 외부적 요인에 노출되었을 때 더 악화되는 경향을 보입니다. 일부 연구자들은 이를 주사의 전 단계로 보기도 하고, 또 다른 학설은 소섬유 신경병증small fiber neuropathy과 유사한 신경학적 메커니즘을 제시하기도 합니다.

민감성피부증후군에 과민성대장증후군이 동반되는 경우가 많은 이유를, 두 증후군의 병태생리적 유사성을 들어 설명합니다. 즉, 비만세포 활성화로 비만세포에서 분비되는 히스타민, NGF 등의 매개체가 TRPV1Transient Receptor Potential Vanilloid 1 수용체를 민감화시켜 신경을 과활성화합니다. 이 과정은 장에서는 복통과 불편감을, 피부에서는 따가움과 열감을 유발할 수 있습니다.

또한 과민성대장증후군과 민감성피부증후군 모두 스트레스가 주요 악화 요인으로 작용합니다 피부-뇌-장 축이 활성화로 인해 교감신경계와 면역계가 함께 반응하여 증상이 심해질 수 있습니다.

과민성대장증후군에 주로 동반되는 장내 세균 불균형은 장 점막의 투과성을 높이고 면역계의 저등급 염증을 유지하게 되는데, 이러한 변화가 피부에도 영향을 미쳐 피부 장벽 기능을 저하하고 민감성을 악화시킬 수 있다는 보고가 있습니다. 저 역시 임상 현장에서 장내 미생물 균형을 회복시키고 식단을 조정하여 과민성대장증후군 증상이 호전되면, 피부 민감성이나 민감성피부증후군 증상도 완화되는 경우를 자주 목격합니다. 물론 이는 개별적인 관찰이므로 모든 환자에게 일반화할 수는 없지만, 최근 학계의 보고들과도 일치하는 경향입니다.

피부-장-뇌-마이크로바이옴 축을 통해 과민성대장증후군과 민감성피부증후군이 연관될 수 있다는 사실은, 피부 증상을 단순히 외적인 현상으로만 보지 말고 전신적 맥락에서 이해해야 함을 보여주는 또 다른 예라고 생각됩니다.

이처럼 피부에서 나타나는 다양한 증상은 단순한 피부 문제를 넘어, 우리 몸 내부의 상태를 반영하는 중요한 신호일 수 있습니다.

그러면 피부를 통해 보이는 여러 가지 신호 중 피부 노화는 어떨까요? 이는 아마도 여러분과 제가 가장 관심을 갖고 있는 '피부가 보내는 신호'일 것 같습니다. 다음 장에서는 피부 노화를 왜 피부가 보내는 중요한 신호로 봐야 하는지 살펴보겠습니다.

3장

노화 피부가 단순히 미용적인 문제일까요?

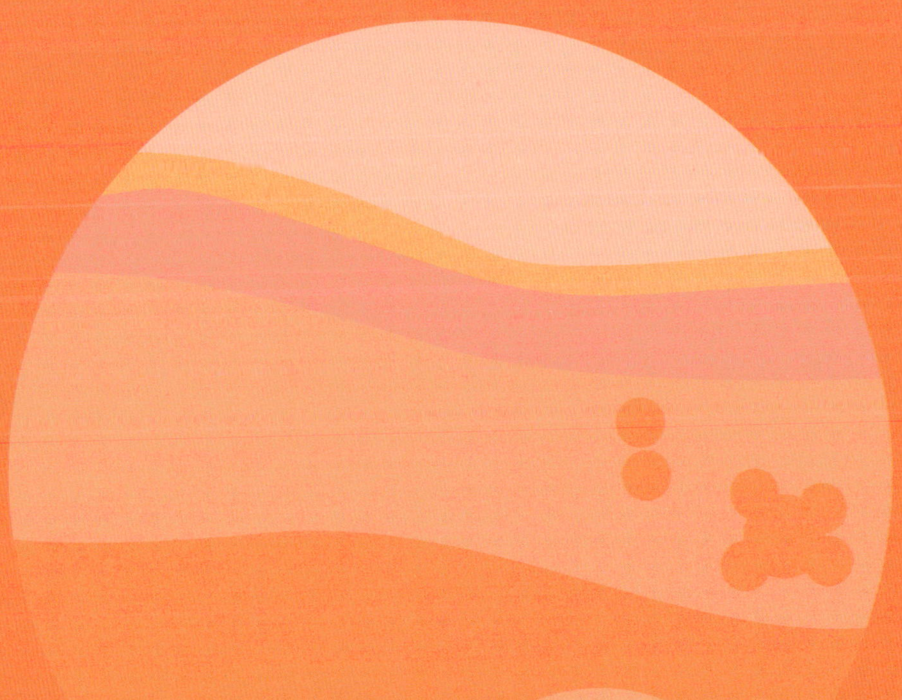

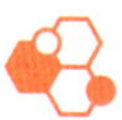

"울○○, 써○○, 콜라겐 주사 다 해봤는데, 피부 탄력도 좋아지지 않고 리프팅 효과도 별로 없는 것 같아요."

"친구랑 같이 콜라겐이 생성된다는 주사 치료를 받았어요. 그 친구는 젊어지고 예뻐졌다는 소리를 듣는데, 저는 왜 효과가 없는지 모르겠어요."

"치료하면 그때만 잠깐 좋아지는 것 같다가 금방 다시 또 원래대로 돌아가요. 치료하는 게 의미가 있는지 잘 모르겠어요."

노화된 피부의 흔적을 지우고 젊어 보이고 싶어 내원하는 환자들에게 종종 듣는 말입니다. 아마 "어머, 저도 그래요"라고 하는 분들도 계실 것 같습니다. 처진 얼굴과 탄력 없는 피부, 주름 또는 기미와 검버섯, 흑자 등으로 얼룩덜룩해진 피부에서 벗어나 깔끔하고 탱탱한 동안으로 거듭나고 싶은 마음은 누구에게나 있을 겁니다. 그래서 애써 시간과 비용을 들여 치료했는데, 생각보다 효과가 좋지 않거나 유지가 잘 안되면 속이 상합니다. (앞서 말씀드린 것처럼 제가 전신적인 안티에이징에 관심을 갖기 시작한 것도 그런 환자들을 경험하면서부터였습니다. 사실 환자들이 만족하지 않을 때, 치료를 한 의사들도 난감하고 속상하거든요.)

이럴 때 가장 먼저 고려해 봐야 할 부분은 '적절한 치료를 받았는가'입니다. 제가 피부 주치의가 꼭 필요하다고 말씀드리는 이유이기도 합니다. 대부분 몸에 문제가 있을 때, 내 몸이 이상 신호를 보낼 때 만나러 가는 내과나 가정의학과 선생님이 한 분 정도 있을 겁니다. 스스로 나의 주치의로 생각하는 분 말이지요. 피부도 오랫동안 봐와서 내 피부를 잘 알고 있는 피부 주치의가 꼭 필요합니다. 그래야 내 피부 상태에 잘 맞는 치료를 꼭 필요한 시기에 과하지 않게 받을 수 있습니다.

이왕이면 피부 주치의는 오랜 시간 피부에 대해 배우고 정해진 수련 과정을 이수한 후 지속적으로 교육받고 공부하는 피부과 전문의를 만나는 것이 좋습니다. 우리 동네 피부과 전문의는 대한피부과의사회 홈페이지(https://www.akd.or.kr/dermatologist/local)에서 찾아볼 수 있습니다.

항노화 미용 치료에서 만족할 만한 결과를 얻지 못한 경우, 대부분은 시술 자체에 먼저 의문을 가지는 것이 당연합니다. 그런데 저는 조금 다른 관점에서 생각해 보기를 권하고자 합니다.

혹시 학창 시절 수학 시간에 배우셨던 함수를 기억하시나요? 함수 y=f(x)는 x값을 넣었을 때 어떤 규칙에 따라 y라는 결괏값을 얻게 된다는 것입니다. x값에 따라 y값이 달라지며, 같은 x값을 넣어주면 항상 같은 y값을 얻게 되지요.

여러분이 받는 여러 레이저 치료나 고주파 치료 또는 여러 시술들을 함수라고 하면, 여러분의 피부를 x값이라고 생각할 수 있습니다. 그렇다면 y값(시술 결과)을 달리지게 하는 방법은 x에 대한 함수(f(x)) 자체, 즉 시술의 종류를 바꾸는 방법이 있겠지요.

그런데 같은 시술, 즉 같은 함수에서 결과가 달라지는 원인은 x값, 즉 시술을 받는 피부의 차이일 수 있습니다. 반대로 생각하면 내 피부(x값)의 조건을 좋아지게 해야 같은 시술(f(x))을 받았을 때 결과(y값)가 좋아진다는 겁니다.

'피부를 좋아지게 하려고 시술을 받으려 하는데, 피부의 조건을 좋아지게 하라니요?'라고 생각하실 수 있습니다. 이제부터 설명해 보겠습니다.

노화 피부는 우리 몸이 피부를 통해 보내는 중요한 신호일 수 있습니다

앞 장에서 피부-장-뇌-마이크로바이옴 축 개념을 설명하면서, 피부의 변화가 단순히 피부만의 변화가 아니라 전신의 상태와 변화가 피부를 통해 나타나는 일종의 신호로 볼 수 있다고 했습니다. 그렇다면 나이가 들면서 나타나는 피부의 여러 변화들, 즉 노화된 피부가 보내는 신호는 과연 무엇일까요?

이 문제에 답하기 위해서는 피부가 왜 노화되는지를 먼저 설명해야 할 것 같습니다. 노화의 원인에 대해서는 여러 가지 학설들이 있지만, 여기서는 최근에 주목받고 있는 엑스포좀에 관련된 학설을 통해 설명하려 합니다. 먼저 엑스포좀에 대해 소개하겠습니다.

엑스포좀

엑스포좀exposome은 역학자 크리스토퍼 P. 와일드Christopher P. Wild가 2005년에 만든 용어로, 수정 순간부터 시작되는 생애 전체에 걸친 환경적 노출(생활 습관 요인을 포함)을 의미한다고 정의되었습니다. 이후 엑스포좀은 질병과 노화의 주요 인자로 연구되고 있고, 그 의미에 대해서도 개인의 유전적 특성이나 생물학적 반응의 개별성을 고려해서 "환경, 식이, 행동, 내인성 과정에서 비롯된 노출을 포함하여, 생애 전반에 걸친 환경적 영향과 관련된 생물학적 반응의 누적 측정치"로 개념이 확장되었습니다.

피부 노화를 촉진하는 엑스포좀

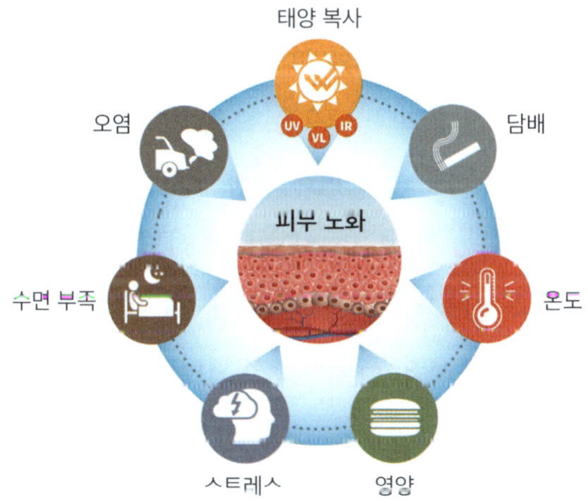

출처: Jean Krutmann et al., "The skin aging exposome," *Journal of Dermatological Science*, 85, 2017.

피부 노화도 엑스포좀의 영향에 의한 결과로 관련지어 설명하는 연구들이 많이 이루어지고 있습니다. 즉, 피부에 영향을 주는 자외선, 공해물질, 화학물질 등의 외부인자들뿐만 아니라 스트레스, 수면, 식생활 등 생활 습관적인 면이 피부 노화와 관련된 주요 엑스포좀으로 생각되고 있습니다.

이러한 엑스포좀이 장과 피부의 마이크로바이옴에도 영향을 줍니다. 예를 들어 공해물질이나 자외선 같은 엑스포좀에 많이 노출되면, 피부 표면의 상태와 미생물 균형이 변하여 피부 건강이나 노화에 영향을 줄 수 있습니다. 반대로 피부 마이크로바이옴도 이러한 노출에 반응하여 면역 반응과 피부 상태에 영향을 미칠 수 있습니다. 즉, 엑스포좀과 피부 미생물군은 서로 영향을 주고받기 때문에, 이를 이해하는 것이 피부 건강 유지에 중요합니다. 엑스포좀으로 취급되는 영양소(식생활), 수면, 스트레스 등이 장내 세균에도 영향을 끼쳐 피부 건강과 노화에 영향을 줄 수도 있습니다.

여기서 여러분이 놀랄 만한 내용은, 오른쪽 그림에서 볼 수 있는 것처럼 우리가 하루에도 여러 번 사용하고 있는 화장품이 엑스포좀의 하나로 꼽힌다는 것입니다. 다른 말로 하면 여러분이 매일 정성스럽게 발라주는 (어느 것은 매우 고가인) 화장품이 오히려 여러분의 피부를 늙게 만들 수도 있다는 것입니다(이에 관해서는 2E를 다루는 다음 장에서 더 자세히 말씀드리겠습니다).

여러 가지 엑스포좀 중에서 외부 환경에 의한 것, 즉 자외선, 미세먼지 등을 제외한 다른 엑스포좀을 자세히 보면, 단순히 피부에

엑스포좀과 마이크로바이옴, 생리적 변화 간의 관계 및 상호작용

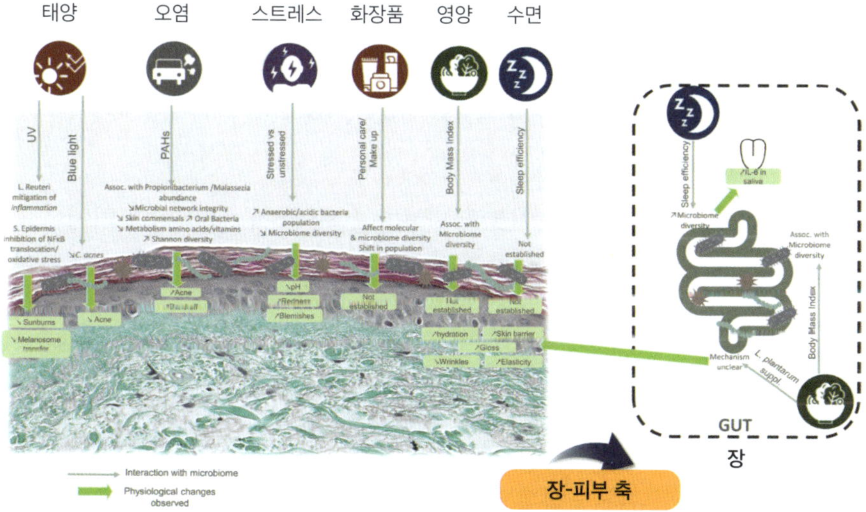

출처: Ia Khmaladze et al., "The Skin Interactome: A Holistic 'Genome-Microbiome-Exposome' Approach to Understand and Modulate Skin Health and Aging," *Clinical, Cosmetic and Investigational Dermatology*, 13, 2020.

만 영향을 주는 항목들이 아니라는 것을 알 수 있습니다. 수면 부족, 정신적 스트레스, 가공 음식 위주의 식생활 등은 전신적인 여러 만성 질환과의 연관성이 밝혀져 있는 항목들입니다. 따라서 피부 노화를 단순히 피부만의 문제나 보기 싫은 변화 정도로 생각하면 안 되고, 피부 노화에 영향을 주는 외부적 혹은 내부적 엑스포좀에 문제가 있는지를 함께 고려해야 합니다.

특히 식생활이 피부 노화에 미치는 영향이 개인적으로는 매우 중요하다고 생각합니다. 그중에서도 당독소AGEs(최종당화산물)와 관련된 음식의 섭취나 식습관은 피부 노화뿐만 아니라 당뇨, 고혈압 등 심혈관 질환과도 연관성이 크기 때문에, 저는 피부 노화 관련 치료를 받으러 오시는 분들에게 피부 당독소 측정을 반드시 시행하고 있습니다(당독소와 관련된 내용은 다음 장에서 좀 더 자세히 다루겠습니다).

따라서 아무리 좋은 치료를 받는다고 하더라도 이런 여러 가지 엑스포좀이 관리가 잘 안된다면, 시술 결과가 좋지 않거나 유지력이 떨어질 수밖에 없습니다.

피부 노화를 단순히 피부만의 문제로 보면 안 되는 또 다른 이유는, 우리 몸을 감싸고 외부와 직접 소통하고 있는 피부 장벽의 중요성 때문입니다. 노화된 피부의 특징 중 하나가 피부 장벽이 손상되고 회복력이 떨어진다는 것입니다. 앞서 피부 장벽이 손상되면 단순히 피부에만 영향을 주는 게 아니라, 피부 장벽 손상의 결과로 발생한 여러 염증 물질이 결국 전신적으로 염증 반응을 일으키고, 이로 인해 여러 만성 노인성 질환을 악화 또는 발병시킬 수 있다고 했습니다.

최근에는 노화된 피부가 인지 능력 저하에도 영향을 줄 수 있다는 연구가 보고되기도 했습니다. 피부 건강 관리가 치매 예방의 보조적 접근이 될 수 있다는 가능성을 제시한 연구라고 할 수 있습니다. 따라서 노화된 피부 장벽을 잘 관리해 주면 전신적인 건강에 긍정적 영향을 줄 뿐만 아니라 인지 능력에도 도움이 될 가능성이 있습니다.

노화된 피부를 단순히 미용적인 관점으로만 접근하기보다는 전신 건강을 보여주는 거울로 접근하는 관점이 노화 피부를 치료할 때 반드시 필요하다고 생각합니다.

기미는 단순한 색소 질환이 아닙니다

"기미는 치료가 어렵고 까다롭다"라는 이야기를 들어본 적 있을 겁니다. 왜 그럴까요?

기미는 주로 얼굴, 특히 볼 부위에 갈색 또는 짙은 갈색 반점이 나타나는 대표적인 색소 질환으로 분류되어 왔습니다. 기미가 생기는 원인은 아직 완전히 밝혀지지 않았지만, 기미는 자외선 노출, 유전적 소인, 호르몬 변화, 피부 노화, 진피 혈관 변화, 염증 반응 등 여러 요인이 복합적으로 작용하는 다인성 질환으로 알려져 있습니다. 이렇게 여러 가지 요인이 복합적으로 작용하기 때문에 치료가 까다로울 수밖에 없습니다.

스트레스가 호르몬과 피부 염증 반응에 영향을 미쳐 기미를 악화시킬 수 있는데, 기미를 가지고 있는 환자는 그 자체가 또 자신들의 스트레스 요소 중 하나이기 때문에 치료가 더 어려운 것이 아닐까 하고 생각합니다.

과거에는 기미를 단순히 '멜라닌 색소가 많아진 상태'로 보고 멜라닌을 없애는 치료에 집중했습니다. 화학 박피, 고출력 레이저, 미백제 등을 사용하여 멜라닌을 줄이려 했지만, 이런 치료는 재발이 잦고 오히려 색소가 더 짙어지는 경우도 있었습니다.

피부 노화를 이야기하다가 갑자기 기미에 대해 이야기하는 이유가 무엇인지 궁금하실 겁니다. 기미의 병태생리가 단순 색소 과다에 그치지 않기 때문입니다.

최근의 조직학 연구에 따르면, 기미 피부에서는 콜라겐·엘라스틴 섬유 손상, 기저막 일부 손상, 진피 혈관 확장과 혈관 밀도 증가, 비만세포 증가 등의 변화가 관찰됩니다. 이러한 소견들은 노화된 피부에서 나타나는 조직학적 소견과 일치합니다. 이는 기미가 단순 색소 질환이 아니라, 자외선에 의한 손상과 노화에 따른 진피 구조 변화가 중요한 역할을 하는 질환임을 보여줍니다. 즉, 기미는 피부가 노화되는 과정에서 나타나는 현상일 수 있다는 것이지요.

그러면 누구나 피부 노화, 특히 자외선에 의한 광노화를 경험하게 되는데, 왜 누구는 기미가 생기고 누구는 안 생기는 것일까요? 그 부분은 아직 명백히 밝혀지지 않았습니다. 전신적인 활성산소의 생성 증가와 항산화 시스템의 불균형, 즉 아연 같은 영양소의 부족이나 글루타치온 같은 항산화 물질의 부족, 노화 세포(특히 노화된 섬유모세포)의 역할, 장내 세균이나 피부 마이크로바이옴의 문제 등이 역할을 할 가능성에 관한 연구들이 계속되고 있습니다. 실제로 단순히 색소 관련 치료를 하는 경우보다 노화된 섬유모세포 등을 제거하고 피부 진피층을 재생시킬 수 있는 치료(예: 마이크로니들 고주파 치료)를 병행했을 때 좋은 결과를 보이고 치료 유지도 잘되는 것을 보여주는 연구 결과도 있습니다.

제 경험상으로도 피부 노화를 근본적으로 개선할 수 있는 시술과 함께 전신적인 항산화 시스템의 개선과 전신 영양 불균형의 개선, 노화 세포에 영향을 줄 수 있는(넓은 의미에서 노화 치료제로 분류되는) 치료를 병행해서 포괄적인 접근으로 기미를 치료할 때 환자들이 만족할 만한 결과를 얻었습니다.

앞서 말씀드린 엑스포좀의 관점에서 기미를 정리하면, 피부 노화와 관련된 엑스포좀 중 하나인 자외선과 함께 또 다른 피부 노화 엑스포좀들이 복합적으로 피부에 영향을 주어 발생하는 것으로, 노화 피부의 한 현상으로 보는 것이 합당하다고 생각합니다. 따라서 기미 또한 피부가 보내는 신호로 잘 관리해 주는 것이 중요합니다.

피부의 노화 세포를 치료해서 전신 노화를 예방할 수 있다면?

피부 노화를 단순히 피부만의 문제로 보지 말고 적극적으로 관리해야 하는 또 다른 이유가 최근 제시되고 있습니다. 저는 노화 세포와 노화 세포 치료제에 대해 공부하면서 '피부에 있는 노화 세포를 잘 관리하면 전신 노화나 노화 관련 질환에도 긍정적 영향을 줄 수 있지 않을까?' 하는 생각을 했습니다. 실제로 이와 관련된 내용을 다룬 논문을 접했을 때 무척 반가웠습니다.

A. C. 프랑코A. C. Franco와 그의 동료들은 2022년에 발표한 논문을 통해 피부가 단순히 외부를 보호하는 장기를 넘어 전신 노화에 중요한 역할을 한다고 설명합니다. 피부 노화는 내인적 요인뿐 아니라 자외선, 오염물질 등 외인적 요인에 의해 가속화되며, 이 과

정에서 구조적·세포적·분자적 변화와 함께 노화 세포가 축적됩니다. 이렇게 축적된 노화 세포는 주변 피부 세포뿐 아니라 다른 장기의 세포에도 노화 신호를 전달해 여러 변화를 유발할 수 있다고 합니다. 이러한 현상은 피부 노화가 국소적 문제에 그치지 않고 전신 노화와도 연관될 수 있음을 시사합니다.

그들은 특히 피부에 국소적으로 적용하는 세놀리틱senolytic 또는 세노테라퓨틱senotherapeutic 접근, 다시 말해 노화 세포 치료제가 노화 세포를 제거하거나 기능을 조절함으로써 피부 건강뿐 아니라 전신 노화 완화에도 기여할 가능성을 제안했습니다. 즉, 피부의 진피·표피에 존재하는 다양한 세포들이 세포 노화 상태로 변할 때, 이를 적절히 관리하면 전신 건강에도 영향을 줄 수 있다는 가설입니다. 아직은 연구 단계이지만, 향후 피부를 타깃으로 한 치료가 전신 건강 개선에도 도움을 줄 가능성을 보여주는 것이라고 생각됩니다.

또한 피부 노화 현상을 신호로 보고, 노화 세포 발생에 영향을 주는 엑스포좀인 식생활, 수면, 스트레스, 흡연 등의 생활 습관을 잘 조절해 준다면 다른 특별한 치료제를 쓰지 않아도 전신 노화를 예방하는 효과를 볼 수 있겠다는 생각도 함께 해봅니다.

지금까지 여러 이야기를 해드렸는데, 결국 핵심은 피부의 문제는 결코 피부만의 문제가 아니라는 것입니다. 피부 노화를 포함하여 피부에 나타나는 어떤 증상도 결국 내 몸의 상태와 나의 생활 습관을 보여주는 신호일 수 있습니다. 그렇다면 이렇게 피부가 보낸 신호를 알아챘을 때, 우리가 할 수 있는 일은 무엇이 있을까요? 다음 장부터 그 이야기를 해보려고 합니다. 바로 함수의 결과치를 달라지게 할 수 있는 x값, 즉 피부의 조건을 바꾸는 방법에 대한 이야기입니다.

4장

건강한 피부와 웰에이징을 위한 솔루션, 5E & E

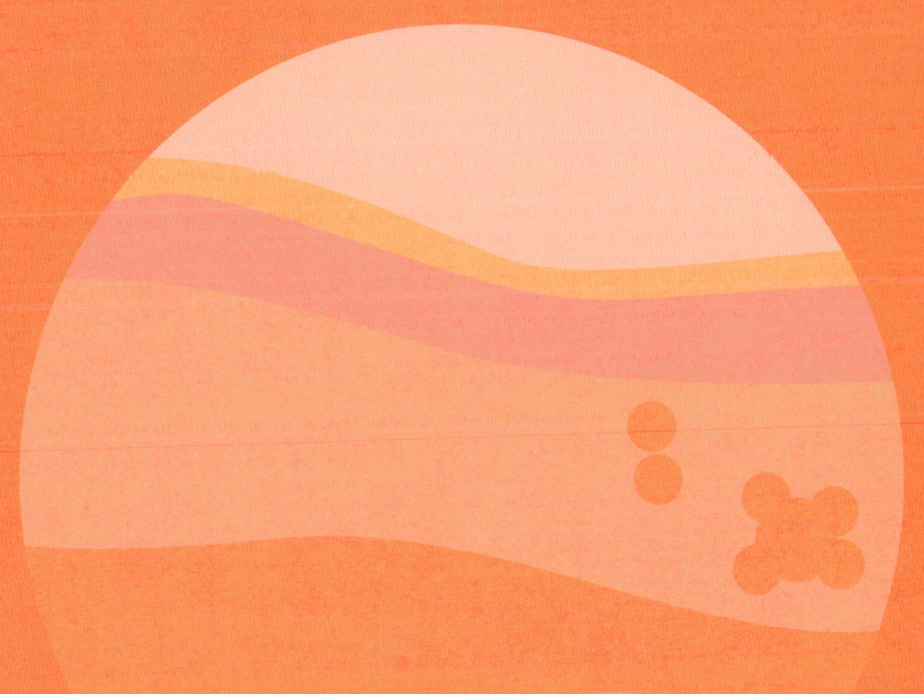

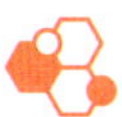

"레이저 치료나 다른 피부 치료는 안 하고 싶어요."

가까운 피부과뿐만 아니라 유명하다는 타 지역 피부과까지 다니고 그래도 피부가 계속 안 좋아져서 한의원까지 다니며 온갖 치료를 다 해봤지만 좋아지지 않는 피부 문제로 고민하다가 저희 병원을 찾아오는 환자들이 진료실에 앉자마자 종종 하는 말입니다. 아마도 그동안 좋다는 치료는 다 했는데 돈과 시간만 낭비했다고 생각해서 그러는 것 같습니다.

얼굴이 너무 붉고 화끈거리는, 이른바 '빨간 얼굴'로 내원한 30대 초반의 여성 A 씨도 진료를 시작하자마자 같은 말을 했습니다. 주사rosacea로 인한 안면 홍조와 염증성 여드름이 몇 년 동안 지속되고 있었습니다. 그녀는 금융업계에 종사하고 있다 보니 아무래도 깔끔한 첫인상이 중요한데, 뭘 해도 좋아지지 않는 피부 때문에 스트레스가 많다고 했습니다. 그동안 좋다는 레이저 치료도 해보고 먹는 약, 바르는 약 다 했는데 그때뿐이거나 피부가 더 예민해지는 것 같아서 다른 방법을 찾다가 제 유튜브 채널을 보고 내원했다고 합니다.

A 씨는 회의 시간이면 언제 화장실에 가야 할 상황이 될지 몰라서 출입문 제일 가까운 자리에 앉는 것이 습관이 될 정도로 장 건강도 안 좋은 상태였습니다(과민성대장증후군을 가진 분들이 이런 이야기를 많이 합니다). 장 건강이 안 좋은 분들은 그 문제를 해결해주지 않으면 피부 상태 개선이 잘 안되고 오랜 기간 피부염이 지속된다고 설명하고 좀 더 빠른 치료를 위해 관련 검사를 권했지만, 그녀는 이마저도 안 하고 싶다고 했습니다.

그로부터 1주일 후, A 씨는 환해진 얼굴로 내원하여 검사를 받고 싶다고 했습니다. "피부에 하는 비싼 치료도 하지 않고 약도 아주 소량 주신 것 같은데, 1주일 만에 이렇게 좋아진 적은 처음이에요. 믿음이 가서 검사도 해보려고요"라고 말했습니다. 이 환자는 어떻게 1주일 만에 자신이 느낄 만큼 피부가 좋아질 수 있었을까요?

바로 5E & E를 바탕으로 한 피부기능의학적 접근 때문입니다. 생소해서 어려운 내용이 아닐지 걱정하실 수도 있는데, 전혀 그렇지 않습니다. 이제부터 5E & E에 대한 이야기를 차근차근 해보겠습니다.

5E & E가 만들어진 배경

제가 처음 기능의학적인 방식으로 환자들에게 뭔가를 해보려고 했을 때는 무엇을 어떻게 해야 할지 막막했습니다. 미국에서 항노화와 영양의학 관련 공부는 했지만, 우리나라 진료실에서 현실적으로 접목하기 어려운 부분이 많았습니다. 그리고 국내 세미나에서 훌륭한 선생님들이 강의를 통해 많은 것을 알려주었지만, 대부분 암이나 난치성 질환 같은 전신적인 어려운 질환을 치료한 경험들이었습니다. 피부 문제를 해결하려고 오는 환자들에게 그대로 적용하기에는 적절하지 않은 면이 있었습니다.

그래서 일단 진료실에서 만나는 피부 질환 환자들에게 가장 중요하면서 특별한 처치나 검사가 필요하지 않은 기능의학적 접근법이 뭐가 있을지 고민했습니다. 그러면서 제가 시작한 것은 음식 일지를 통한 식생활 관리와 사용하고 있는 제품과 세안 습관의 체크였습니다. 놀랍게도 이 두 부분만 바꿔도 아주 단시간에 가려움증이나 피부염이 극적으로 호전되는 경험을 계속했습니다. 이러한 접근에 대해 확신을 가지게 되었고, 이후 장 건강, 식생활 이외의 생활 습관, 스트레스 관리에 대한 부분까지 확대해서 진료하게 되었습니다.

이 과정에서 저는 체계적인 접근 방식의 필요성을 느꼈습니다. 또한 피부기능의학적 접근을 처음 시도하는 피부과 전문의들이 저에게 실제 진료에 적용하는 방법을 물어올 때가 많았는데, 그분들에게도 좀 더 효율적으로 진료에 활용할 수 있고 기억하기 쉬운 프로토콜이 필요했습니다. 그래서 만들어진 것이 '5E & E'입니다.

여기서 'E'는 'eliminate(제한하다)', 'eradicate(제거하다)' 등의 영어 단어 첫 글자에서 따왔습니다. 5E & E에는 이렇게 뭔가를 제거하려는 의미의 'E'를 강조하려는 의도가 담겨 있습니다.

우리는 건강에 어떤 문제가 생기면, 문제의 원인이 될 만한 것들을 찾아서 중단하는 쪽보다는 뭔가를 더 하는 일에 집중하는 경향이 있습니다. 제 환자들 중에도 피부 상태나 검사 결과를 설명하며 염증도 있고 여러 결과를 보고 좋지 않다는 말씀을 드리면, "어떤 약을 먹으면 돼요?", "○○ 교수님이 방송에 나와서 좋다고 하신 ○○○ 영양제를 먹을까요?", "○○ 주스가 좋다는데 그걸 매일 먹을까요?" 하고 물어보는 분들이 많습니다. 아마도 그동안 습관처럼 되어 있는 것들이 문제라고 인식하기가 어려울뿐더러, 익숙한 것들(때로는 매우 좋아하는 것일 수도 있겠지요)을 그만두는 일보다는 약을 챙겨 먹거나 화장품을 하나 더 바르거나 하는 일들이 더 쉽고 그래도 뭔가 하고 있다는 위안을 주기 때문이 아닌가 생각합니다.

그렇지만 몸 또는 피부에 어떤 불균형과 이상이 발생한 상태에서 제일 중요한 것은 지금 상태의 원인이 될 만한 것들을 제한 또는 제거하는 것입니다. 이 제거 단계는 기능의학적 접근에서 매우 강조하는 내용입니다. 왜 제거 단계가 중요한지 제가 환자들에게 종종 이야기하는 예를 통해 설명하겠습니다.

커다란 유리병 안에 지저분하고 탁한 물이 들어 있는데, 다시 맑은 물로 바꾸는 방법에는 어떤 것들이 있을까요?

- 물을 다 버리고 맑은 물로 다시 채운다.
- 유리병 안에 있는 물을 깨끗하게 만들 수 있는 어떤 처리를 해서 맑게 만든다.
- 맑은 물을 넣어줘서 지금보다 깨끗한 상태로 만든다.

이러한 방법들을 생각해 볼 수 있겠지요. 제가 생각하지 못한 아주 기발하고 참신한 의견도 있을 거예요. 그렇지만 지저분한 물이나 오염된 물을 더 넣어준다는 생각은 아무도 하지 않을 것 같습니다.

기능의학적인 치료의 목적은 우리 몸이 가지고 있는 항산화 시스템과 해독 능력을 극대화하고 모든 기관의 활동을 정상화하여 질병이 없는 상태를 만들 뿐만 아니라 매일의 삶을 건강하고 활기차게 누리도록 하는 것, 즉 진정한 웰빙을 영위하도록 하는 것입니다. 그러기 위해서는 가능한 한 항산화 시스템이나 해독 과정에 부담을 주지 않는 것이 가장 중요합니다. 유해 물질이나 염증 유발 물질에 대한 노출을 최소화하는 것이 기본일 수밖에 없습니다. 즉, 몸에 좋은 것을 보충해 주는 것보다 몸에 좋지 않은 것을 줄여주는 것이 먼저라는 것이지요.

우리 몸을 위에서 말씀드린 커다란 유리병이라고 상상해 봅시다. 그 안에 가득한 탁한 물(만성 염증 등으로 균형이 깨지고 건강하지 않은 상태)을 맑은 물(균형 잡히고 건강한 상태)로 바꾸는 과정을 기능의학적 치료 과정이라 할 수 있습니다. 오염된 물을 계속 넣어주는 상태에서는 뭘 해도 맑은 물로 바꿀 수 없습니다. 즉, 염증을 유발할 수 있는 나쁜 음식과 화학 성분을 제거하는 것이 빠른 기간 안에 좋은 결과를 얻을 수 있는 매우 중요한 전제 조건입니다. 1E와 2E는 그런 내용을 담고 있습니다.

1E - 피해야 할 음식 관리Elimination diet

2E - 피부와 접촉하는 유해 물질 관리Eliminate cosmetics & chemicals

이 두 단계만 잘 지켜도 피부가 몰라보게 좋아져서 환자나 의사 모두 깜짝 놀라는 경우가 종종 있습니다. 그렇지만 모든 환자가 저 두 단계만 잘한다고 해서 효과를 볼 수는 없습니다. 왜냐하면 피부는 장내 세균의 상태에도 많은 영향을 받고, 스트레스나 수면, 운동 등 식생활 이외의 다른 생활 습관과도 밀접한 연관관계가 있기 때문입니다. 따라서 이 부분에 문제가 있는 경우에는 이에 대한 관리도 꼭 필요합니다. 이는 3E, 4E, 그리고 5E를 통해 가능합니다.

3E - 피부와 장에 있는 세균의 불균형 관리 및 장 건강 관리Eradicate bad germs

4E - 식생활을 제외한 다른 생활 습관(잠, 물, 운동) 관리Educate daily routine

5E - 스트레스 관리Erase stress & painful memory

& E Evaluation는 나중에 추가되었습니다. 적절한 검사로 환자의 상태를 좀 더 면밀히 파악해서 근거 중심의 치료를 하기 위해서입니다. 이를 통해 좀 더 빠르게 좋은 치료 효과를 기대할 수 있게 되었습니다.

앞서 소개한 A 씨에 대해서 조금 더 이야기해 보겠습니다. 그녀에게 5E & E를 적용했을 때 다음과 같은 문제들이 발견되었습니다.

- 주로 배달 음식이나 외식으로 식사 / 양념이 된 육류 요리를 즐겨 먹음 / 채소는 거의 안 먹음 / 밀가루 음식도 종종 먹음

/ 카페 라테 하루 한 잔 이상 마심 (1E)

- 피부 장벽을 손상시킬 수 있는 강한 계면활성제가 들어간 여드름 피부용 세안제 사용 / 토너 사용 / 에센스, 로션, 크림 등 여러 제품을 덧바름 (2E)
- 복통, 설사가 자주 발생(과민성대장증후군 있음) / 장 질환으로 입원 과거력 (3E)
- 매일 자정 이후 취침 / 물 대신 녹차 마심 / 운동은 안 함 (4E)
- 과한 업무로 인한 스트레스(특히 월말) (5E)
- 비타민 C, 비타민 D 등 여러 영양소 부족 / 자율신경계 불균형(교감신경 증가) / 염증 수치 증가 / 당독소 증가 / 위산 저하 가능성 / 장내 세균 불균형 양상 (& E)

A 씨의 피부가 1주일 만에 어느 정도 호전될 수 있었던 이유는 다음과 같습니다. 식생활 관리가 필요함을 알려주었고(1E), 사용 중인 세안제와 기초 제품을 교체하고 꼭 필요한 제품만 사용하도록 안내했습니다(2E). 녹차나 커피 등은 하루 한 잔만 마시고 생수를 하루 2리터 가까이 마시기를 권했으며, 가능하면 자정 전에는 잠자리에 드는 것이 좋겠다고 말했습니다(4E). 또 따로 운동할 시간이 없으면 엘리베이터 사용 대신 계단 오르기를 권했습니다(4E). A 씨는 1주일 동안 이를 잘 따랐기 때문에 그동안 다른 치료를 했을 때보다 피부 상태가 좋아진 것을 스스로 느낀 것이지요.

진행한 검사 결과에 따라(& E) 영양 주사 치료와 위산 저하 교정, 장내 세균 개선 치료 등을 1달 정도 받은 후에는 피부의 붉은기도 사라지고 여드름도 거의 사라져서 더 이상 '빨간 얼굴'의 흔적은 찾아볼 수 없게 되었습니다.

A 씨가 더 기뻐했던 것은 이제 더 이상 회의 시간에 문 앞에 앉을 필요가 없어졌다는 것입니다. 식생활 관리와 장 치료를 하고 나서 과민성대장증후군 증상이 좋아졌기 때문이지요. 2장에서 과민성대장증후군과 피부 질환의 연관성에 대해 말씀드렸는데, A 씨도 좋은 예라고 생각됩니다.

만약 피부 장벽 회복을 도와주고 염증을 줄여주는 피부 치료도 병행했더라면 좀 더 단기간에 호전될 수도 있었겠지만, A 씨가 원하는 대로 피부에 직접적인 치료는 전혀 하지 않았습니다. 그럼에도 명절 때 모인 가족들이 그사이 도대체 무슨 일이 있었던 거냐고 물을 정도로 그녀는 피부 미인으로 거듭났습니다.

그러면 왜 생활 습관 교정을 기본으로 하는 5E & E를 통한 피부 기능의학적 치료가 좋은 효과를 보이는 것일까요? '만성 염증'과 '후성유전학'이 그 중심에 있습니다.

공공의 적인 만성 염증?

염증inflammation은 우리 몸의 면역 반응을 일컫는 용어입니다. 외부의 세균, 바이러스, 손상 등 자극이 생기면 면역세포들이 모여들어 다양한 물질을 분비하고 서로 신호를 주고받으면서 우리 몸을 보호하려고 합니다. 예를 들어, 벌레에게 물렸을 때 피부가 붓고 가려운 반응, 상처가 났을 때 붓고 아픈 증상, 감기에 걸려 열이 나는 현상, 이런 것들이 바로 급성 염증입니다. 즉, 우리 몸을 방어하고 회복시키기 위한 정상적이고 꼭 필요한, 어찌 보면 고마운 반응이지요. 비슷한 염증 반응이지만 만성 염증은 조금 다릅니다.

급성 염증 vs 만성 염증

갑자기 불이 났다고 생각해 봅시다. 소방서에 연락해서 도움을 청하면 소방관이 출동해 진화하는 과정에서 물도 뿌리고 연기도 많이 나겠지만, 어느 순간 불이 꺼지고 다시 평상시로 돌아갈 수 있습니다. 물론 화재로 인한 피해가 있지만, 이 또한 시간이 지나면 해결이 가능한 경우가 많습니다.

이번에는 불이 완전히 꺼지지 않고 잔불이 남아서 계속 번지는 상황을 생각해 봅시다. 소방관들이 쉬지 못하고 계속 진화 작업을 해야 하고, 점점 지쳐서 제대로 대응하지 못하게 됩니다. 화재로 인한 피해 발생은 계속되고 점점 더 불은 번져가게 될 것입니다.

앞의 상황이 급성 염증 상황이라면, 뒤의 상황이 만성 염증 상황이라고 볼 수 있습니다. 다시 말해 만성 염증은 어떤 이유에서든 몸에 계속 잔불과 같은 상황, 즉 면역세포들이 계속 염증 물질(염증 유발 사이토카인)을 만들어내고 전신적인 염증 반응이 계속되는 상태를 말합니다. 이러한 만성 염증은 몸의 여러 장기에 문제를 유발해서 당뇨, 고혈압, 치매, 암, 만성 피부 질환 같은 다양한 질환을 일으키는 원인으로 여겨지고 있습니다.

만성 염증은 왜 생길까?

전신적인 만성 염증systemic chronic inflammation, SCI은 노화, 당뇨, 고혈압 같은 생활 습관병, 자가면역질환 등 다양한 상태와 연관되어 있지만, 그 근본적인 원인과 메커니즘은 아직 완전히 밝혀지지 않았습니다. 다만 여러 연구를 통해 가능성이 높은 요인들이 알려져 있습니다. 주요하게 거론되는 원인은 다음과 같습니다.

- 면역계의 지속적 저등급 활성화

- 자가면역 반응: 면역계가 자기 조직을 항원으로 잘못 인식 → 지속적 염증 반응 유발
- 면역 노화Inflammaging: 나이 들수록 선천면역계가 과잉 반응하고 후천면역계가 약화되면서 저등급 염증이 지속

- 대사 이상

- 비만과 지방조직: 내장지방에서 분비되는 사이토카인(IL-6, TNF-α 등)이 염증을 유지
- 인슐린 저항성/대사증후군: 혈당·지질 이상과 함께 만성 염증 반응이 강화

- 장내 미생물 불균형

- 장내 세균의 다양성 감소 또는 병원성 세균 증가 → 장 장벽 손상 및 내독소LPS 혈중 유입 → 전신 염증

• 지속적 감염

- 잠복 바이러스(HHV-6, EBV, CMV 등) 또는 세균 감염이 미세한 염증 반응을 계속 자극

• 세포 손상 및 노화 세포senescent cells

- 노화 세포에서 분비되는 노화 연관 물질, 노화 관련 분비 표현형Senescence-Associated Secretory Phenotype, SASP이 염증 매개
- DNA 손상, 미토콘드리아 기능 저하도 염증 경로 활성화

• 환경 요인

- 대기 오염 물질(미세먼지, 디젤 배출물 등), 중금속, 환경 독소 → 면역계 및 대사계 교란 → 염증 지속

• 생활 습관 요인

- 흡연, 음주, 고지방·고당 식이, 운동 부족 → 산화 스트레스 및 염증 경로 자극
- 수면 부족, 만성 스트레스 → 호르몬 불균형(코르티솔, 교감신경 활성화)과 염증성 사이토카인 증가
- 장내 미생물총의 불균형 유발

전신적인 만성 염증 관련 질환과 원인

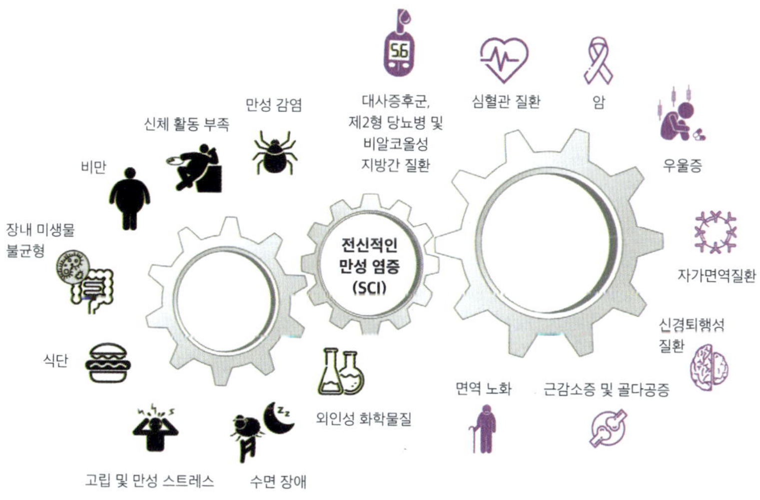

출처: David Furman et al., "Chronic inflammation in the etiology of disease across the life span," *Nature Medicine*, 25(12), 2019.

정리하면, 전신 만성 염증은 단일 원인이 아니라 면역계 노화, 대사 이상, 미생물총 변화, 생활 습관, 환경 노출 등이 복합적으로 작용해 발생한다고 보는 것이 현재 의학계의 입장입니다.

위의 원인 중에서 기존 의료로 도움이 될 만한 부분은 대사 이상과 감염 정도이고, 나머지 부분은 생활 습관을 관리하고 장내 세균을 관리해야 좋아질 수 있습니다. 여기에 적합한 방식이 기능의학적 접근 방식이고, '5E & E'는 이를 효과적으로 관리할 수 있게 해주는 역할을 합니다. 즉, 5E & E를 통해 생활 습관을 개선하고 장내 세균의 상태가 좋아지면, 만성 염증의 상태가 개선되고(즉, 잔불 제거하는 것을 도와줘서 소방관들이 언제든 출동해서 더 중요한 업무를 할 수 있는 대기 상태로 유지할 수 있게 해주고) 그 결과로 피부 질환도 빠르게 개선되는 결과를 낳게 됩니다.

유전자의 스위치 - 후성유전학 이야기

몇 년 전, 할리우드의 유명 여배우가 양쪽 유방을 미리 제거하는 수술을 받았다는 뉴스가 크게 보도된 적이 있습니다. 그녀는 BRCA1이라는 유전자에 돌연변이를 가지고 있었는데, 이 돌연변이가 있으면 유방암이나 난소암에 걸릴 위험이 크게 높아집니다. 실제로 암이 생기지는 않았지만, 높은 위험 때문에 예방적 수술을 선택한 것이죠. 이 소식을 들으면서 이런 생각을 해봤습니다. '만약 유전자가 있더라도, 그 유전자가 실제로 발현되지 않도록 막을 수 있다면 어떨까?' 바로 여기서 등장하는 개념이 후성유전학epigenetics입니다.

후성유전학이란?

우리 몸의 유전자는 마치 전등과 같습니다. 전등 스위치를 올리지 않으면 불이 켜지지 않듯이, 유전자도 실제로 '켜져야' 기능을 합니다. 후성유전학은 바로 이 스위치를 켜고 끄는 조절 장치를 연구하는 분야입니다. 식습관, 운동, 스트레스, 수면, 환경 같은 요인들이 이 스위치에 영향을 줍니다. 그래서 같은 유전자를 가지고 있더라도 어떤 사람은 병에 걸리고, 어떤 사람은 건강하게 살아갈 수 있는 것이죠.

저는 이 후성유전학이 우리에게 매우 큰 희망과 위안을 주는 학문이라고 생각합니다. 타고난 유전자가 나쁘다 하더라도, 내가 좋은 선택을 하고 올바른 생활 습관을 유지한다면 건강을 지킬 수 있다는 메시지를 주기 때문입니다.

또한 후성유전학은 생활 습관 관리의 중요성을 강조하는 기능의학적 접근이 과학적으로 타당함을 보여주는 근거가 되기도 합니다. 5E & E에도 모두 후성유전학적으로 영향을 줄 수 있는 항목들을 담고 있습니다. 이런 이유로 다른 치료에 잘 반응하지 않던 환자들이 임상적으로 좋은 효과를 볼 수 있는 것이 아닌가 생각합니다.

악순환의 연속을 막아주는 5E & E

우리 몸에서 만성 염증과 후성유전학적 유전자 조절은 서로 영향을 주고받습니다. 만성 염증이 오래 지속되면, 세포 속 유전자 발현 방식이 후성유전학적 변화를 거쳐 좋지 않은 방향으로 바뀔 수 있습니다. 반대로 후성유전학적 변화로 인해 염증 물질을 만드는 유전자가 켜지면, 염증이 더 심해질 수도 있습니다. 즉, 염증과 유전자 발현 조절은 서로 얽혀 악순환을 만들 수 있습니다.

따라서 염증과 유전자 발현에 영향을 줄 수 있는 요인을 잘 관리한다면, 피부 건강은 물론이고 전신 건강까지 개선될 수 있습니다. 만성 염증과 후성유전학적 조절에 좋은 영향을 줄 수 있는 5E & E를 통한 접근은 이런 악순환을 막아줄 수 있습니다.

이제부터 5E & E 항목을 하나하나 자세히 설명하려고 합니다. 말씀드린 것처럼 5E & E는 생활 습관 조절Life Style Modification을 위한 피부기능의학적 접근법입니다. 저는 여러분이 한 항목씩 읽어 가면서 실제로 생활에 접목해 보시기를 권합니다. 하루에 한 항목씩 실천해도 좋고, 1주일에 한 항목씩 실천해도 좋습니다(제 유튜브 채널 '기능의학 TV'의 '작심7일 프로젝트'도 이런 콘셉트로 만들어진 영상이므로 참고해도 좋습니다). 그래서 이 책을 다 읽을 때쯤 피부에 어떤 변화가 생기는지, 더 나아가서 전신적인 컨디션의 변화가 느껴지는지 실제로 경험해 보시면 어떨까 합니다.

1E Elimination Diet

가장 중요한 식생활을 먼저 관리해 보아요

"제가 이렇게 먹고 있는 줄 몰랐어요."

"제가 밀가루를 매일 먹고 있었네요."

5E & E를 통해 생활 습관 관리를 시작할 때, 제가 환자들에게 제일 먼저 부탁드리는 것이 있습니다. 바로 음식 일지를 쓰는 것입니다. 식사하거나 간식을 먹을 때마다 사진을 찍든지 메모지에 기록하는 것입니다. 식생활을 잘하고 있다고 한 분들도 음식 일지를 며칠 쓰고 나면 내원하여 저렇게 말씀합니다.

여러분도 지금 바로 어제오늘 드신 것들을 기억나는 대로 써보세요. 아니면 이 책을 읽는 것을 중단하고, 지금부터 드시는 것을 1주일 정도 꼼꼼히 기록한 후에 이어서 읽는 방법도 좋습니다.

음식 일지를 기록하셨다면, 아래 나열된 음식에 해당하는 것이 몇 개나 있는지 확인해 보세요.

- 밀가루(빵, 과자, 파스타, 피자, 칼국수, 라면 등)
- 설탕(시럽, 사탕, 초콜릿, 젤리 등 단 음식)
- 유제품(우유, 요구르트, 치즈, 라테, 크림 같은 우유 함유 음료 등)
- 당독소 함유 식품(직화 구이, 달게 양념된 육류, 치킨, 감자튀김, 구운 빵, 시리얼, 과자, 커피, 믹스커피 같은 단 커피 음료 등)
- 튀긴 음식(모든 튀김 종류, 프라이드치킨, 탕수육 등)
- GMO 함유 식품(유전자 변이 콩이나 밀, 카놀라, 옥수수 등으로 만들어진 식품)
- 초가공 음식(인스턴트식품 등의 가공 음식)
- 술

1E는 위에 적힌 음식들을 제한하는 단계입니다. 이 음식들은 만성 염증을 유발하고 장 건강을 해치는 대표적인 음식들입니다. 만약 반복적으로 피부에 문제가 발생하고 있다면 위의 음식을 최소 3주 정도는 완전히 제한하는 것이 좋습니다. "헉! 그럼 뭘 먹고 살아요?"라고 하는 분들도 계실 것 같습니다. 진료실에서도 그렇게 말씀하는 분들이 종종 계세요. 사실 꽤 많으십니다. 나이와 관계없이요.

저도 위에 나열된 음식들을 완전히 배제한 식생활은 잘하지 못

합니다. 우리의 식생활이 그만큼 많이 나빠져 있다는 이야기이기도 합니다. 광고나 SNS 등을 통해 수시로 (건강한 음식이 아니라) 자극적인 '맛있는 음식'과 관련된 정보에 무의식적으로 노출되어 있으며, 거의 하루 종일 배달 음식 주문이 가능하고, 24시간 열려 있는 편의점에서 언제든 간편식으로 식사할 수 있는 세상에 살고 있습니다. 게다가 '건강한 음식'에 대해서도 걸러지지 않은 잘못된 정보들이 넘쳐나고 있어서, 건강한 음식을 제대로 선택해서 섭취하기가 어려운 세상이 되었습니다.

저는 식생활이 개인적인 생활 습관이긴 하지만 사회적인 요소가 많이 작용한다고 생각해서 '식생활은 사회적인 생활 습관이다'라고 표현하기도 합니다. 한 사람 한 사람이 현명한 선택을 통해 건강한 식생활을 실천하게 되면, 이런 행동이 주변에 선한 영향력으로 작용하여 점차 사회 전체의 인식이 바뀔 수 있다고 생각합니다. 그러다 보면 언젠가는 위에 나열된, 1E에서 제한하는 음식들을 먹는 것이 매우 특별해지는 그런 세상이 올 수 있지 않을까 하는 꿈 같은 생각도 해봅니다. 그러면 식생활 관리가 그리 어렵지 않을 테니까요.

음식 일지를 통해 내 식생활에 문제가 있다고 판단된다면, 다시 말해 위에 나열된 음식들을 매일 먹거나 자주 먹고 있으면서 늘 속이 좋지 않거나 피부에 문제가 있는 분들은 이 음식들을 식생활에서 완전히 배제하는 것이 좋습니다. 또 비만, 당뇨, 고혈압 등 생활 습관 질환이라고 불리는 만성 질환이 있는 분들도 철저히 배제하는 것이 좋습니다. 지금 당장 피부나 몸에 어떤 문제가 없는 분들이라도 먹는 횟수를 줄이는 게 좋습니다. 피부 상태와 전신 건강을 한 단계 업그레이드하고 싶은 분들은 3~4주 정도 완전한 제한식이를 해본 뒤 피부와 전신적인 컨디션의 변화를 느껴보는 방법을 권합니다. 몸의 부종이 계속되거나 체중 감량을 원하는 분들에게도 도움이 될 수 있습니다.

마지막 항목인 '술'이 유해한 음식이라는 점은 잘 알고 계실 테니, 여기서는 따로 자세히 설명하지 않겠습니다. 특히 염증성 피부 병변이나 감염성 피부 질환이 있는 경우, 또는 피부 시술 후에는 반드시 금주가 필요합니다. 그렇지 않은 분들도 절주가 꼭 필요하다는 것은 잘 알고 계실 거예요. 칵테일이나 요즘 유행하는 하이볼처럼 단 알코올음료가 기능의학적으로 특히 좋지 않습니다.

레드 와인의 성분인 레스베라트롤resveratrol은 항산화 및 항노화 효과로 잘 알려져 있으나 실제 항노화 효과를 얻으려면 와인 수백 병에 해당하는 양의 레스베라트롤을 섭취해야 하므로, 현실적으로 와인 음용만으로는 기대 효과를 보기 어렵습니다. 오히려 알코올의 과도한 섭취는 다양한 성인병과 암, 만성 피부 질환의 악화와 관련이 있으니, 음식의 풍미를 위한 가끔의 소량 음용을 추천합니다.

이제 피부도 건강해지고 몸도 건강해지는 식생활에 대해 본격적으로 이야기해 보겠습니다. 밀가루, 설탕, 유제품부터 시작할 텐데, 이들은 기능의학적으로 식단 관리를 할 때 제일 먼저 제한하게 하는 공통된 식재료입니다. 모두 흰색을 띠고 있어서 '스리 화이트three white'라고 부르기도 합니다. 이 세 가지를 피하다 보면 자연스럽게 당독소가 많은 음식이나 초가공 음식도 멀리하게 되기 때문에, 저도 환자들에게 이 세 가지를 제일 먼저 제한해 보라고 권합니다. 먼저 밀가루 이야기부터 시작해 보도록 하겠습니다.

밀가루

밀가루, 특히 통밀가루는 섬유소fiber가 많아서 장내 세균의 먹이가 되어 장내 환경을 건강하게 해줄 수 있는 미생물 접근 탄수화물Microbiota-Accessible Carbohydrates, MAC*로 작용할 수도 있는 음식입니다. 그런데 왜 지금은 건강을 해치는 음식의 대명사처럼 되었을까요?

식재료를 부르는 명칭은 변하지 않았지만 식재료 자체가 많이 달라진 것들이 있는데, 밀가루도 그중 하나입니다. 즉, 예전에 먹던 밀가루와 지금 먹고 있는 대부분의 밀가루는 많이 다르다는 것입니다.

간략히 말씀드리면, 좋지 않은 영향을 주는 글루텐이 많은 종자들로 밀이 재배되고 있고(그래야 빵이 더 쫀득쫀득 해지니까) 유전자 변이 밀이 대부분이라서(그래야 밀가루 가격을 낮출 수 있으니까) 건강에 좋지 않은 영향을 주게 된 것입니다. 그리고 예전에는 다른 첨가물이 거의 없이 발효를 통해 식사 대용 빵을 만들어 먹었지만, 이제는 유제품이나 다른 가공식품이 첨가되거나 당분이 많이 함유된 식재료와 함께 고온에서 굽거나 튀기는 조리를 합니다. 그래서 밀가루로 만들어진 음식 대부분이 당독소를 가득 함유하고 있는 것도 밀가루 음식을 피해야 하는 이유입니다.

밀가루가 나쁜 음식이라고 알려지게 된 주범인 글루텐을 포함하여 '밀가루를 피해야 하는 이유'에 대해 좀 더 자세히 설명하겠습니다. "밀가루만 끊었는데 피부도 좋아지고 살도 빠졌다"라는 어느 연예인의 경험담이 왜 가능할 수 있었는지 같이 한번 보시겠습니다.

1) 글루텐

국제연합식량농업기구와 세계보건기구의 정의에 따르면, 글루텐은 밀, 호밀, 보리, 귀리 또는 그것들의 교배나 파생 품종에 함유된 것으로 글루테닌과 글리아딘이 결합하여 만들어지는 불용성 단백질입니다. 글루텐은 장벽을 자극하고 장에서 면역 반응을 유발할 수 있습니다. 이런 과정을 거쳐 장벽에 염증을 유발해서 '장누수 증후군'을 초래할 수 있기 때문에, 피부 증상뿐만 아니라 염증으로 유발되는 많은 전신 질환과 연관되어 있습니다.

글루텐이 원인으로 알려진 가장 유명한 질환으로 셀리악병Celiac disease이 있습니다. 글루텐에 의해 유발되는 자가면역질환으로, 특정 유전자와 연관이 있습니다. 장의 융모가 손상되어 만성 설사, 복부 팽만, 체중 감소, 영양실조 등이 동반되고 특징적인 포진양 피부염Dermatitis herpetiformis이라는 피부 증상을 보입니다. 우리나라에는 아직 전형적인 증상을 보인 증례 보고가 없습니다.

그보다는 비셀리악 글루텐 과민성Non-Celiac Gluten Sensitivity, NCGS으로 인한 피부 증상이 많은 것으로 생각됩니다. 비셀리악 글루텐 과민성은 셀리악병과 유사한 증상을 보이지만, 셀리악병의 특징인 소장의 병리학적 변화가 없고 유전적 원인이 없는 질환입니다. 인구의 5%가량(미국은 약 10%라고도 합니다), 여성에게 자주 발생하며, 10~30대에 흔하고, 과민성대장증후군과 유사한 증상을 보입니다.

2022년에 우리나라 연구진이 발표한 문헌에 의하면, 한국인의 약 5~6%, 과민성대장증후군 환자의 3분의 1 이상에게서 비셀리악 글루텐 과민성이 나타났다고 보고하고 있습니다. 발진, 습진과 비슷한 피부 병변과 가려움증이 동반된 경우도 함께 보고하고 있습니다.

아직 명확한 진단 기준은 없고, 글루텐 제한 식이로 호전되면 비셀리악 글루텐 과민성으로 진단이 가능한 것으로 되어 있습니다. 약을 써도 조절이 잘 안되는 아주 극심한 가려움증이 특징적인 양상입니다. 제 환자들 중에 정말 어떤 약을 써도 듣지 않던 가려움증과 피부염이 밀가루를 중단하고 극적으로 좋아지는 경우가 있는데, 이런 분들이 비셀리악 글루텐 과민성에 해당한다고 생각합니다.

2) 밀 배아 응집소

밀의 배아에서 발견되는 밀 배아 응집소Wheat Germ Agglutinin, WGA는 렉틴Lectin* 단백질로, 곡류 렉틴 가운데 가장 많이 연구된 물질입니다. 가공 과정 중 일부는 소실되지만, 남아 있는 밀 배아 응집소가 면역세포를 자극하여 염증 반응을 유발할 수 있으며 장 점막의 투과성을 증가시키는 것으로 알려져 있습니다. 그러면 결국 글루텐에 의한 장 누수 증후군과 비슷한 상태가 초래될 수 있습니다.

이러한 이유로, 글루텐 자체뿐 아니라 밀 단백질 전반에 의해 유발되는 과민 반응을 포괄하기 위해 기존의 비셀리악 글루텐 과민성Non-Celiac Gluten Sensitivity, NCGS보다는 비셀리악 밀 과민성Non-Celiac Wheat Sensitivity, NCWS이라는 명칭이 더 적절하다는 의견도 제기되고 있습니다.

3) 글리포세이트

밀을 재배할 때 사용되는 제초제 성분인 글리포세이트Glyphosate가 밀에 남아, 우리가 빵이나 국수 같은 밀가루 음식을 먹을 때 함께 섭취될 수 있습니다. 글리포세이트는 장내의 유익균을 해치거나 우리 몸에 부담을 줄 수 있다는 연구들이 있기 때문에, 밀가루를 줄여야 하는 이유 중 하나로 이야기되곤 합니다. 이와 관련된 내용은 'GMO 함유 식품'에서 더 자세히 말씀드리겠습니다.

4) 프럭탄

밀가루에는 포드맵FODMAP* 중 하나인 프럭탄Fructans이 들어 있습니다. 포드맵은 장에서 잘 흡수되지 않고 발효되면서 가스나 복부 팽만, 소화 불편을 일으킬 수 있습니다. 그래서 과민성대장증후군이 있거나 소화가 예민한 분들은 밀가루를 피하면 훨씬 편안해질 수 있습니다. 이런 점도 밀가루를 줄여야 하는 또 다른 이유로 볼 수 있습니다.

5) 밀가루 음식과 함께 따라오는 문제들

밀가루 자체도 장 건강에 부담을 줄 수 있지만, 문제는 대부분의 밀가루 음식이 다른 좋지 않은 성분들과 함께 섭취된다는 점입니다. 즉, 밀가루 음식은 단순히 '밀가루' 문제만이 아니라 유제품, 당류, 당독소, 트랜스지방과 같은 다른 성분들이 함께 작용해 우리 몸에 부담을 줍니다. 그래서 '밀가루를 줄인다'는 것은 단순히 글루텐이나 포드맵만 줄이는 게 아니라, 몸에 해로운 여러 성분을 동시에 줄이는 효과가 있다는 점에서 큰 의미가 있습니다.

밀가루(글루텐) 문제, 어떻게 관리하면 좋을까?

글루텐에 알레르기가 있는지는 검사를 통해 확인할 수 있습니다.

검사에서 '알레르기IgE'(항체 양성)로 확인된다면, 밀가루는 무조건 피해야 합니다. '과민성 반응IgG'(항체 양성)으로 확인된 경우에는 보통 3개월에서 최대 6개월까지 회피를 권장합니다. 글루텐에 반응하는 항체의 반감기는 약 4주 정도이므로, 최소 4주 이상은 피해야 몸이 회복될 시간을 줄 수 있습니다. 실제로는 2~3주만 중단해도 장내 세균의 변화가 일어나면서 밀가루 음식에 대한 갈망이 줄어드는 경우가 많고, 장 건강이나 피부 건강의 호전을 경험하는 분도 많습니다.

만약 증상이 심하거나 자가면역질환 등과 관련이 있다면, 소스, 양념, 가공식품 등에 숨겨진 밀가루까지 철저히 피해야 하는데 실생활에서 실천하기가 만만치 않습니다. 또한 밀가루 제한만으로는 충분하지 않을 수 있습니다. 장 건강을 회복시키는 생활 습관 관리를 함께 실천하면(이 책을 다 읽고 나면 잘하게 될 거예요), 밀가루 제한 식이의 효과를 훨씬 더 크게 경험할 수 있습니다.

더 알아보기

미생물 접근 탄수화물Microbiota-Accessible Carbohydrates, MAC

미생물 접근 탄수화물은 장내 미생물이 분해·발효할 수 있는 탄수화물을 뜻합니다. 인체 소화 효소로는 분해되지 않아 대장까지 도달해 미생물의 먹이가 되고, 그 과정에서 짧은사슬지방산(아세테이트, 프로피오네이트, 부티레이트) 등 유익한 대사산물이 생성되어 장 장벽과 면역 조절, 대사 건강에 도움을 줍니다. MAC은 양파·마늘, 브로콜리·양배추·케일·치커리, 버섯, 당도가 낮고 껍질째 먹는 과일, 해조류, 콩류, 통곡물(귀리·보리·현미), 견과·씨앗류에 풍부합니다. 통밀에도 MAC이 함유되어 있습니다. 반면 흰쌀·흰밀가루처럼 정제 과정을 거친 곡류나 이를 기반으로 한 가공식품은 MAC 함량이 크게 줄어 장내 미생물에 제공되는 기질이 부족해집니다. 미생물 종마다 이용 가능한 MAC이 달라서 여러 가지 식물성 식품을 다양하게 섭취하는 것이 미생물 다양성을 높이는 데 중요합니다. 이름이 유명 패스트푸드 체인과 비슷하지만, 그 맥Mc과 MAC은 전혀 다른 개념입니다.

렉틴Lectin

렉틴은 식물 속에 들어 있는 단백질 성분인데, 식물이 해충이나 동물로부터 스스로를 보호하기 위해 만든 '방어 물질'이라고 볼 수 있습니다. 문제는 우리 몸에서 이 렉틴이 소화가 잘 안되고, 장 점막에 달라붙어 염증이나 소화 불편을 일으킬 수 있다는 겁니다. 그래서 일부 사람들은 밀가루, 콩, 토마토 같은 렉틴이 많은 음식을 먹으면 더부룩하거나 속이 불편할 수 있습니다. 다만 조리나 발효 과정을 거치면 렉틴의 양이 크게 줄어들기 때문에, 렉틴이 많은 식품을 먹고 소화불량이나 다른 전신 증상이 있는지 그 연관성을 살펴보는 것이 중요합니다. 보통은 적절하게 조리해서 먹으면 크게 영향을 주지는 않는다고 알려져 있는데(예를 들어 현미의 경우 오래 불려서 압력솥을 사용해 요리하는 것이 렉틴을 줄이는 방법입니다), 개인의 장 상태에 따라 반응이 다를 수 있습니다.

렉틴이 많은 식품

생으로 먹거나 충분히 조리하지 않으면 문제가 될 수 있습니다.

- **곡류 & 잡곡**
  - 밀, 보리, 호밀
  - 귀리, 현미, 보리겨
  - 옥수수
- **콩류**
  - 강낭콩, 흰콩, 렌틸콩, 병아리콩, 완두콩
  - 대두(특히 가공 전 상태)
- **채소**

- 토마토, 감자, 가지, 파프리카(가짓과 식물)
- 호박, 호박씨

• **견과류 & 씨앗**
  - 땅콩
  - 해바라기씨, 호박씨

포드맵FODMAP

포드맵은 다음 네 가지 단어의 앞 글자를 따온 말입니다.

Fermentable(발효성)

Oligosaccharides(올리고당류: 프럭탄, 갈락탄 등)

Disaccharides(이당류: 유당 등)

Monosaccharides(단당류: 과당 등)

And

Polyols(폴리올: 소르비톨, 만니톨 등)

포드맵은 장에서 잘 흡수되지 않고 대장에서 발효되면서 가스와 팽만감을 일으키는 특정한 탄수화물 그룹을 말합니다. 즉, 인간이 가지고 있는 소화효소로는 잘 분해되지 않고 장내 미생물에 의해 분해되고 발효되는 탄수화물이므로 장내 세균의 종류와 다양성이 분해에 영향을 주게 됩니다. 밀, 양파, 마늘, 콩, 사과 같은 음식에 많이 들어 있는데, 과민성대장증후군이 있거

구분	저포드맵Low FODMAP 음식	고포드맵High FODMAP 음식
곡류	쌀, 귀리, 퀴노아	**밀, 호밀, 보리**
채소	당근, 오이, 토마토, 호박, 시금치	양파, 마늘, 콜리플라워, 브로콜리 줄기
과일	바나나(덜 익은 것), 딸기, 블루베리, 귤	사과, 배, 수박, 망고
콩류	녹두, 완두콩(소량)	강낭콩, 렌틸콩, 병아리콩
유제품	**무유당 우유, 딱딱한 치즈, 버터**	**일반 우유, 아이스크림, 연성 치즈**
견과 & 씨앗	아몬드(소량), 호두, 피칸	캐슈너트, 피스타치오
당류 & 기타	**설탕, 메이플시럽, 쌀 시럽**	**꿀, 소르비톨, 만니톨(자일리톨 등 당알코올)**

나 소화가 예민한 사람은 이런 음식을 먹으면 더부룩함, 복통, 설사 같은 증상이 생길 수 있습니다. 그래서 포드맵이 많은 음식을 줄이는 것이 소화 건강에 도움이 될 수 있고, 특히 장내 세균 불균형이 있는 경우에는 포드맵에 해당하는 식품 섭취 시 불편함이 매우 심할 수 있습니다.

위 표에서 볼 수 있는 것처럼, 고포드맵 음식 중에도 건강한 음식이 많고, 또 같은 과일·채소라도 어떤 것은 포드맵에 해당하고 어떤 것은 아닌 경우가 있습니다. 따라서 처음부터 모든 포드맵을 가려 먹으려고 하면 너무 복잡하고 쉽지 않습니다. 그래서 저는 보통 환자들에게 'three white'(밀가루, 설탕(단 음식), 유제품)를 먼저 제한하도록 권장합니다(표에서 굵게 표시된 식품). 이

세 가지를 줄이면 고포드맵 음식의 일부를 자연스럽게 제한하는 효과가 있기 때문에, 실천이 훨씬 수월해집니다. 만약 이렇게 했음에도 장 증상에 개선이 없다면, 그때 다른 고포드맵 음식들을 추가로 조절해 보는 것이 좋습니다.

단 음식 - 설탕부터 인공감미료까지

두 번째로 제한해야 할 음식은 바로 단 음식입니다. 대표적인 것이 설탕이죠.

설탕은 포도당glucose + 과당fructose으로 이루어져 있습니다. 포도당은 뇌와 세포의 주요 에너지원으로 쓰이며, 과도하게 한꺼번에 섭취하지 않는 한 큰 문제가 되지 않습니다.

반면, 과당은 대사 경로가 다릅니다. 인슐린의 직접적인 조절을 받지 않고 간으로 바로 흡수되어 지방으로 저장되기 때문에 여러 해로운 영향들이 문제가 됩니다. 과당이 몸에 미치는 대표적인 해로운 영향은 다음과 같습니다.

① 장내 세균 균형을 무너뜨리고 장벽을 약화
→ 전신 염증 반응 유발

② 인슐린 대사에 악영향
→ 지방 축적, 당뇨·고지혈증 위험 증가

③ 간에 지방 축적 → 지방간 유발

④ 요산 수치 상승 → 통풍 위험 증가

⑤ 당독소 형성 촉진(포도당보다 7.5배 빠름)
→ 피부 노화 및 손상과 직결

결국 이런 과정들이 모두 피부 건강에도 부정적인 영향을 주게 됩니다.

또한 과당은 뇌의 정서적 보상, 쾌락 회로를 자극해 계속 단것을 찾게 만드는 중독적 성향이 있습니다. 일부 연구에서는 과당 의존을 알코올 의존과 유사한 중독성으로 설명하기도 합니다. 이런 이유로 단맛의 유혹을 뿌리치기가 쉽지 않은데, 현대 식단에서는 의도치 않게 과당 섭취가 많아집니다.

한식 조리에도 설탕이나 액상과당이 자주 사용되고, 과일은 품종 개량으로 당도가 높아졌고, 커피 음료 속 시럽에도 과당이 다량 들어 있습니다. 따라서 음식 일지를 작성해 보고 숨어 있는 당분(음료, 소스, 가공식품 등)을 확인하고 줄이려는 노력이 중요합니다.

인공감미료

설탕의 해로움을 피하려는 의도로 다양한 인공감미료가 개발되어 이용되고 있습니다.

사카린, 수크랄로스, 아스파탐, 아세설팜칼륨부터 스테비아, 자일리톨, 그리고 최근에 많이 사용되는 알룰로스 등이 있습니다. 이들은 열량이 낮아 다이어트에 좋다는 이미지가 있지만, 여러 문제가 보고되고 있습니다. 특히 과량 섭취 시 복통과 구토를 유발할 수 있고, 장내 미생물 다양성을 떨어뜨려 장내 세균 불균형을 초래할 수 있다고 합니다. 뇌의 포만 중추로 신호 전달이 잘 안되고 지방세포 분화를 촉진해 오히려 체중이 증가할 수 있다는 연구도 있습니다. 또 일부 성분(예: 아스파탐)은 세계보건기구에서 발암 가능 물질Group 2B로 분류된 상태이고, 뇌 활동에 영향을 줄 수 있다는 동물 실험 결과도 있습니다.

따라서 인공감미료는 설탕의 '안전한 대체제'가 되지 못하며, 장기간 섭취 시 인체 내 작용에 대한 연구는 아직 부족한 상태입니다. 따라서 꼭 필요할 때만 잠깐 사용하는 것이 적절합니다.

과일

혹시 밥 대신 과일을 드시는 분이 있으신가요? 과일은 오랫동안 건강식의 대명사로 여겨져 왔습니다. 실제로 과일 속에는 폴리페놀, 항산화 물질, 무기질, 비타민 등 다양한 영양소가 풍부하게 들어 있으며, 우리가 과일을 통해 섭취하려는 좋은 영양소 중 파이토케미컬(식물 생리 활성 물질)이나 파이버(섬유질) 같은 성분은 우리 몸에 도움을 많이 줍니다.

그렇지만 정말 과일이 건강한 음식인지를 생각할 때 꼭 고려해야 하는 성분이 과일 속의 과당입니다. 과당은 과일에 단맛을 부여하는 성분입니다. 과거에 우리가 먹던 과일에 비해 요즘 과일은 품종이 개량되면서 굉장히 달아졌습니다. 과일 안의 과당 함량이 높아진 것입니다. 제가 어릴 때만 해도 단맛이 강하지 않아 수박이나 딸기에 설탕을 뿌려 먹기도 했던 기억이 있습니다. 여기에 더하여 기후 변화로 인해 열대 과일로 분류되던 과일들도 국내에서 재배가 가능해졌고 수입되는 달콤한 과일들도 늘어나면서, 우리는 더

욱 단 과일을 쉽게 접할 수 있게 되었습니다.

거의 매일 먹는 과일의 당도가 높아졌을 뿐만 아니라 과당을 다량 함유한 다른 단 음식들도 많이 먹게 되면서, 우리는 이래저래 과당에 과도하게 노출되고 있습니다. 이는 우리가 원래 과일을 통해 섭취하려고 했던 파이토케미컬이나 파이버 같은 좋은 영양소보다는 과당을 과잉 섭취하게 만드는 결과를 낳습니다.

이렇게 과일을 많이 먹어서 과잉 섭취된 과당은 염증 유발 및 당독소 생성, 장 건강 악화, 인슐린 저항성 초래 등의 원인이 될 수 있습니다. 따라서 과일의 좋은 영양소는 섭취하고 과당 노출의 위험을 최소화하기 위해서는 섭취 방식의 변화가 필요합니다.

다음은 과일의 좋은 점만 얻을 수 있는 섭취 방법입니다.

- 식사 대용 섭취 금지: 과일을 식사 대용으로 먹으면 절대 안 됩니다. 배가 부를 만큼 과일을 먹는 것은 자제해야 합니다.
- 소량 섭취 원칙: 과일은 아주 소량만 먹는 것이 좋습니다.
- 제철 국내산 선택: 될 수 있으면 제철 국내산 과일을 선택하여 먹는 것이 좋습니다. 과일 안의 영양소는 수확 후 경과 시간과 보관 조건의 영향을 크게 받기 때문입니다.
- 껍질째 먹을 수 있는 유기농 권장: 과일의 좋은 영양소들(파이토케미컬이나 파이버 등)은 대부분 과일 껍질에 많이 들어 있기 때문에, 껍질까지 다 먹기 위해서는 가능하면 유기농법으로 재배한 과일이 좋습니다.

유제품

제가 환자들의 식단 관리를 해드릴 때 환자들이 가장 이상하다고 생각하는 항목인 것 같습니다. 우유, 요구르트, 치즈 등이 포함된 유제품을 제한하는 것인데요. 완전식품의 대명사라고 알려진 우유를 먹지 말라고 하니까 '이 선생님이 지금 뭘 알고 말씀하시는 건가?' 하고 저에게 의심의 눈길을 보내는 분도 있고, "우유를 먹지 말라고요?"라고 여러 번 확인하는 분도 있습니다. 지금부터 우유와 유제품을 왜 제한하는 것이 좋은지 설명해 드리겠습니다.

우유, 정말 우리 몸에 좋을까요?

오랫동안 우유는 건강에 필수적인 식품으로 여겨져 왔습니다. 특히 서구권 식단의 주요 구성 요소이며, 골격 건강을 위한 칼슘 공급원으로 권장되어 왔습니다. 하지만 최근 연구들은 우유 섭취가 유발할 수 있는 잠재적인 건강 문제를 이야기하고 있으며, 우유의 모든 영양소는 다른 공급원을 통해 충분히 얻을 수 있다는 것을 보여줍니다.

일단 여러분이 관심이 많은 우유나 유제품 섭취가 피부에 미치는 영향, 그중에서도 여드름 발생에 어떤 영향을 주는지부터 말씀드리겠습니다.

1) 여드름과의 연관성

유제품이 여드름 발생 및 악화와 관련이 있다는 연구 결과는 많습니다. 우유에 함유된 유청 단백질whey proteins은 인슐린 반응을 크게 자극하고, 카세인casein은 인슐린 유사 성장인자-1IGF-1 수치를 증가시킵니다. 인슐린 반응 자극과 IGF-1 수치 증가는 피지 생성과 모낭 각질층 증식을 유도해서 모낭 폐색에 영향을 미치고, 이는 여드름 발생으로 이어집니다.

운동을 시작한 후 여드름이 더 심해졌다는 분을 간혹 만나는데, 그런 분들 중에는 운동하면서 근육을 많이 만들기 위해 단백질 보충제를 먹기 시작한 경우가 많습니다. 단백질 보충제에 함유되어 있는 유청 단백질이 인슐린 반응을 자극해 여드름을 악화시킨 것이지요. 유청 단백질 섭취 후 여드름이 생긴 10대 남성 환자들에게 일반적인 여드름 치료법이 잘 듣지 않았는데, 유청 단백질 섭취를 중단하자 여드름이 빠르게 완전히 사라졌다는 보고도 있습니다.

2) 뼈 건강 및 골절 위험

우유를 꼭 챙겨 마시는 가장 큰 이유는 우유가 칼슘을 많이 함유한 음식이므로 뼈를 건강하게 만들기 위해서입니다. 특히 골감소가 염려되고 골다공증의 위험이 증가하는 노년층이나 갱년기 이후의 여성들이 열심히 챙겨 마시지요. 이처럼 우유는 뼈 건강에 필수적이라는 인식이 강하지만, 연구 결과는 이를 지지하지 않습니다.

역설적이게도 우유와 칼슘 섭취량이 많은 국가에서 고관절 골절률이 높은 경향을 보입니다. 연구에 따르면, 총 칼슘 섭취량이나 유제품 섭취량이 고관절 골절 위험과 관련이 없다는 메타 분석 결과가 많습니다. 칼슘 보충제를 섭취한 경우도 일시적으로 골밀도를 1~3% 증가시킬 수 있지만, 섭취를 중단하면 효과가 사라진다고 되어 있습니다. 일부 연구에서는 오히려 칼슘 보충제를 섭취한 사람이 위약군에 비해 고관절 골절 위험이 더 높게 나타나기도 했습니다. 청소년기의 많은 우유 섭취가 성인기 고관절 골절 위험을 높일 수 있다는 연구 결과도 있습니다.

앞으로 다각적인 연구가 더 필요하겠지만 칼슘만 보충한다고 뼈 건강이 좋아진다고 보기 어렵기 때문에, 뼈 건강을 위해 우유를 섭취해야 한다는 주장은 설득력을 잃고 있습니다.

제가 이렇게 설명하면 환자들은 우유 대신 어떤 음식을 먹어야 칼슘을 보충할 수 있는지 묻습니다. 우유 대신 칼슘을 보충할 수 있는 다른 식품으로는 근대, 시금치, 참깨 같은 식물성 식재료도 있지만, 제가 자주 권하는 식품은 멸치입니다. 식품의약품안전처의 자료에 따르면, 잔멸치볶음 100g에는 칼슘이 약 628mg 들어 있어 우유 100g의 약 113mg보다 훨씬 많습니다.

3) 성장 및 키

"우리 애 키가 더 커야 해서 우유를 꼭 먹어야 하는데요."

여드름이나 아토피가 심해서 내원하는 청소년기 환자들에게 우유와 유제품을 중단하라고 권유할 때, 보호자들이 자주 하시는 말씀입니다. 우유의 본질적인 기능은 어린 포유류(송아지)의 성장을 돕는 것이므로, 우유에는 필수 영양소뿐만 아니라 다양한 동화 호르몬anabolic hormones이 포함되어 있습니다. 우유는 류신, 이소류신, 발린 같은 분지 사슬 아미노산과 여러 동화 호르몬을 함유하고 있어서 IGF-1 수치를 높이고 mTORC1(세포 증식 및 대사에 관여하는 신호체계) 경로를 활성화하여 성장을 촉진합니다.

하지만 우유는 많은 암, 고관절 골절, 폐색전증의 위험을 높일 수 있습니다. 특히 청소년기의 많은 우유 섭취가 나중에 고관절 골절 위험을 증가시킬 수 있다는 연구 결과도 앞서 말씀드렸고, IGF-1이나 mTORC1은 여드름이나 다른 염증성 피부 질환의 악화와도 관련이 있습니다.

1세 미만 영아에게 모유를 이용할 수 없을 때, 젖소 우유는 중요한 영양 가치를 제공할 수 있습니다. 또 전반적인 식단 품질이 낮고 에너지 섭취가 부족한 지역의 어린이들에게는 우유의 높은 영양 밀도가 유익할 수 있습니다. 그러나 영양 상태가 충분한 인구 집단에서는 우유를 많이 마시는 것이 큰 이점을 주지 않을 수 있으며, 나중에 골절 위험을 높일 수 있고, 키가 커지는 것과 암 위험 사이의 연관성은 여전히 우려 사항입니다.

요약하자면, 우유는 IGF-I 및 mTOR 경로 활성화를 통해 성장을 촉진하고 키를 크게 하는 데 기여하지만, 이는 일부 질병의 위험 증가와 같은 복합적인 건강 결과를 수반할 수 있기 때문에, 영아기에 모유의 대체제로만 섭취하는 것이 현명한 선택이라고 생각됩니다.

4) 암, 그리고 이른 사춘기

국제 비교 연구에서 유제품 섭취는 유방암, 전립선암 및 기타 암 발생률과 강한 상관관계를 보였습니다. 우유 섭취가 혈장 IGF-I 수치를 높여 전립선암과 유방암 위험을 증가시킬 수 있다는 메커니즘이 제시되었습니다. 특히 전립선암과 자궁내막암 위험 증가와 연관될 수 있으며, 이는 우유의 IGF-1 및 성호르몬 함량과 관련될 수 있습니다.

암 발생 증가, 사춘기가 빨라지는 현상 등의 원인으로 우유가 거론되는 것은, 지금 우리가 먹고 있는 우유 안에 원래 들어 있으면 안 되는 여러 성분이 들어 있기 때문입니다. 그 이유는 젖소를 키우는 축산 방법이 예전과 달라진 것을 생각해 봐야 합니다.

현대 축산에서는 우유 생산량을 늘리기 위해 젖소들을 IGF-I 수치가 높은 품종으로 개량했습니다. 또 착유 기간에는 젖소들이 대부분 임신 상태이기 때문에 우유 내에 프로제스틴, 에스트로겐을 포함한 다양한 호르몬 수치가 크게 증가합니다. 유기농 우유든 일반 우유든 임신한 젖소로부터 착유한 우유는 성호르몬 함량이 증가하고, 이 성호르몬이 자궁내막암, 난소암, 유방암 발병에 영향을 미칠 수 있다는 가설이 제기되기도 했습니다. 즉, 우유와 유제품에는 내분비 교란 물질Endocrine-Disrupting Chemicals, EDC*로 여겨지는 성분들이 함유되어 있을 수 있습니다.

내분비 교란 물질은 젖소의 사료·물·주변 환경, 착유·가공 과정의 설비·호스(프탈레이트 등), 그리고 포장재에서 우유로 옮겨 올 수 있어요. 특히 기름을 잘 녹이는 성질의 화학물질은 지방이 많은 유제품인 치즈나 버터로 더 잘 이동하는 경향이 있습니다. 대부분의 국가에서 규제 및 모니터링을 통해 일상 섭취가 안전 기준을 넘지 않도록 관리하고 있다고는 하지만, 우리 몸은 이미 다른 접촉 방식으로 의식하지 못하는 사이에 수많은 내분비 교란 물질에 노출되어 있습니다. 그러므로 꼭 필요한 경우가 아닌 이상 유제품의 섭취는 가급적 줄이는 것을 권합니다.

이제는 '우유가 반드시 건강한 음식은 아니구나'라고 생각하게 되셨을 것 같습니다. 사람은 다른 동물의 젖을 성인이 되어서도 마시는 드문 종입니다. 오른쪽 표에서 보듯이 모유와 우유의 성분은 다릅니다. 우유는 모유보다 단백질, 칼슘, 칼륨, 인이 많고, 모유는 탄수화물(젖당) 비율이 더 높습니다.

특히 우유에는 단백질 성분이 모유에 비해 3배 이상 많이 함유되어 있습니다. 이는 송아지(빠른 체중, 근육 성장)와 인간 영아(뇌 발달, 면역)의 생리적 목표가 다르기 때문입니다. 실제로 영아용 분유는 이 차이를 고려해 성분을 조정합니다.

우유 단백질은 성장 신호(예: IGF-1)를 소폭 높일 수 있어, 성장기나 영양이 부족한 환경에서는 체중·근육 증가에 유리할 수 있습니다. 반면 성인이 된 이후에는 과다 섭취가 필요하지 않으며, 암

모유와 우유, 치즈의 영양 성분 구성*

구성 성분	모유	지방 우유	무지방 우유	체더치즈**
칼로리(kcal)	172	149	83	149
단백질(g)	2.5	7.7	8.2	8.4
총지방(g)	10.8	7.9	0.2	12.3
포화지방(g)	4.9	4.6	0.1	7.0
탄수화물(g)	16.9	11.7	12.1	1.1
칼슘(mg)	78.7	276.0	298.0	262.0
칼륨(mg)	125.0	322.0	381.0	28.0
인(mg)	34.4	205.0	246.0	167.9

* 수치는 미국 농무부(USDA)의 자료입니다.
** 치즈 37g은 지방 우유 237ml와 동일한 칼로리입니다.
출처: Walter C. Willett & David S. Ludwig, "Milk and Health." *New England Journal of Medicine*, 382(7), 2020.

과의 관련성도 논의되고 있기 때문에 섭취에 주의가 필요하다고 생각합니다.

지금까지 설명한 3가지 음식을 잘 가려 먹기만 하면, 지금부터 말씀드리는 다른 제한 식품들을 가려 먹는 것은 저절로 될 수 있습니다. 왜 그러한지는 피부에 정말 많은 영향을 주는 당독소에 대한 다음 설명을 보면 이해하실 수 있습니다.

더 알아보기

내분비 교란 물질Endocrine-Disrupting Chemicals, EDC

우리 몸의 호르몬(예: 성장호르몬, 에스트로겐이나 테스토스테론 같은 성호르몬, 갑상선호르몬 등)은 성장, 대사, 생식, 면역 같은 거의 모든 기능을 정밀하게 조절합니다. 내분비 교란 물질은 이 호르몬계를 흉내 내거나(수용체에 결합), 차단하거나, 호르몬의 생성·분해·수송을 바꾸어 정상적인 조절을 흐트러뜨리는 화학물질입니다. 그 결과, 몸이 자체적으로 조절하지 못한 채 호르몬 신호가 과하거나 부족한 상태가 지속되는 것처럼 보이는 효과가 나타날 수 있고, 발달·생식·면역·대사 기능에 문제를 일으킬 수 있습니다.

생활 속의 예로는 비스페놀 A BPA 같은 플라스틱 성분, 과불화화합물PFAS이 쓰인 코팅 팬, 살충제 성분, 그리고 일부 화장품·세제 성분(예: 프탈레이트, 파라벤 등) 등이 포함됩니다.

즉, EDC는 호르몬 체계를 흔들어 건강과 노화 과정에 영향을 줄 수 있는 환경 속 물질이며, 최근에는 엑스포좀 가운데서도 중요한 영향을 주는 요인으로 주목받고 있습니다. 또한 일부 문헌에서는 EDC가 직접적으로 피부 질환, 즉 피부 건조xerosis, 색소 침착hyperpigmentation, 피부 노화, 접촉피부염, 두드러기 등의 증상과 관련이 있을 수 있고, 여드름의 발생에도 영향을 줄 수 있다는 가설이 제시되기도 했습니다.

내분비 교란 물질의 하나인 과불화화합물 함유 제품의 예

화장품
베이킹 페이퍼
사탕 포장지
팝콘 봉지
얼룩 방지 처리된 옷
코팅된 프라이팬
치실
피자 박스
방수제
페인트 및 실란트
식품 용기
세제

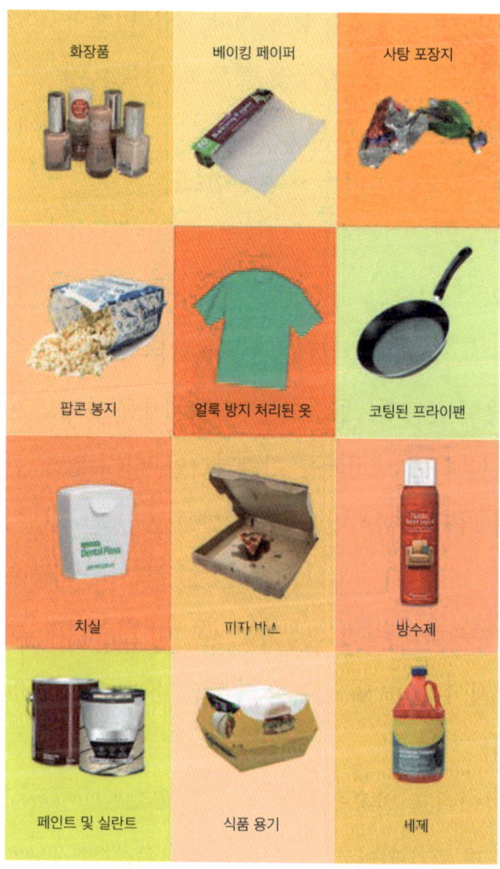

출처: Andrea C. Gore et al., *Endocrine Disrupting Chemicals: Threats to Human Health*, 2024.

저는 초진 시 대부분의 환자에게 피부 당독소 측정을 기본 검사로 시행합니다. 기미·주름·탄력 저하 같은 미용적 고민부터 만성 피부염까지, 다양한 문제의 공통 분모로 '당독소'가 관여하기 때문입니다. 이런 이유로 식생활 관리를 하는 1E 단계에서 꼭 관리해야 하는 항목이 당독소가 높은 음식입니다.

당독소란?

당독소Advanced Glycation End-products, AGEs는 우리 몸에서 포도당과 같은 환원당이 단백질, 지질 또는 핵산의 자유 아미노 그룹과 비효소적으로 반응하여 생성되는 비가역적인, 다시 말해 한번 생기면 분해되거나 다시 변환시킬 수 없는 산물을 말합니다. 이러한 반응은 마이야르 반응Maillard reaction이라고도 불리며, 식품을 고온에서 조리할 때 발생하는 갈변 현상과도 관련이 깊습니다. 연한 갈색으로 잘 구워져서 좋은 냄새가 나는 빵도 바로 이 마이야르 반응의 결과입니다.

초기의 마이야르 반응을 거쳐 아마도리Amadori 산물이 생성되고 (여기까지는 몇 주가 걸리고 다시 되돌릴 수 있는 가역적인 반응입니다), 더 오랜 기간(수개월 정도)이 지나면 되돌리기 어려운 다양한 당독소 구조로 고정되고 조직에 축적됩니다. 따라서 조직 안에 오래 위치하고 있는 구조물이 당독소의 타깃이 됩니다.

피부 안의 콜라겐과 엘라스틴, 안구의 렌즈, 혈관벽의 결합조직 등이 당독소가 달라붙어 오래 머무는 조직들입니다. 피부에 대한 당독소의 영향이 클 수밖에 없는 첫 번째 이유가 여기에 있습니다. 당독소가 세포외기질ECM을 이루고 있는 콜라겐이나 엘라스틴 같은 구조물에 결합함으로써, 이 구조물은 탄성이 떨어지고 잘 부서지며 결과적으로 탄력 저하, 주름, 칙칙한 피부 톤을 초래합니다.

당독소가 피부에 영향을 주는 또 다른 경로는 RAGEreceptor for AGEs라는 수용체에 결합함으로써 NF-κB 경로를 비롯한 염증 신호 체계를 가동시키는 것입니다. 이 과정은 활성산소ROS 생성과 상호 증폭되며, 만성 염증성 환경을 강화합니다.

당독소는 또한 비만세포도 활성화시킵니다. 비만세포는 가려움증과 알레르기부터 피부 노화까지 영향을 줍니다. 이뿐만 아닙니다. 당독소는 기미, 색소 침착 등을 유발하는 멜라닌세포의 멜라닌 합성 증가, 피부 장벽 유지에 중요한 역할을 하는 각질세포의 노화 촉진, 콜라겐을 생성하는 섬유아세포의 기능 저하 등을 유발할 수 있습니다.

만약 어떤 피부에 당독소로 인한 모든 영향이 다 나타난다고 가정한다면, 건조하고 주름이 많고 탄력이 없는 피부에 피부 톤은 누리끼리하고 기미와 색소가 있는데 가렵기까지 한 상태가 될 수 있다는 것입니다.

당독소의 피부 영향

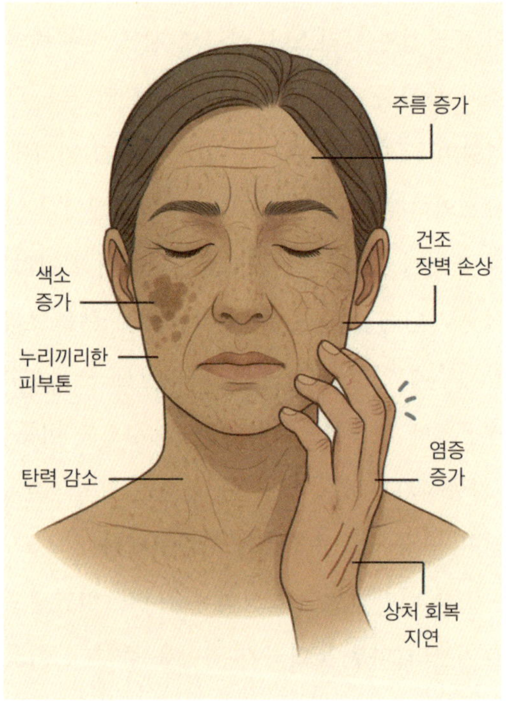

당독소는 피부에만 영향을 주는 것이 아닙니다. 전신적으로도 다음과 같은 영향을 줍니다.

- 당독소는 몸에 염증을 일으키는 대표적인 원인 가운데 하나입니다. 이 물질이 몸속에 쌓이면 면역 반응이 과도하게 활성화되고, 만성적인 저등급 염증을 유발하면서 다양한 염증성

사이토카인(예: 인터루킨-1β, IL-17, TNFα) 분비를 자극합니다. 이렇게 생긴 만성 염증은 알츠하이머병, 파킨슨병과 같은 퇴행성 뇌질환의 진행에도 큰 역할을 합니다.

- 당독소는 췌장과 인슐린 신호 회로를 방해해서, 인슐린이 제대로 작동하지 않거나 분비가 줄어드는 '인슐린 저항성'을 일으킬 수 있습니다. 이는 제2형 당뇨병이나 비만, 염증성 변화를 촉진합니다.
- 당독소가 몸에 축적되면 혈관이 딱딱해지고(혈관 경직), 혈관 내피 기능이 나빠지면서 심장·뇌혈관 질환의 위험이 높아집니다.
- 당독소는 신장에도 해로워서, 신장 안에 쌓이면 신장 기능이 점점 떨어질 수 있습니다.
- 당독소는 인슐린, 테스토스테론 등 여러 호르몬의 기능을 방해할 수 있습니다. 고당독소 식단은 호르몬 불균형, 배란 장애 등 내분비 건강 문제를 유발할 수 있습니다.
- 당독소가 많은 식단은 유익균(유박테리아, 비피도박테리아, 락토바테리아)을 줄이고 유해균을 늘려 장내 미생물 균형을 깨뜨릴 수 있습니다. 이로 인해 장 투과성이 커지고 장-피부 축에 영향을 줘서 피부에도 염증성 변화가 발생할 수 있습니다.

전신 건강과 피부 건강을 위해서는 당독소의 생성과 축적을 줄이는 것이 매우 중요합니다. 당독소는 몸 안에서 생성되기도 하고

(내인성), 음식으로 섭취되기도 합니다(외인성). 두 경로 모두 관리해야 당독소의 영향을 최소화할 수 있습니다.

1) 음식으로 들어오는 당독소 줄이기

조리법을 바꿔야 합니다. 고온·건열 조리(튀김, 직화 구이, 에어프라이어의 장시간 건조 가열 등)는 당독소를 크게 늘립니다. 반대로 삶기, 찌기, 수분을 이용한 저온 조리는 상대적으로 당독소가 낮습니다. 여러 비교 연구에서 삶거나 찌는 조리에 비해 튀김·구이의 당독소 함량이 수십에서 수백 배 높게 보고된 바 있습니다.

조리 후 당독소의 생성량은 식품과 조건에 따라 크게 달라지므로, 원칙은 '저온·습열 조리'입니다. 또 식초, 레몬즙 같은 산성을 띠는 재료로 재우면, 당독소 형성을 줄이는 데 도움이 될 수 있습니다. 양념과 설탕이나 과당 과다를 피합니다. 단맛이 강한 양념육을 고온에서 굽는 조합은 당독소 형성을 극대화합니다. 단 음료(가당 커피·탄산음료 등)를 줄이고, 가공·고온 공정을 거친 식품은 당독소 함량이 높아지기 쉽기 때문에 가공식품보다 신선식품을 선택하는 것이 좋습니다.

앞서 설명한 것처럼 과일을 과하게 섭취하면 과일 속의 과당이 당독소 생성을 유발할 수 있으므로, 과일은 '적절히', 채소는 '풍부하게'가 중요합니다. 과일 속의 폴리페놀·카로티노이드 등 항산화 성분은 도움이 되지만 당 부하를 고려해 양을 조절하고 채소 위주로 다양하게 섭취합니다.

2) 몸 안에서 생기는 당독소 억제하기

혈당 스파이크가 생기면 당독소가 잘 만들어지기 때문에 가급적 혈당 스파이크가 생기지 않게 해야 합니다. 식사 순서를 '채소, 단백질 → 탄수화물'로 조절하면 식후 혈당 상승이 완만해집니다. 식후 가벼운 걷기는 혈당과 산화 스트레스를 낮추는 데 유익합니다. 최근 들어 이용하는 분들이 많아지고 있는 연속혈당측정Continuous Glucose Monitoring, CGM도 혈당 스파이크를 조절하여 당독소 생성을 줄이는 데 도움이 됩니다.

충분한 수면은 산화·당화 해독 시스템에 긍정적으로 작용하고, 단 음식을 안 먹는 것과 유사한 당독소 제거 효과가 있다는 문헌도 있습니다. 흡연은 당독소와 유사한 반응성 물질을 직접 유입시키고 산화 스트레스를 증가시키므로 당독소 관리를 위해서는 금연이 필수입니다.

장내 미생물이 당독소 생성을 유도하기도 하고, 장내 세균 불균형이 있는 경우에는 당독소 분해를 방해할 수도 있습니다. 따라서 균형 잡힌 장내 환경의 유지를 위해 다양한 식이 섬유 섭취 등을 통해 장내 환경을 개선하고, 장내 세균의 불균형이 의심될 때는 정확한 진단을 통해 적절하게 치료해야 합니다.

3) 당독소 생성을 억제하고 영향을 줄이는 방법

식습관을 포함한 생활 습관 교정과 함께, 당독소 생성 억제와 당독소의 영향을 줄여주는 성분을 경구나 주사제로 보충할 수도 있습니다. 산화 반응은 당독소 형성 과정의 여러 단계에 관여하기 때문에, 항산화 작용이나 금속 이온을 붙잡는(킬레이션) 성질을 가진 물질은 당독소 생성을 막는 역할을 할 수 있습니다. 따라서 항산화 효과가 있는 많은 물질이 당독소에도 영향을 줄 수 있습니다. 그중 제가 환자들에게 직접 처방하거나 자주 권하는 영양소 위주로 몇 가지만 정리해 봤습니다.

- 비타민 B6(피리독신 계열): 당독소와 관련하여 가장 연구가 많이 되어 있는 영양소입니다. (정맥 주사나 경구 제제로 보충할 수 있으며, 대부분의 종합비타민에 피리독신 유도체가 들어 있습니다. 식품으로는 닭가슴살, 참치, 연어, 바나나, 감자 등에 풍부합니다.)
- 비타민 C(아스코르브산): 단백질 당화를 억제하고 당독소 생성을 막습니다. (정맥 주사와 경구 제제로 보충할 수 있으며, 식품으로는 귤, 키위, 딸기, 파프리카, 브로콜리 등에 많이 들어 있습니다.)
- 비타민 D: 당독소 축적을 줄이고 전신적인 산화 스트레스를 감소시키는 역할을 합니다. 특히 비타민 D 결핍 상황에서 당독소 수치를 낮추는 데 도움이 되며, 당독소 수용체RAGE 발현을 감소시키고 당독소에 결합해 세포 수용체와의 결합을 막는 가용성 RAGEsRAGE 수치를 증가시킬 수 있습니다. (비타민 D 혈중 농도에 따라 주사제와 경구 제제를 병행하거나 단독으로 보충합니다.)
- 알파-리포산: 당독소로 인한 염증 신호NF-κB 활성화를 억제

합니다. (정맥 주사나 경구 보충제로 보충할 수 있으며, 식품으로는 시금치, 브로콜리, 토마토, 완두콩 등에 함유되어 있습니다.)

- 퀘르세틴: 당독소 생성을 억제하고 염증을 줄이는 데 도움을 줍니다. (경구 보충제로 보충할 수 있으며, 식품으로는 양파껍질, 사과, 케일, 베리류 등에 풍부합니다.)
- 설포라판: 당독소로 인한 염증을 감소시킵니다. (경구 보충제로도 나와 있지만, 식품으로는 브로콜리 새싹, 케일, 방울양배추, 콜리플라워 같은 십자화과 채소에 많이 함유되어 있습니다.)

이렇게 보면 대부분의 성분이 채소, 과일, 생선 같은 자연식품에 풍부하게 들어 있음을 알 수 있습니다. 따라서 언제나 강조하듯이 균형 잡힌 식단과 신선한 채소·과일 섭취가 건강 관리와 피부 관리의 기본입니다.

음식 일지를 보면 특별히 당독소 함유가 많다고 알려진 가공 음식이나 당지수가 높은 음식을 즐겨 먹지 않는데도 당독소가 높게 측정되는 경우가 가끔 있습니다. 그런 분들에게 제가 확인하는 2가지가 있습니다. 하나는 지질독소가 많은 음식을 먹는지이고, 다른 하나는 에어프라이어를 즐겨 쓰는지입니다.

① 지질독소

당독소에 대해 익숙한 분들도 지질독소Lipotoxin는 낯설 수 있습니다. 지질독소는 지방(지질)이 산화되면서 생성되는 독성 부산물들을 통칭하는 개념입니다. 이들 중 대표적인 것이 다이카르보닐 화합물을 포함하는 반응성 카르보닐 화합물Reactive Carbonyl Species, RCS로, 지질이 과산화되거나 산화 스트레스에 의해 분해될 때 발생합니다. 반응성 카르보닐 화합물은 반응성이 매우 높아 단백질, DNA, 지질 등과 쉽게 결합하여 손상을 일으킵니다. 이들 중 일부는 단백질과 빠르게 반응해서 당독소를 형성합니다.

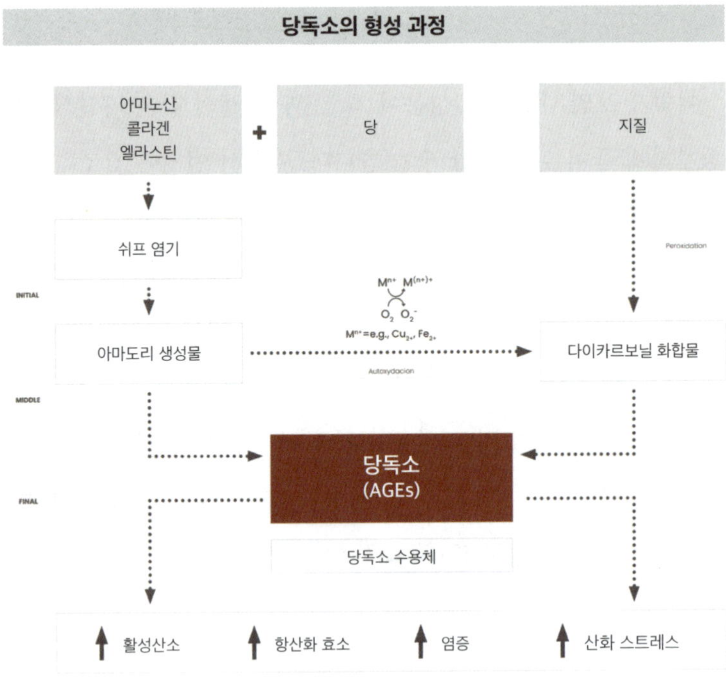

출처: Robert Chmielewski & Aleksandra Lesiak, "Mitigating Glycation and Oxidative Stress in Aesthetic Medicine: Hyaluronic Acid and Trehalose Synergy for Anti-AGEs Action in Skin Aging Treatment," *Clinical, Cosmetic and Investigational Dermatology*, 17, 2024.

다시 설명하면 지방이 산화되면 반응성 카르보닐 화합물이 생성되고, 반응성 카르보닐 화합물은 반응성이 높아 단백질의 아미노산 잔기(특히 라이신, 아르기닌)와 결합하는데, 이 과정에서 비가역적 최종당화산물, 즉 당독소가 형성될 수 있습니다. 따라서 고지방 음식은 당독소의 숨은 원인이 될 수 있습니다.

② 에어프라이어

요즘 많은 가정에서 에어프라이어가 필수 조리 기구로 인식되고 있는 것 같습니다. 사용하기 편리하고 어떤 식재료도 풍미를 좋게 해주기 때문에 많이 사용하고 있습니다. 하지만 에어프라이어를 사용하는 것이 건강한 조리법이라는 인식에는 주의가 필요합니다. 특히 당독소 발생 측면에서 그러합니다.

에어프라이어는 조그마한 챔버 안에 음식을 넣고, 기름을 적게 혹은 전혀 사용하지 않은 상태에서 고열과 열풍을 순환시켜 조리하는 방식입니다. 이 과정에서 음식의 수분이 빠르게 증발하며 겉은 바삭하고 속은 촉촉한 식감을 얻을 수 있고, 기름 사용량이 줄어들어 칼로리 감소 효과도 있습니다. 또한 집 안에 기름 냄새가 덜 퍼지는 장점도 있습니다.

하지만 고온의 건조한 환경에서 열풍을 순환시켜 음식을 조리하는 에어프라이어의 조리 방식은 당독소 생성에 중요한 영향을 미칩니다. 연구에 따르면, 건조한 열은 조리되지 않은 상태에 비해 새로운 당독소 생성을 10배에서 100배 이상 촉진합니다. 또한 높은 온도와 낮은 수분 환경은 식품에서 당독소 생성을 강력하게 유도하는 요인으로 작용합니다. 에어프라이어의 조리 방식은 이러한 조건을 충족합니다.

결론적으로 에어프라이어는 고온의 건조한 환경에서 마이야르 반응을 유도하여 당독소를 생성할 수 있습니다.

간혹 당독소 검사 수치가 증가되었는데 특별히 식습관이 나쁘지 않은 환자들의 경우, 에어프라이어를 자주 사용하여 음식을 조리하는 습관으로 인해 높은 수치가 나오는 경우가 있습니다. (고구마를 에어프라이어로 구워서 매일 아침 대신 드시는 분들이 당독소가 높게 나오는 경우가 많습니다.)

또한 에어프라이어가 사용이 간편하다 보니 사용 빈도가 늘어나게 되는데, 이는 오히려 이러한 음식의 총섭취량을 늘려 건강에 부정적인 영향을 줄 수 있습니다. 일반적으로 튀김 요리는 명절이나 특별한 날에만 섭취하는 경우가 많았지만, 에어프라이어를 사용하면 튀김 요리가 매우 간편해지기 때문에 자주 사용하게 됩니다. 결국 기름 사용량 감소 등 에어프라이어의 좋은 점이 무의미해질 수 있습니다.

튀긴 음식

튀긴 음식은 피부에 여러 가지 부정적인 영향을 미칠 수 있습니다. 튀긴 음식이 건강에 좋지 않다는 것은 상식처럼 되어 있지만, 피부에도 해로운 이유를 설명해 드리겠습니다.

튀긴 음식이 피부에 해로운 이유

- 산화 지방산 생성: 튀김 과정에서 기름을 가열하면 공기 중에서 산화 및 열분해가 일어나, 원래의 트리아실글리세롤(지방)보다 극성이 높은 산화 및 중합 화합물들이 형성됩니다. 특히 재사용된 튀김 기름은 이러한 변질된 화합물을 포함하기 때문에 건강에 해로울 수 있습니다. 반복적으로 사용된 튀김 기름은 필수 지방산, 폴리페놀, 지용성 비타민과 같은 건강에 좋은 중요한 화합물을 손실시키므로 더욱 피부와 건강에 해로운 영향을 줍니다. 서구식 식단에 풍부한 불포화 지방산이 산화되면 과산화 지질이 생성되는데, 이는 염증을 유발하는 강력한 물질로 튀김과 같은 조리 과정에서 이러한 과산화 지질이 형성됩니다.
- 최종당화산물 생성: 튀김의 조리 과정에서 최종당화산물, 즉 당독소가 생성됩니다.

- 아크릴아마이드 생성: 아크릴아마이드는 동물에게 신경독성 물질이자 발암 물질로 알려져 있는데, 튀기는 조리 과정에서 생성됩니다.
- 고지방 식단은 장 염증을 유발하고 장 점막의 구조를 손상시켜 염증 세포 침윤을 증가시킬 수 있다는 연구 결과가 있습니다. 특히 지방과 설탕(정제 탄수화물)을 함께 많이 섭취할수록(설탕이 두껍게 발라진 도넛이나 꽈배기가 생각나실 겁니다) 장 세포 내 지방 축적과 염증성 사이토카인이 증가하는 경향이 보고되었습니다. 즉, 튀긴 음식을 먹으면 음식에 들어 있는 고지방 성분이 장-피부 축을 통해 피부의 염증에 영향을 미칠 수 있습니다.

요약하자면, 튀긴 음식은 변질된 지방산, 당독소, 아크릴아마이드와 같은 유해 물질을 생성하여 피부 노화를 촉진하고 염증 반응을 유발합니다. 또한 장 건강의 이상을 초래해 장-피부 축에 영향을 주며, 이를 통해 여드름 같은 염증성 피부 질환을 악화시킬 수 있습니다.

GMO 함유 식품

GMO는 '유전자 변형 생물체Genetically Modified Organism'의 줄임말로, 유전자 조작 기술을 이용해 만들어진 생물을 의미합니다. 주로 미국, 캐나다, 아르헨티나, 브라질, 중국 등에서 많이 재배되며, 우리나라는 직접 재배는 거의 없지만 콩, 옥수수, 카놀라, 사탕수수, 알팔파, 면화 등 많은 GMO 작물을 수입하고 있습니다. 이 중 콩, 옥수수, 카놀라, 사탕수수는 우리의 식생활에 큰 영향을 미치는데, 실제로 과거 조사에서 국내 시판 두부의 상당수에서 GMO 콩이 검출된 사례도 있습니다.

GMO 작물은 주로 제초제에 내성을 갖도록 유전자가 변형되거나(예: 라운드업 제초제에 내성) 특정 해충을 죽이는 살충 성분을 생산하도록 개발됩니다. GMO 작물이 건강에 유해하다는 주장 중 하나도 바로 제초제 성분 중 하나인 글리포세이트 때문입니다.

글리포세이트는 전 세계적으로 가장 널리 사용되는 광범위 제초제로, 1974년 '라운드업Roundup'이라는 상표명으로 출시되었습니다. 이 제초제에 내성을 가진 GMO 종자가 보급되면서 글리포세이트의 사용도 크게 늘었습니다. 이에 따라 우리가 섭취하는 다양한 식재료를 통해 나도 모르는 사이 글리포세이트에 노출되고 있다고 볼 수 있습니다.

2022년에 발표된 프랑스의 대규모 인체 연구 결과를 보면, 프랑스 인구의 99.8%가 소변에서 글리포세이트가 검출되어 음식과 물을 통한 광범위한 오염을 보여주었습니다. 이 연구에 따르면, 유기농 식품을 주로 섭취하고 정수된 물을 마신 사람들은 글리포세이트 수치가 더 낮게 나타났습니다. 또한 남성, 젊은 사람, 그리고 농부들에게서 더 높은 글리포세이트 수치가 확인되었습니다. 임산부와 수유부의 소변에서도 글리포세이트가 검출된 사례가 있습니다.

이렇게 노출된 글리포세이트가 직접적으로 인체에 어떤 영향을 미치는지에 대한 연구는 충분하지 않지만, 인체에 대한 영향을 유추해 볼 수 있는 연구 내용은 다음과 같습니다.

- 장기 손상 및 종양 증가(동물 연구): 프랑스 연구팀이 쥐에게 라운드업 제초제에 내성을 가진 GMO 옥수수나 라운드업 제초제 자체를 2년간 먹인 결과, 만성 신장 결핍, 간 울혈 및 괴사가 나타났습니다. 특히 암컷 쥐에서는 사망률이 2~3배 증가하고 더 일찍 사망했으며, 커다란 유선 종양이 대조군보다 훨씬 빈번하고 일찍 발생했습니다. 수컷 쥐에서도 대조군보다 최대 4배 큰 종양이 600일이나 일찍 발견되기도 했습니다. 이러한 결과는 호르몬 불균형과 관련이 있었으며, 낮은 용량에서도 나타나 내분비계 교란 가능성을 시사합니다.
- 신경독성 및 내분비계 교란: 글리포세이트 제초제는 신경독성 효과, 신경 발달 장애, 신장 독성, 그리고 특히 성호르몬과

관련된 내분비계 교란 효과와도 연관이 있다고 보고되었습니다.

- 발암 가능성: 국제암연구소IARC는 2015년에 글리포세이트를 '인체 발암 가능성이 높음Group 2A'으로 분류했으며, 2018년 미국 캘리포니아주에서도 발암 물질로 규정했습니다.

글리포세이트는 피부를 통해서도 노출될 수 있습니다. 하지만 GMO나 글리포세이트 자체가 사람의 피부 질환과 직접적인 인과관계가 있다고 규명한 임상 연구는 아직 제한적입니다.

그럼에도 불구하고 글리포세이트가 내분비 교란 물질로 논의되고 있다는 점에 주목해야 합니다. 우리 몸의 호르몬 균형은 피부 건강과 밀접하게 연결되어 있기 때문에, 내분비계 교란은 간접적으로 피부 상태에 영향을 미칠 수 있습니다.

실생활에서 GMO와 글리포세이트 노출을 피하는 방법

피부와 전신 건강을 위해서는 GMO 유래 성분과 글리포세이트 잔류 가능성이 높은 식품의 섭취를 줄이는 것이 좋습니다. 다음은 일상생활에서 실천할 수 있는 쉬운 방법입니다.

① 국산·제철·비가공 식품을 선택하세요.

② 집에서 직접 조리하는 빈도를 늘리고, 외식이나 배달 음식은 줄여보세요. 외식이나 배달 음식은 재료의 출처가 다양하고 가공

과정이 많아서 GMO/글리포세이트 노출 정도를 파악하기 매우 어렵습니다.

③ 원재료 표시를 꼼꼼히 확인하고, 'NON-GMO' 표기를 참고하세요. 안타깝게도 한국의 GMO 표시법(2025년 기준)은 제조·가공 후에도 유전자 변형 DNA나 단백질이 남아 있는 경우에만 '유전자변형식품' 등으로 표시하도록 하고 있습니다. 정제유(예: 카놀라유, 대두유)나 흰 설탕(사탕무 유래)처럼 고도로 정제된 제품은 DNA나 단백질이 남지 않아 검사가 불가능하기 때문에 GMO 표시 대상에서 제외되는 경우가 많습니다. 이는 해당 제품이 GMO 원료로 만들어졌어도 표시되지 않을 수 있음을 의미합니다. 또한 비의도적으로 GMO가 3% 이하로 혼입된 경우에도 GMO 표시는 면제될 수 있습니다. 따라서 'NON-GMO' 표기가 없는 정제유나 설탕은 GMO 유래일 가능성이 있다는 점을 염두에 두세요.

④ 다음 식품들은 GMO 함유 가능성이 높거나 글리포세이트 살포가 보고된 작물이므로 섭취에 유의하세요.

• 유전자 변형 재배 비중이 큰 작물 및 가공품

- 대두(콩) 및 가공품: 두유, 콩 단백질(분리대두단백, 텍스처드), 대두 레시틴, 대두유 등
- 옥수수 및 가공품: 옥수수 전분, 말토덱스트린, 포도당/과당 시럽HFCS, 옥수수유 등
- 카놀라(유채) 및 카놀라유, 면실유

- 설탕: 사탕무에서 유래한 흰 설탕은 원료가 GMO 사탕무일 수 있습니다.
- 알팔파(사료): 직접 식용보다는 가축 사료를 통해 우유, 육류, 계란 등으로 간접 노출될 수 있습니다.

- 수확 전 글리포세이트 살포가 보고된 작물
- 밀, 귀리(오트), 보리 등 곡류: 일부 지역에서 수확 전 살포되며, 귀리/밀 가공품(시리얼, 그래놀라, 크래커 등)에서 잔류가 보고되기도 합니다.
- 콩류(병아리콩, 렌틸콩 등): 특정 국가에서 수확 전 처리 관행이 보고되었으며, 통조림이나 즉석식품으로 유입될 수 있습니다.

- 가축 사료를 통한 간접 노출 가능성이 있는 제품
- 우유, 치즈, 육류, 계란 등(GMO 옥수수, 대두, 알팔파 사료를 먹은 가축에서 유래)

GMO 식품에 대해서는 지나치게 불안해하기보다는, 건강한 식생활을 위해 GMO와 글리포세이트 노출을 줄이는 방향으로 꾸준히 노력하는 것이 중요하다고 생각합니다. 지금 설명하고 있는 1E를 통해 제한하려는 식품들을 피하다 보면, 자연스럽게 GMO나 글리포세이트에 대한 노출도 줄일 수 있습니다.

바쁜 일상 속에서 우리는 편리하고 맛있는 음식을 자주 찾습니다. 아침에 시리얼을 먹고, 점심엔 샌드위치와 탄산음료 또는 편의점에서 간단히 전자레인지에 돌려 먹는 반조리 음식을 먹고 간식으로는 과자를 즐기고, 저녁에는 즉석밥과 가공육으로 만든 간편식을 먹는 것이 더 이상 낯선 풍경이 아닙니다. 이런 편리함 뒤에 숨겨진 '가공의 비밀'은 없을까요? 초가공식품에 대해 살펴보면서 그 비밀을 같이 찾아보도록 하겠습니다.

초가공식품이란 무엇인가요?

'가공식품'이라는 말은 익숙하지만, '초가공식품'은 다소 생소하게 들릴 수 있습니다. 식품 가공은 수 세기 동안 안전하고 영양가 있는 식품을 제공하는 데 필수적인 역할을 해왔습니다. 통조림이나 저온 살균과 같은 기술은 식품의 유통기한을 늘리고 영양소의 가용성을 최적화하며 손실과 폐기물을 줄이는 데 기여했습니다. 하지만 산업혁명 이후, 식품 가공은 단순히 보존을 넘어 산업적인 목적으로 고도화되기 시작했습니다.

초가공식품Ultra-Processed Foods, UPFs은 브라질 상파울루 대학 연구팀이 NOVA 분류 시스템을 통해 정의한 개념으로, 식품 가공의 최고 단계를 의미합니다. 이는 가정의 부엌에는 없는 성분(향, 색, 감미료, 유화제 등)을 넣고 복잡한 공정을 거쳐 만들어진 '산업적 조합물'이라고 할 수 있습니다. 원료를 분해하고 재조합하며 화학적으로 변형시키는 과정을 거치고, 감각적인 만족감을 높이기 위한 첨가물들이 대거 들어갑니다. 이런 이유로 기능의학의 대가라 불리는 일부 의사들은 초가공 음식은 나쁜 음식bad food이 아니라 음식이 아니라고not food 말하기도 합니다. 초가공식품은 원래 쓰인 식재료가 무엇인지 딱 봐서는 알 수 없는 경우가 대부분입니다.

초가공식품의 대표적인 예시들

- 탄산음료, 단맛이 나는 음료
- 과자, 아이스크림, 초콜릿, 사탕
- 가공육(햄, 소시지, 베이컨 등)
- 인스턴트식품, 레디밀(즉석밥, 냉동 피자, 즉석 카레 등)
- 맛이 가미된 요거트, 설탕이 많이 들어간 시리얼

이런 식품들은 라벨을 자세히 보면 성분표가 매우 깁니다. 유화제, 감미료, 향료, 착색료, 변성 전분 등 보통 가정의 부엌에서는 볼 수 없는 첨가물이나 뭔지 잘 모르겠는 복잡한 화학물질 같은 것이 많이 보인다면, 초가공식품일 가능성이 높습니다. 이러한 초가공식품은 매우 맛있고hyperpalatable, 편리하며, 유통기한이 길고, 자연식품whole food보다 상대적으로 가격이 저렴해서 전 세계적으로 소

식품 가공 정도에 따른 분류 (NOVA 분류 기준)

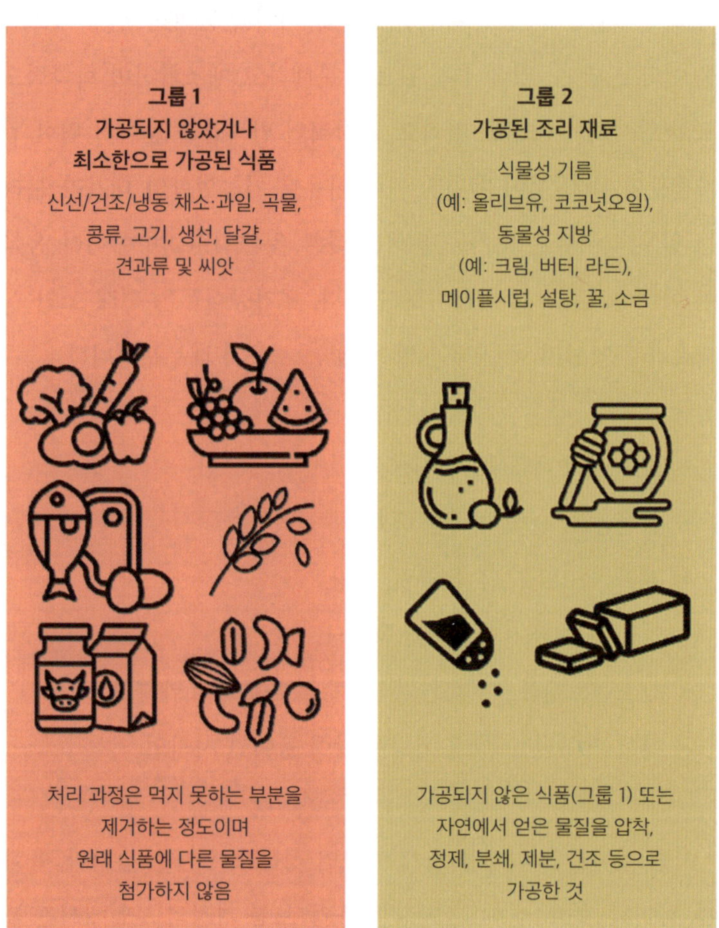

가공 수준 증가

그룹 3
가공식품
통조림/절임 채소·고기·생선·과일,
수제 빵, 치즈, 염장육,
와인, 맥주, 사이더
그룹 1 또는 그룹 2 식품에 기름,
소금, 설탕 등을 추가하거나 통조림,
절임, 훈제, 숙성 또는
발효 과정을 거친 식품
그룹 4
초가공식품
설탕 첨가 음료, 단짠 과자류,
재가공 육류, 냉동 즉석식품,
통조림/즉석 수프, 치킨 너겟,
아이스크림
추출 또는 화학적 변형을 포함한
여러 단계의 가공 과정으로
만들어짐. 원래 식품(그룹 1)은
거의 남아 있지 않음
가공 수준 증가

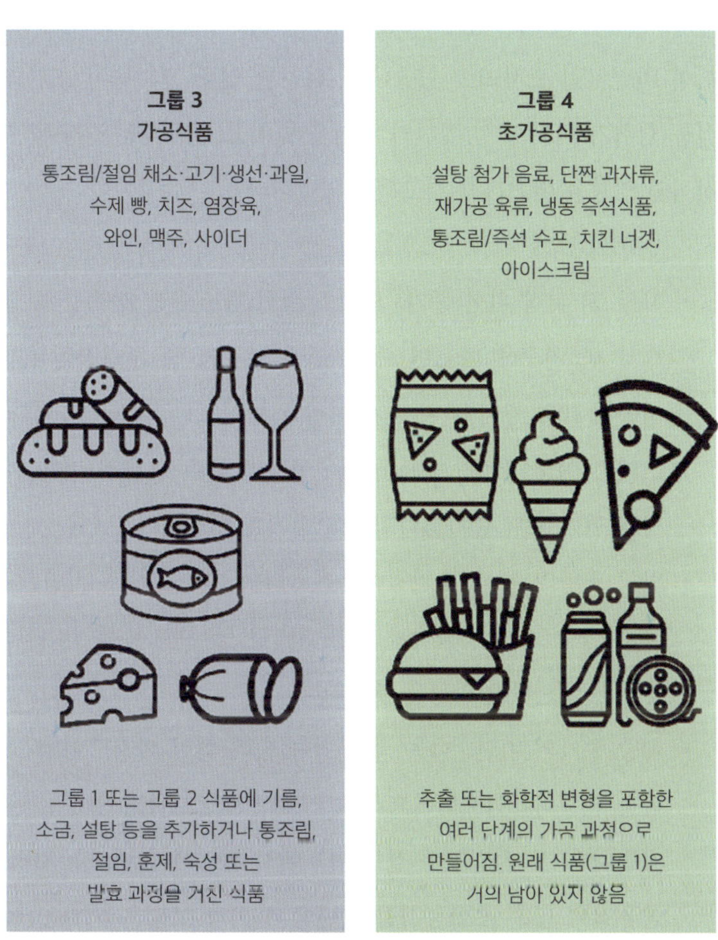

출처: A. Crimarco, M.J. Landry & C.D. Gardner, "Ultra-processed Foods, Weight Gain, and Co-morbidity Risk," *Current Obesity Reports*, 11(3), 2022.

비가 빠르게 늘고 있습니다.

하지만 이러한 편리함 뒤에는 우리가 반드시 알아야 할 건강 위험이 비밀처럼 도사리고 있습니다. 다양한 연구 결과들이 초가공식품 섭취가 여러 만성 질환의 위험을 높이고 전반적인 건강에 부정적인 영향을 미친다고 경고하고 있습니다.

- 사망 및 질병 위험 증가: 프랑스 성인(평균 연령 57세)을 대상으로 한 연구에 따르면, 하루 섭취 칼로리 중 초가공식품의 비율이 10% 증가할 때 전체 사망 위험이 14% 높아졌습니다. 스페인 연구에서는 초가공식품 섭취가 높은 그룹의 전체 사망 위험이 62% 증가했다고 보고하기도 했습니다.
- 만성 질환의 온상: 초가공식품은 과체중, 비만, 복부 비만, 대사증후군, 고혈압, 심혈관 질환, 제2형 당뇨병, 특정 암 위험 증가와 일관된 연관성을 보입니다.
- 체중 증가와 비만: '나는 적게 먹는데 왜 살이 찌지?' 이런 고민을 해본 적 있으신가요? 초가공식품이 그 답의 일부일 수 있습니다. 무작위 교차 실험 연구에서 동일한 열량, 당, 지방, 섬유질로 맞춘 초가공식품 식단을 섭취한 그룹은 비가공 식단을 섭취한 그룹보다 스스로 섭취하는 열량이 유의미하게 늘어났고, 단 2주 만에 체중 증가를 유발했습니다. 즉, 초가공 음식을 먹으면 먹을수록 더 많이 먹게 만든다는 것이죠.

  또한 초가공식품은 혈당 반응을 높이지만 포만감을 주는 능력은 낮아서 많이 먹어도 배가 부르지 않은 상태가 됩니다. 즉, 혈당은 높아지고 배는 계속 고픈 상태가 되어 더 많은 양을 섭취하도록 유도해서 과식으로 이어지게 합니다.

게다가 초가공식품은 일반적으로 설탕, 포화 지방, 나트륨 함량이 높고 식이 섬유가 부족하기 때문에 달고 짜고 기름진 음식이 대부분이죠. 이러한 특성으로 강력한 중독성을 가지고 있어서 건강한 식품을 밀어내고 영양가 낮은 '빈 칼로리' 섭취를 계속 선택하게 하는 악순환을 초래합니다.

- 뇌 건강: 우리 뇌도 초가공식품의 영향을 받습니다. 브라질 코호트 연구에 따르면, 초가공식품 섭취 비중이 높을수록 전반적인 인지 기능과 실행 기능의 저하 속도가 더 빨랐습니다.
- 건강한 노화 방해: 30년간 10만 명 이상의 성인을 추적한 연구에서는, 초가공식품 섭취가 적고 과일, 채소, 통곡물, 견과류, 불포화 지방 위주의 식단을 유지하는 것이 만성 질환 없이 신체, 정신, 인지 기능을 유지하는 '건강한 노화' 확률을 높인다는 것을 보여주었습니다. 반대로 초가공식품을 많이 섭취하면 건강한 노화를 이룰 가능성이 32% 낮아졌습니다.
- 장내 미생물 교란: 초가공식품은 염증성 질환과 관련된 장내 환경을 만드는 데 일조할 수 있습니다. 또한 유익한 장내 미생물이 줄어들고 염증성 장내 미생물이 늘어날 수 있습니다. 초가공식품에 많이 들어 있는, 식품에 맛·향·색 등을 더하는 첨가물 중 일부는 장내 미생물 환경을 교란하고 염증을 유발

하며, 암이나 대사증후군과 관련이 있을 수 있다는 연구 결과도 있습니다.

- 내분비 교란 물질: 초가공식품은 그 자체의 영양적인 문제 외에도 다른 잠재적 위험을 안고 있습니다. 포장재에서 발견되는 비스페놀 A, 프탈레이트, 과불화화합물 같은 내분비 교란 물질들이 식품으로 스며들 수 있다는 증거들이 축적되고 있습니다. 이러한 물질들은 앞서 설명한 것처럼 대사, 생식, 면역 등 다양한 건강 문제와 관련될 수 있으며, 인슐린 저항성, 산화 스트레스, 염증, 지방 생성 등을 촉진하여 심혈관 질환, 당뇨병, 비만, 고혈압 위험을 높일 수 있습니다.

초가공식품이 피부에 직접적으로 미치는 영향을 다룬 연구는 아직 제한적이지만, 위에서 언급한 전신 건강에 대한 영향이 피부로 이어질 수 있다는 가설들이 제시되고 있습니다.

- 염증성 피부 질환의 위험 증가: 초가공식품은 일반적으로 혈당 지수GI와 혈당 부하GL가 높고, 포화 지방과 나트륨이 과다하며, 식이 섬유가 부족합니다. 이러한 영양 불균형은 다음 경로를 통해 여드름, 습진과 같은 염증성 피부 질환의 위험을 높일 수 있습니다.

- 인슐린 및 IGF-1 신호 교란: 혈당 지수가 높은 음식은 혈당 수치를 급격히 올리고, 이는 인슐린 및 인슐린 유사 성장인

자-1IGF-1의 분비를 촉진합니다. 이들 호르몬은 피지 분비를 늘리고 모낭 각질화를 유발하여 여드름 발생에 관여할 수 있습니다.

- 전신 염증 반응 증가: 초가공식품에 흔히 들어 있는 정제 탄수화물, 설탕, 나쁜 지방은 체내 염증 반응을 유발합니다. 이를 통한 전신적인 만성적 저강도 염증은 결국 피부 장벽 기능을 손상시키고 염증성 피부 질환을 악화시킬 수 있습니다.
- 장내 미생물 교란: 앞서 설명했듯이, 초가공식품은 장내 유익균을 줄이고 유해균을 늘려 장 건강을 해칠 수 있습니다. 장-피부 축을 통해 장 건강이 나빠지면 피부에도 염증 반응이 나타나거나 기존의 피부 질환이 악화될 수 있습니다.

결론적으로 초가공식품은 피부 질환을 직접적으로 '유발한다'고 단정하기는 어렵지만, 우리 몸의 전신 염증, 호르몬 불균형, 장 건강 교란을 통해 간접적으로 여드름이나 다른 염증성 피부 질환의 위험 경로를 강화할 수 있습니다. 따라서 건강한 피부를 위한 식생활 관리 시 초가공 음식의 제한은 반드시 필요합니다.

초가공 음식을 피하는 실질적인 방법

초가공 음식은 우리 주변에 너무 가까이 있고 거부할 수 없는 매력적인 단짠을 가진 경우가 많아서 제한하기 힘들 수도 있지만, 이제까지 말씀드린 1E에서 피해야 할 음식들을 잘 제한하면 초가공 음식은 저절로 피할 수 있게 됩니다. 그래도 초가공식품의 유혹에서 벗어나 건강한 식생활을 만들어가는 데 도움이 되는 실질적인 방법들을 몇 가지 소개해 보겠습니다.

• '나쁜 가공식품' 줄이고 '좋은 식품' 늘리기

- 초가공식품 섭취 최소화: 탄산음료, 과자, 아이스크림, 가공육, 즉석식품 등의 섭취를 의식적으로 줄여나가는 것이 중요합니다. 당장 끊기 어렵다면, 양을 점차 줄여나가거나 대체 식품을 찾는 노력을 해보세요.
- 천연/비가공 식품 중심의 식단: 통곡물, 채소, 과일, 견과류, 콩류, 생선, 건강한 식물에서 유래한 오일(생들기름, 올리브오일 등) 등으로 구성된 식단은 '건강한 노화'를 촉진하고, 전반적인 건강과 피부 건강에 긍정적인 영향을 미칩니다. 예를 들어, 채소 위주의 한식 밥상이 건강한 식생활 패턴으로 강력하게 권장됩니다.

• 식품 라벨을 읽는 똑똑한 소비자 되기

- 성분표 확인: 식품을 구매할 때는 반드시 성분표를 확인하는 습관을 들이세요. 성분 목록이 짧고, 우리 집 부엌에 있는 익숙한 재료들로만 구성된 제품을 선택하는 것이 좋습니다.
- 피해야 할 첨가물: 유화제, 감미료, 향료, 착색료, 변성 전분 등이 많이 포함된 제품은 피하는 것이 좋습니다. 포장재의 비

스페놀 A 같은 내분비 교란 물질에 대한 우려도 있으니, 가능하면 신선식품이나 유리 용기에 담긴 제품을 선택하는 것도 좋은 방법입니다.

- 요리하고 즐기는 식사의 기쁨

- 집밥의 힘: 직접 요리하는 것은 초가공식품 섭취를 줄이는 가장 효과적인 방법 중 하나입니다. 신선한 재료로 건강한 음식을 만들면 어떤 첨가물이 들어가는지 정확히 알 수 있고, 자신만의 식생활 패턴을 주도적으로 만들어갈 수 있습니다. 매일 요리하는 게 어렵다면 주말에 미리 식재료를 손질해 두거나, 간단한 비가공 재료 위주로 식사를 준비하는 것도 좋습니다.

지금까지 먹는 음식의 종류, 정확히는 무엇을 먹지 않아야 하는지에 대한 이야기를 해드렸습니다. 그런데 식생활은 무엇을 먹는지도 중요하지만 언제 먹는지도 중요합니다. 4E에서 생체 시계에 대한 이야기를 좀 더 자세히 다룰 텐데, 이 생체 시계를 거스르지 않는 것이 전신적인 건강과 피부 건강에 매우 중요합니다.

그런데 먹는 습관이나 공복 시간이 이 생체 시계에 영향을 줄 수 있습니다. 요즘 '간헐적 단식Intermittent Fasting, IF'이나 '공복 시간 늘리기'가 많은 관심을 받는 이유도 단순히 칼로리를 줄이는 것을 넘어, 우리 몸의 생체 시계와 염증 반응을 조절하는 아주 똑똑한 건강 전략이기 때문입니다.

우리 몸은 해가 떠 있는 시간에는 에너지를 태우는 '대사 활성 모드'로, 해가 진 후에는 에너지를 저장하는 '에너지 저장 모드'로 작동하도록 최적화되어 있습니다. 간헐적 단식(시간 제한 급식)은 식사 시간을 하루 중 특정 시간(예: 4~6시간)으로 제한하고 나머지 시간 동안 공복을 유지하는 방법으로, 이렇게 했을 때 생체 시계에 긍정적인 영향을 준다는 연구 결과가 많습니다.

공복 시간이 길어지면, 우리 몸의 세포들은 '오토파지Autophagy(자가포식)'라는 놀라운 자가 수리 및 재생 기능을 활성화합니다. 오토파지는 손상되거나 기능이 떨어진 세포 구성 요소들을 청소하고 재생하는 역할을 합니다. 특히 세포의 에너지 발전소 역할을 하는 미토콘드리아의 오토파지 과정을 통해(미토파지Mitophagy라고도 부릅니다) 미토콘드리아의 기능이 잘 유지되도록 관리할 수 있어서 에너지 대사가 좋아집니다. 항산화 시스템에도 유리하게 작용하여 전반적인 노화 관리(웰에이징)에 도움을 줄 수 있습니다.

공복 기간에 염증 관련 피부 질환이 호전되었다는 여러 연구 보고도 있습니다.

- 건선Psoriasis: 라마단 단식 연구에서 건선 환자의 PASI 점수(질병 심각도 지수)가 유의미하게 감소하는 등 질환 심각도에 유익한 효과가 관찰되었습니다.
- 여드름Acne Vulgaris: 칼로리 제한은 피지 분비를 줄여 여드름 심각도를 낮추는 것과 관련이 있습니다.
- 다른 피부 질환: 간헐적 단식은 아토피 피부염, 지루성 피부염, 결절성 양진, 주사, 원형 탈모증 등의 증상 심각도를 개선하는 데 전반적으로 효과를 보였습니다.
- 콜라겐을 지키는 '안티에이징' 효과: 공복 시간은 피부 노화를 늦추는 데 직접적인 영향을 미치는 분자 수준의 변화를 유도합니다. 공복은 당독소의 축적을 줄여주고, 긴 공복 시간 유지로 인한 칼로리 제한은 콜라겐 분해 효소MMP-1의 활성을 억제하고 국소 항산화 수치를 높이는 데 기여하여 안티에

이징에 도움을 줄 수 있습니다.

공복 시간을 늘리는 것이 이렇게 여러 면에서 피부에 좋은 영향을 줄 수 있지만, 피부 장벽에 좋지 않은 영향을 줄 수도 있습니다. 피부 장벽은 콜레스테롤과 지방산 같은 지질 성분으로 구성되어 있고, 피부의 면역세포와 마이크로바이옴이 제대로 장벽 기능을 수행하기 위해서는 적절한 영양 성분, 특히 항산화 영양소의 공급이 필수입니다.

만약 공복 시간이 길어져서 지질 섭취나 비타민, 미네랄 등의 섭취가 극도로 감소하거나 영양 불균형이 발생할 경우, 피부 콜레스테롤 합성 등이 줄어들어 각질층의 장벽 기능이 손상되고 피부 건조감을 느낄 수 있으며 피부 장벽 기능의 손상으로 인한 피부 질환도 발생할 수 있습니다. 공복 시간을 늘리더라도 균형 잡힌 영양 섭취가 매우 중요합니다.

또 한 가지 강조하고 싶은 것은 공복 시간을 길게 유지하려는 '간헐적 단식'이 '간헐적 폭식'이 되지 않게 해야 한다는 것입니다. 음식 일지를 점검하다 보면, 간헐적 단식과 저탄고지 식이를 병행하는 분들이 하루 종일 공복을 유지하다가 저녁 한 끼를 완전히 고지방 동물성 음식으로 과식하는 경우를 보게 됩니다(삼겹살을 드시는 분이 많습니다). 이는 오히려 공복 시간 유지가 가져오는 좋은 영향보다는 고지혈증, 체내 염증 증가, 장내 세균 불균형 등을 초래할 수 있고, 드물지만 극도의 탄수화물 섭취 제한으로 인한 케토

산혈증 시에 동반될 수 있는 색소성 양진prurigo pigmentosa 같은 피부 질환도 발생할 수 있기 때문에 주의가 필요합니다.

폭식 없이 지속 가능한 공복 습관 만들기

공복 시간을 건강하게 늘리려면 다음 원칙을 기억하세요.

- 건강한 식사 전제: 가공식품, 설탕, 정제 밀가루, 튀김 등을 줄이고 질 좋은 단백질, 건강한 지방, 섬유질 위주로 균형 잡힌 식사를 해야 합니다.
- 폭식 금지 원칙: 공복을 길게 가졌더라도, 폭탄 과식을 하면 그 효과가 상쇄됩니다. 식사 후 '20% 부족하게 먹는 느낌'을 유지하는 것이 중요합니다.
- 공복 시간 목표: 처음에는 기본 패턴으로 하루 12시간 공복을 목표로 합니다(예: 저녁 8시 이후 금식, 다음 날 아침 8시 이후 첫 식사). 이후 조금씩 연장해 보는 것이 좋습니다. 연구에 따르면 14시간 또는 16시간 공복이 유리하다는 보고가 있지만, 각자의 라이프스타일에 맞춰 지속 가능한 시간을 설정하는 것이 가장 중요합니다.
- 저녁 식사 시간 조정: 밤늦은 시간의 식사는 생체 시계를 교란하므로, 저녁 식사를 일찍 하고 취침 2~3시간 전부터는 금식을 유지하여 수면의 질을 관리하는 것이 중요합니다.
- 수분 섭취: 공복 시간 동안 물을 충분히 마시는 것이 좋습

니다.

- 명심해야 할 핵심 원칙은 공복 시간만 늘리는 것이 만능은 아니고, 건강한 식사와 과식 금지가 기본 전제가 될 때 공복의 효과가 극대화된다는 것입니다.
- 당뇨나 다른 만성 질환이 있는 분, 약물을 복용하는 분, 임산부, 수유부, 저체중이거나 섭식 장애 병력이 있는 분은 간헐적 단식을 시작하기 전에 반드시 주치의나 전문가와 상담한 후에 시도하기를 권합니다. 특히 당뇨병 환자는 저혈당의 위험을 피하려면 전문가의 지도가 필수적입니다.

지금까지 피부기능의학적으로 피부와 몸 건강을 위해 가장 중요한 식생활에 대해 말씀드렸습니다. 음식 일지도 써보면서 식생활을 점검하는 데 도움이 되셨길 바랍니다.

'이렇게 먹으면 건강해질 것 같긴 한데, 식생활을 바꾸면 정말로 피부가 달라질까?' 하는 의문이 들 수도 있습니다. 저도 처음에는 장내 세균이 바뀌면서, 혹은 전신의 염증 반응이 줄면서 피부가 2차적으로 호전되는 것이라고 생각했습니다. 대부분의 문헌도 이른바 '인사이드아웃inside-out'에 의한 결과로 설명합니다. 물론 이 부분도 정말 중요합니다. 그래서 식생활 관리가 중요한 것이고, 그렇게 식생활 관리를 하면 피부와 건강이 좋아지는 이유이기도 합니다.

그런데 음식 자체가 피부를, 다시 말해 우리가 먹는 음식이 피부를 유전자 단계에서 변화시킬 수 있다는 연구 결과가 있습니다. 2017년 홍 왕Hong Wang 등의 연구팀은 음식 섭취가 피부 유전자와 기능에 어떤 변화를 주는지 밝혀냈습니다. 연구에 따르면, 음식을 먹는 순간 피부 속에서 무려 2,000개 이상의 유전자가 곧바로 반응합니다. 특히 먹는 시간과 음식의 종류가 큰 차이를 만들었습니다.

낮에 먹는 경우에는 피부의 생체 시계 유전자circadian genes 리듬이 달라지고, 자외선으로 인한 DNA 손상에 대한 민감성이 달라졌습니다. 즉, 낮에 먹느냐 밤에 먹느냐에 따라 같은 햇빛에 노출되어도 피부의 손상 정도가 달라질 수 있다는 의미입니다.

칼로리 제한 식단을 하면 머리카락이 더 빨리 자라고, 표피와 진피의 대사 활동이 달라지며, 피부 노화를 늦출 수 있는 리듬 유전자들이 다시 조율됩니다. 반대로 고지방 식단은 머리카락이 빠지기 쉽고, 피부 속 리듬 유전자들이 불리한 방향으로 재배치되어 피부 노화를 촉진할 수 있음을 보여줬습니다.

물론 쥐를 이용한 동물 실험이어서 인체에도 똑같은 반응이 일어난다고 확정할 수는 없지만, 먹는 음식이 직접적으로 피부에 영향을 줄 수 있다는 것을 잘 보여주는 연구라고 생각합니다.

식생활 관리, 즉 1E에 대한 설명을 마무리하면서 소개하고 싶은 연구가 하나 더 있습니다. 2014년 로런스 A. 데이비드Lawrence A. David 등의 연구팀은 사람에게 단기간(5일)에 식물 기반 식단과 동물 기반 식단을 각각 제공하면서 장내 미생물이 얼마나 빨리 변하는지를 조사했습니다.

결과는 놀라웠습니다. 식물 기반 식단Plant-based diet, 즉 채식 위주의 식생활을 한 쪽은 섬유질이 풍부하게 공급되면서 장내에서 섬유질을 분해하는 유익균이 활발해졌습니다. 이 과정에서 짧은사슬 지방산 같은 유익한 대사산물이 늘어나 장 건강과 면역에 좋은 영향을 주었습니다. 반면 동물 기반 식단Animal-based diet, 육식 위주의 식단을 한 쪽은 지방과 단백질이 크게 늘어나자 장내 미생물이 단 1~2일 만에 빠르게 재편성되었습니다. 특히 염증성 장 질환이나 대사 질환과 연관이 있는 균주가 늘어났습니다.

사람 간 장내 미생물의 차이를 보여주는 지표(베타 다양성)도 크게 변해 '고기·치즈 위주의 식단을 먹은 사람'과 '채소 위주의 식단을 먹은 사람'을 구분할 수 있을 정도였습니다. 다만, 식단을 원래대로 돌리면 며칠 안에 미생물도 원래 상태로 돌아왔습니다.

이 연구는 장내 미생물이 우리가 먹는 음식 종류에 따라 하루이틀 만에도 크게 달라진다는 사실을 보여주었습니다. 장내 세균이 피부 건강에 중요한 역할을 한다는 것은 앞에서 여러 번 말씀드렸습니다. 식생활을 바꾸면 우리가 먹는 음식에 '즉각적으로 반응하는 거대한 생태계'를 내 편으로 만들 수 있습니다. 며칠이라도 실천해 보면 달라지는 걸 느낄 수 있을 것입니다.

알지만 하기 힘든 것이 식생활 관리입니다. 관리가 어려운 이유 중 하나는 우리가 무엇을 먹고 싶은지 결정하는 과정에도 장내 세균이 중요한 역할을 하기 때문입니다.

우리는 종종 '의지 부족' 탓에 건강에 좋지 않은 음식의 유혹을 뿌리치지 못한다고 생각합니다. 하지만 맛있는 음식을 향한 우리의 강렬한 식욕과 갈망 뒤에는 우리의 의지가 아닌 장내 미생물의 은밀한 작전이 숨어 있을 수 있습니다. 마치 우리 장 속에 작은 조종사가 있는 것처럼, 장내 미생물은 숙주(바로 여러분)의 섭식 행동을 조종하여 자신들의 생존에 유리한 방향으로 식욕을 유도합니다.

장내 미생물은 숙주와 유전적 이해관계가 다르며, 때로는 숙주에게 불리하더라도 미생물 자신의 생존에 유리한 방향으로 숙주의 행동을 조종하려고 할 수 있습니다. 즉, 자신들이 분해하거나 생존에 유리한 음식에 대한 강렬한 갈망을 일으키고 이러한 음식을 먹을 때까지 불쾌감을 유발하여, 결국 그 음식을 먹도록 만듭니다.

또 우리가 어떤 음식을 지속적으로 섭취하면, 그 특정 영양분을 선호하고 잘 분해하는 미생물들이 늘어나게 됩니다. 예를 들어, 지방을 선호하는 박테로이데테스Bacteroidetes나 탄수화물에 잘 증식하는 프리보텔라Prevotella 같은 미생물들은 특정 식단에 의존합니다. 이렇게 증식한 장내 미생물들은 다양한 물질(대사물질)을 만들어내어 우리의 식욕에 영향을 줍니다. 대사물질이 식욕 조절 호르몬 분비를 조절하거나, 신경 신호 전달에 영향을 미치거나, 심지어 중추신경계에 직접적으로 관여하여 식사 행동을 조절합니다. 문제는 악순환의 고리가 형성된다는 점입니다.

나쁜 음식 섭취(설탕과 지방이 많은 건강하지 못한 음식을 지속적 섭취) → 미생물 다양성 감소 및 특화 → 특정 영양분에 의존하는 미생물종들이 폭발적으로 증식 → 조종 능력 강화. 폭발적으로 증식된 미생물들은 더 많은 조종 물질(신경 화학 물질, 펩타이드 모방체 등)을 만들어내어, 숙주(우리)가 계속해서 자신

들의 생존에 필요한 음식을 찾도록 식욕 조종 → 다시 또 나쁜 음식 섭취

따라서 식생활 관리를 수월하게 하려면, 일정 기간의 식생활 관리를 통해 장내 미생물이 먼저 바뀌어야 합니다. 우리의 식욕에 관여하는 미생물의 신호를 억제하는 일은 '자기 통제력'도 물론 필요하겠지만, 식단 관리와 함께 장내 환경의 빠른 개선을 위해 검사와 치료를 병행하는 것이 필요할 수 있습니다. 이 과정에는 저와 같은 기능의학적 접근을 해줄 수 있는 의료진의 도움이 필요합니다.

건강한 음식이 몸에 좋다는 것은, 그리고 어떤 음식이 몸에 좋은지도 우리는 다 잘 알고 있습니다. 아마 제 글을 읽으면서도 다 아는 이야기를 한다고 생각하셨을 수도 있습니다. 그러나 알고 있는 것과 실천하는 것은 전혀 다르고, 실천하지 않으면 아무 변화도 일어나지 않는다는 것도 잘 아실 것이라 생각합니다.

이 책이 자식의 건강을 진심으로 걱정해서 하는 '엄마의 잔소리' 같은 역할을 할 수 있었으면 합니다. 엄마가 하시는 말씀이 다 맞고 그대로 따르면 나한테 도움이 된다는 것을 알고 있지만 안 하고 있는 일들에 대해, 엄마는 내가 듣기 싫어하는 줄 알면서도 사랑으로 같은 말씀을 하고 또 하시는 것처럼요. 더 이상 미루지 말고 지금부터 바로 1E를 통해 건강한 식생활을 실천해 보세요.

2E Eliminate Cosmetics & Chemicals

피부와 몸의 바디 버든 줄이기

바디 버든body burden에 대해 들어본 적이 있으신가요? 바디 버든은 우리가 평생 살아가면서 음식, 공기, 물, 토양, 생활용품, 특히 화장품 같은 개인용품 등을 통해 체내에 축적되는 유해 물질들의 통합된 부담을 뜻합니다. 이런 물질들은 간, 신장, 폐, 장, 피부 등 신체의 해독 및 배설 시스템이 처리 가능한 범위를 넘어 쌓이면, 우리의 항상성이 깨지기 시작하고 만성 염증, 내분비계 이상, 면역 시스템 장애, 대사 질환 등의 건강 이상을 초래할 수 있습니다. 이런 상태가 되면 당연히 피부에도 영향을 주게 되겠지요. 따라서 바디 버든을 줄이는 것은 건강을 유지하고 질병을 예방하는 데 매우 중요합니다.

2E는 이런 바디 버든을 줄이는 단계라고 이해하시면 됩니다. 미세먼지나 대기 오염 물질, 토양 속 중금속 등이 그 원인이 될 수 있지만, 여기서는 화장품 및 개인용품 내 화학 성분과 같이 우리가 직접적·의도적으로 조절할 수 있는 노출 요인에 초점을 맞춰 다루겠습니다.

독이 될 수 있는 화장품

앞에서 피부 노화의 원인을 설명하면서 엑스포좀에 대해 말씀드렸습니다. 바디 버든의 원인이 되는 대기 오염 물질, 오염된 토양과 물 속의 유해 물질, 생활환경에서 유래된 화학물질 등이 외적 엑스포좀에 해당하고, 여기에 화장품도 포함됩니다. 즉, 화장품도 바디 버든에 영향을 주는 중요한 항목 중 하나라는 것이지요.

'화장품은 피부에 바르기만 하는데 바디 버든에 영향을 줄 수 있을까?'라고 생각할 수도 있지만, 피부가 단순히 장벽barrier 역할만 하는 것이 아니라 동시에 운반자carrier의 기능도 수행하기 때문에 그렇습니다. 즉, 피부는 외부 자극을 막아내어 인체를 보호하는 차단막일 뿐만 아니라, 다양한 물질이 흡수·투과·전달되는 경로이자 생리적 신호가 교환되는 매개체mediator이기도 합니다. 금연을 도와주는 니코틴 패치나 통증이 심할 때 쓰는 마약성 진통제 패치 등이 피부가 운반자 역할을 한다는 것을 보여주는 좋은 예라고 할 수 있습니다.

따라서 피부가 어떤 외부 환경 및 화학물질과 접촉하는지는 단순히 피부에만 영향을 준다는 국소적 문제를 넘어, 인체 전체의 항상성과 전신 건강에 영향을 미칠 수 있는 중요한 요인이라 할 수 있습니다.

먼저 우리가 얼마나 많은 화장품을 쓰고 있는지 살펴봐야 합니다. 식생활 관리를 위해 음식 일지를 썼던 것처럼, 지금 사용하고 있는 화장품 또는 개인 위생용품의 개수를 세어보고 하루 동안 사용한 제품도 적어보세요.

오늘 하루 몇 개의 제품을 쓰셨나요? 향수, 손 세정제, 샴푸와 컨디셔너 등의 헤어 제품, 치약과 가글까지 다 포함하면 모두 몇 개인지 한번 세어보시길 바랍니다. 저는 10~15개 정도 사용하고 있습니다. 물론 메이크업하는 날은 더 늘어나겠지요. 여러분은 어떠신가요?

미국의 환경 시민단체인 EWGEnvironmental Working Group가 2005년 발표한 조사에 의하면, 하루 평균 9개의 제품을 사용하며 여성의 약 25%는 하루 15개 이상 사용한다고 합니다.

우리나라에서는 2015년에 식품의약품안전처가 한 달간 사용한 제품의 개수를 조사해서 발표한 자료가 있는데, 여성은 27.4개, 남성은 13.3개의 제품을 사용한다고 합니다. 최근 들어 외모에 대한 관심이 더욱 높아졌을 뿐만 아니라, K-컬처의 영향과 온라인 매체의 다각화로 화장품 관련 콘텐츠에 노출되는 빈도가 더 잦아졌습니다. 10여 년 전에 비해 다양한 제품과 광고가 쏟아져 나오고 있기 때문에, 지금은 훨씬 더 많은 제품을 사용하고 있을 것으로 생각됩니다.

EWG의 조사 내용을 보면, 하루에 사용하는 9개의 제품에는 126개의 성분이 들어 있다고 합니다. 이 자료를 근거로 대략 생각해 봐도, 제품을 하루에 10개 정도 사용한다면 제품 안에 담겨 있는 최소한 100개 이상의 성분에 노출되고 있다고 할 수 있습니다. 그 100개의 성분은 우리가 읽기도 힘든 이름의 화학 성분이 대부분일 겁니다. 조금 극단적인 가정일 수 있지만, 만약 그 100개의 성분을 따로따로 조그만 용기에 담아 주면서 쓰라고 한다면 어떻게 하시겠습니까? 우리는 제품들을 사용하면서 매일매일 반복해서 그런 성분들에 노출되고 있는 것이지요.

오른쪽 그림은 우리가 화장품을 사용했을 때 피부의 마이크로바이옴에 어떤 영향을 주는지를 확인하기 위해 연구한 자료입니다. 화장품이 피부가 원래 가지고 있는 마이크로바이옴에 영향을 줄 수 있다는 결과를 보여줍니다.

그런데 여기서 제 관심을 끈 것은 그 결과가 아니라 다른 내용이었습니다. 마이크로바이옴의 변화를 측정하기 위해, 연구자들은 대상자가 마지막으로 세정한 후 3일 동안 아무것도 바르지도 씻지도 않게 했습니다. 놀랍게도 3일 후에도 화장품 안에 들어 있는 화학 성분들이 검출되었습니다.

그림의 파란색은 화학 성분의 농도가 낮은 부분이고, 빨간색이나 노란색은 농도가 더 진한 부분을 표시합니다. 소듐 라우릴 에터 설페이트Sodium Lauryl Ether Sulfate, SLES와 코카미도프로필 베타인Cocamidopropyl Betaine, CABP은 주로 세정제, 샴푸, 폼 클렌저에 쓰이는 계면활성제이고, 아보벤존Avobenzone, 옥토크릴렌Octocrylene은 자외선 차단제에 주로 쓰이는 성분입니다. 그림에 보이는 것처럼, 3일

피부에 남아 있는 화장품 내 화학 성분들

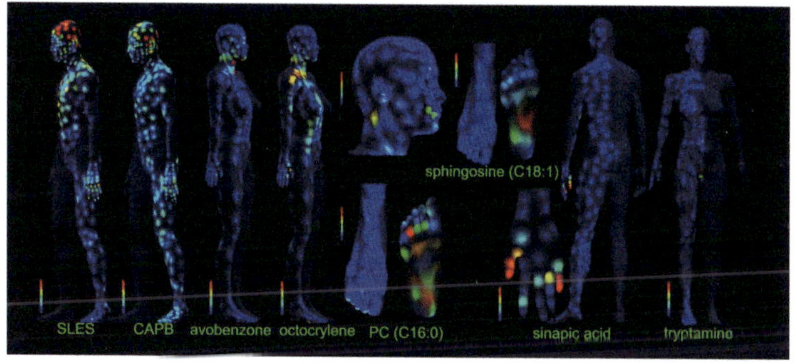

출처: Amina Bouslimani et al., "Molecular cartography of the human skin surface in 3D," *Proceedings of the National Academy of Sciences of the United States of America*, 112(17), 2015.

이 지나도 피부에 화학 성분이 상당량 남아 있음을 확인할 수 있습니다.

이 그림은 우리가 생각하는 것보다 오랜 기간 다양한 화학물질에 노출될 수 있음을 보여주는 자료이며, 가능한 한 최소한의 제품에 노출되는 것이 중요함을 보여주는 자료이기도 합니다.

그러나 화장품을 전혀 사용하지 않을 수 없다는 점이 우리를 고민스럽게 만듭니다. 일단 세정제 사용은 필수이고, 피부 장벽이 상태가 좋지 않은 분들은 보습제 등의 도움이 반드시 필요하기 때문입니다. 자외선 차단제의 사용도 꼭 필요하고요. 노화 피부 치료 등 각종 시술의 효과를 높이는 데 필요한 성분을 피부에 직접 공급하기 위해서도 화장품의 역할이 중요합니다. 그러므로 화장품이나 개인 위생용품을 무조건 안 쓰는 것보다는 잘 선택해서 꼭 필요한 제품만 지혜롭게 사용하는 것이 바람직합니다.

제가 환자들에게 말씀드리고 있고 저 자신도 적용하고 있는 화장품 선택 기준을 소개해 보려고 합니다. 저희 병원에서 판매하는 제품이나 치료 시 사용하는 제품도 이 기준에 준해서 선택하고 있습니다.

최대한 적은 개수를 사용한다

제가 꼭 사용해야 한다고 생각하는 화장품의 개수는 2개입니다. 가장 중요한 세안 단계를 책임져 줄 적절한 '세안제'와 피부의 외부적 엑스포좀 중 하나인 자외선으로부터 피부를 보호해 줄 '자외선 차단제'입니다.

즉, 세안제와 자외선 차단제를 기본으로 하고, 보습이 필요하면 보습제를 추가하고, 미백이 필요하면 기능성 미백 제품을 추가하는 방식으로 사용하는 것입니다. 이렇게 선택하면 한 번에 사용하는 제품의 개수가 많아야 3~4개 정도입니다. 아침에는 ① 세정 + ② 보습 제품 또는 기능성 제품 + ③ 자외선 차단제, 저녁에는 ① 세정 + ② 보습 제품 또는 기능성 제품(혹은 ③ 보습 제품과 기능성 제품을 함께 사용), 이런 방식으로 사용하길 권합니다.

저는 가끔 휴일에 20시간 가까이 공복 시간을 유지하려고 합니다. 앞서 공복fasting으로 인한 좋은 점 중 하나로, 세포의 자가 청소 기능과 같은 오토파지를 활성화시키는 역할을 한다고 말씀드렸습니다. 그래서 공복 시간을 많이 늘려서 가끔 몸이 스스로 대청소할 시간을 주려고 합니다.

마찬가지로 피부도 'fasting'이 필요하다고 생각해서, 가끔 저녁에 세안하고 나서 피부가 건조한 느낌이 없으면(피부 장벽이 건강하면 세안 후에도 건조한 느낌이 거의 없습니다) 아무것도 바르지 않은 상태로 잠자리에 들기도 합니다. 여러분도 한번 해보세요. 다음 날 아침에 오히려 피부가 더 건강해진 느낌이 드실 겁니다.

저는 보통 때는 화장을 잘 하지 않는데, 어쩔 수 없이 화장하게 된 날에는 세안은 더 꼼꼼하게 정성 들여 하지만 화장품은 가급적 바르지 않으려고 합니다. 하루 종일 다른 날보다 훨씬 더 많은 화학물질에 노출되어서 어떻게든 유해 성분으로부터 제 피부를, 더 나아가 제 몸을 보호하느라 정신 못 차리고 있을 제 피부 세포들이 다시 재정비할 시간을 줘야 하지 않을까 하는 생각이 들어서입니다.

얼굴에 바르는 제품 이외의 것들도 개수를 줄이려고 노력해 보세요. 예를 들어 샴푸 후 매일 컨디셔너를 쓰셨다면, 주말이나 꼭 필요하지 않은 날에는 컨디셔너를 사용하지 않는 선택을 할 수도 있습니다. 또 손을 씻고 습관적으로 핸드크림을 쓰셨다면, 건조한 느낌이 없을 때는 바르지 않는 것도 제품 노출을 줄일 수 있는 선택이 될 수 있습니다.

전 성분명을 꼭 확인하고 제품을 선택한다

우리나라에서는 2008년부터 화장품의 전 성분 표시제가 시행되고 있기 때문에, 판매 중인 모든 화장품에 전 성분명이 표시되어 있습니다. 광고 문구나 인플루언서의 유튜브 정보만으로 화장품을 구입하지 마시고, 화장품을 선택하시기 전에 반드시 전 성분명을 확인하는 습관을 가지세요. 전 성분명을 볼 때는 다음 내용을 확인하세요.

- 전 성분명 내 성분의 개수가 12개 이하인 제품을 선택하는 것이 좋습니다.
- 향료나 착색제가 사용되지 않은 제품을 선택하는 것이 좋습니다.
- 피해야 하는 성분 리스트에 포함된 성분이 있는지 확인해 보세요. 여러 환경·건강 관련 시민단체 및 화장품 안전 인증 단체(EWG, MADE SAFE, Campaign for Safe Cosmetics 등)는 축적된 연구 결과를 바탕으로 인체 건강 및 환경에 유해할 가능성이 있는 특정 화학물질을 피해야 하는 성분으로 분류하여 공개하고 있습니다. 이러한 성분들은 발암성, 내분비계 교란 가능성(화장품도 내분비 교란 물질의 중요한 노출원 중 하나입니다), 생식·발달 독성, 알레르기 유발성, 또는 환경 생태계에 미치는 영향 등을 근거로 리스트에 포함됩니다. 대표적인 성분군은 다음과 같습니다.

- 포름알데하이드 및 방출 보존제: 쿼터늄-15Quaternium-15, DMDM 하이단토인DMDM Hydantoin 등 방출형 보존제는 피해야 합니다.
- 페녹시에탄올: 대체 보존제로 주로 사용되는데, 일부 단체에서는 피해야 할 성분으로 포함시키기도 합니다. 일반적으로 저농도 사용을 권장하고 영아 등에게 사용하지 않는 것을 권고하고 있으므로, 피부염이 있거나 피부 장벽 기능이 좋지 않은 상태일 경우는 피하는 것이 좋습니다.
- 프탈레이트: '-phthalate'로 끝나는 성분(디부틸프탈레이트DBP, 디(2-에틸헥실)프탈레이트DEHP, 벤질부틸프탈레이트BBP, 디에틸프탈레이트DEP 등)을 피하고, '무無프탈레이트' 표기 제품을 선택해야 합니다.
- 파라벤류: 메틸파라벤, 에틸파라벤, 프로필파라벤, 부틸파라벤 등은 호르몬 교란과 피부 알레르기 유발 가능성이 있습니다. 파라벤이라고 쓰여 있지 않고 다른 화학 성분명으로 표시되는 경우도 있으니 주의를 요합니다. 4-하이드록시벤조산 메틸 에스터methyl 4-hydroxybenzoate, 4-하이드록시벤조산 에틸 에스터ethyl 4-hydroxybenzoate, 4-하이드록시벤조산 프로필 에스터p-hydroxybenzoic acid propyl ester, 4-하이드록시벤조산 부틸 에스터p-hydroxybenzoic acid butyl ester 등은 모두 파라벤 성분입니다.
- 트리클로산, 트리클로카반: 항균제 성분으로 내분비계 교란과 항생제 내성 문제와 연관이 있으므로 피해야 합니다.

- 벤조페논, 옥시벤존, 옥티녹세이트 등 특정 자외선 차단 성분: 이들 성분(특히 옥시벤존)은 몸에 흡수되어 호르몬에 영향을 줄 수 있고 알레르기를 일으킬 위험이 제시되고 있으며, 산호 등 해양 생태계에 해로울 수 있어 일부 지역에서는 판매가 금지된 물질이기도 합니다. 옥시벤존BP-3, 옥티녹세이트EHMC가 표기되어 있으면 피하고, 징크옥사이드Zinc Oxide, 이산화티타늄Titanium Dioxide 기반의 무기자차 선택을 권합니다.
- 석유계 원료: 미네랄 오일Mineral Oil, 바셀린Petrolatum 등을 사용할 경우, 원료의 정제 수준이 낮으면 발암성 오염 물질PAH의 위험이 있으니, 고도 정제(white mineral oil, USP/FDA grade 등) 여부와 브랜드의 불순물 관리 정책을 확인하는 것이 필요합니다.
- 알레르겐 향료: 시트랄Citral, 쿠마린Coumarin 등 피부 자극과 알레르기를 유발할 수 있는 향료는 피해야 합니다. 향료라고 쓰여 있지 않고 시트랄 등으로 표기되어 있어서 향료로 인식하기 어려울 수 있으므로 주의하세요.

노 메이크업을 일상으로, 메이크업은 꼭 필요할 때만

화장품의 유해성을 논할 때 항상 빠지지 않고 등장하는 문제가 중금속 오염에 관한 것입니다. 국내외적으로 이 문제와 관련된 연구와 조사가 계속 이어지고 있고, 그 영향으로 대부분의 제품은 검출량이 '기준 이내'라고 하고 있습니다(그런데 '기준 이내 = 안전하다'일까요?).

여기서 주목할 점은 특히 색조 화장품이 다른 일반 제품에 비해 중금속 검출량이 많다는 것입니다. 크림·로션 같은 기초 제품보다 색조 제품, 즉 메이크업을 위해 사용하는 제품들이 납Pb, 니켈Ni, 비소As, 카드뮴Cd, 수은Hg, 안티몬Sb 같은 중금속의 검출 가능성과 평균 농도가 대체로 더 높습니다. 이유는 단순합니다. 아이섀도·블러셔·파우더·립 제품에는 색을 내기 위해 무기 안료(산화철, 울트라마린 등)와 광물성 필러(탈크, 운모, 점토 등)를 많이 쓰는데, 이 원료들에는 자연적으로 아주 미량의 금속 불순물이 섞여 들어올 수 있습니다.

'더 잘 검출된다 = 위험하다'는 뜻은 아닙니다. 우리나라를 포함한 규제 시장의 제품은 성분별 허용 기준치를 적용받고 있고, 최근 국내의 공공 조사에서도 대체로 기준 이내로 확인되었습니다. 그러나 '기준 이내'라는 것이 전혀 유해하지 않다는 뜻은 아닙니다. 니켈처럼 알레르기를 유발하기 쉬운 금속은 아주 적은 양도 민감한 사람에게 증상을 일으킬 수 있으니 주의가 필요합니다.

또한 기초 제품이라도 머드팩이나 클레이처럼 자연 광물 함량이 높으면 금속이 미량 섞일 수 있습니다. 불법·비규제 미백 크림에 수은이 함유되어 문제가 된 적이 있었던 것처럼, 규정을 위반하는 경우는 매우 위험합니다.

게다가 우리는 하루에 여러 제품을 겹쳐 쓰면서 중금속에 매일 반복 노출되고, 음식 등을 통해서도 비의도적으로 중금속에 노출

됩니다. 이런 '총(누적) 노출'을 고려했을 때, 가능하면 색조 화장품의 사용 빈도를 줄이고 꼭 필요한 제품만 간단히 사용하는 것이 바디 버든을 줄이는 방법이 될 것입니다.

또한 장시간 밀착되는 눈 화장 제품이나 입술에 바르는 립스틱 같은 경우는 조금 더 신중하게 선택해야 합니다. 특히 립스틱처럼 입술에 바르는 경우는 음식 섭취와 함께 먹게 될 수도 있기 때문에 더 주의가 필요하다고 생각합니다.

화장품을 통한 중금속 노출을 줄이는 팁

- 금속 알레르기 병력이 있으면 눈·입 주변 색조는 특히 조심하고, 글리터·메탈릭 색상은 피하는 편이 안전합니다.
- 해외 직구 제품이나 전 성분이 쓰여 있지 않은 무표기 제품은 중금속 관리 수준이 불분명할 수 있으니 주의하세요.
- 가장 중요한 것은 색소 제품도 정말 필요한 개수만 사용하는 '최소화 전략'입니다.

이 부분을 읽으면서 "직장 생활을 하는데 어떻게 화장을 안 해요?"라며 제가 답답한 소리를 한다고 생각하는 분도 계실 것 같습니다. 맞습니다. 저도 환자에게 그런 말씀을 드리면서 안타까울 때가 많습니다.

모든 농작물을 유기농으로 재배해서 모두가 더 건강해지면 좋겠다는 저의 나이브한 생각처럼, 메이크업을 하지 않으면 예의가 없거나 직장인으로서의 태도가 잘못됐다고 생각하는 인식이 바뀌어서 노 메이크업이 뉴 노멀로 받아들여지는 사회적 분위기가 정착되면 좋겠다는 꿈같은 생각을 해봅니다. 그러면 메이크업 제품 속에 들어 있는 유해 물질을 걱정할 필요가 없는 세상이 될 테니까요.

그렇지만 그런 세상이 오기 전까지는 유해 성분이 들어 있지 않은 제품을 선택해서 최소한으로 사용하는 습관을 통해 피부와 몸의 바디 버든을 줄이도록 노력하는 것이 최선의 방법입니다.

피부에 직접 바르는 화장품 말고도 세탁 세제, 청소 약품, 방향제 등이 호흡기나 피부에 노출되면서 우리는 바디 버든이 계속 증가할 수밖에 없습니다. 그나마 선택할 수 있고 조절할 수 있는 화장품 사용을 현명하게 하는 것이 바디 버든을 줄이는 매우 중요한 방법이기에, 2E와 관련해서는 주로 화장품 사용에 관한 이야기를 했습니다. 그런데 한 가지 더 꼭 말씀드리고 싶은 내용이 있습니다. 여러분이 매일 복용하는 건강식품에 관한 이야기입니다.

건강을 위해 복용하는 건강식품이 오히려 바디 버든을 늘릴 수 있습니다. 화장품과 마찬가지로 영양제나 홍삼 제제를 포함한 건강보조식품, 보약, 착즙 등도 모르는 사이에 스스로 바디 버든을 늘리는 요인이 될 수 있습니다.

50대 후반의 B 씨는 피부와 전신의 항노화 치료를 꾸준히 받고 있습니다. 비타민 D 수치를 확인하기 위해 시행한 혈액 검사에서 간 효소 수치 중 하나인 감마-글루타밀 전이효소γ-GTP가 1년 전에 비해 많이 증가한 결과가 나왔습니다. 평소 음주도 안 하고 5E & E를 바탕으로 피부기능의학적으로 건강한 생활 습관을 유지하고 있는 분이라서 깜짝 놀라 여쭤보니, 몇 주 전부터 지인이 갱년기에 좋다며 선물해 준 건강보조식품을 복용하고 있다고 했습니다.

B 씨처럼 혈액 검사에서 음주를 하지 않는 데도 간 해독에 관계된 간 효소 수치(감마-글루타밀 전이효소)가 올라간 분들이 있는데, 그럴 때 제가 꼭 체크하는 것이 최근 들어 복용하기 시작한 영양제나 홍삼 제제를 포함한 건강식품, 보약, 착즙 등이 있는지입니다.

미국에서 실시된 연구에 따르면, 약물이 유발하는 간 손상 사례 중 허브 및 식이보충제에 기인한 비율은 2004~2005년 7%에서 2013~2014년 20%까지 증가했습니다. 한국의 한 연구에서도 약물이 유발하는 간 손상 사례 중 허브(한약재 포함)가 40.1%, 민간요법 및 식이보충제가 22.3%를 차지하여 처방 약보다 더 높은 비율을 보였습니다. 특히 고농축 허브 추출물이나 다성분 보디빌딩 및 다이어트 보충제는 간에 부담을 줄 수 있습니다.

건강식품은 의약품과 달리 오염, 불순물 혼입, 잘못된 라벨링 등으로 인해 안전성이 문제가 되는 경우가 많습니다. 최근 연구에서는 식이 성분 라벨의 51%가 잘못 표기되었을 수 있으며, 기재되지 않은 성분을 포함하거나 기재된 성분을 누락했을 가능성이 제기되었습니다. 또한 앞서 설명한 화장품과 마찬가지로, 일부 허브 및 한약 제품에서는 납, 수은, 비소, 카드뮴 같은 중금속이 검출된 연구 결과가 있습니다. 간암을 유발할 수 있는 1군 발암 물질인 곰팡이독소(아플라톡신)도 일부 허브 및 식물성 식이보충제 샘플에서 확인된 연구도 있기 때문에 건강보조식품의 선택 시 주의가 필요합니다.

안전한 건강식품 선택 및 복용 권장 사항

제품 선택이 매우 중요하며, 다음 사항을 고려하는 것이 안전합니다.

- 전 성분 및 품질 확인: 영양제나 보충제를 선택할 때 전 성분,

제조사, 제3자 인증(GMP, USP/NSF 등)을 확인해야 합니다.

- 최소 용량 및 기간 사용: 꼭 필요한 성분만 최소 용량으로, 짧게 사용하는 것이 좋습니다.
- 성분 파악이 어려운 제품에 신중 접근: 탕약, 착즙 등 정확한 성분 파악이 어렵거나 여러 성분이 혼합된 제형은 신중하게 접근해야 합니다.
- 의료 전문가와 상담 및 모니터링: 영양제나 보충제를 선택하기 전 기능의학적 검사 등을 통해 의료진이 선택해 주는 제품을 복용하는 것이 좋습니다. 평소와 다른 증상이나 간 기능 검사 수치 이상이 발견되면, 즉시 의사에게 모든 복용 중인 영양제나 건강식품에 대해 알리고 필수적이지 않은 보충제는 복용을 중단하는 것이 권장됩니다.

3E Eradicate Bad Germs

피부와 장의 나쁜 균 제거하기

피부와 장의 마이크로바이옴을 내 편으로 만들기

3E는 피부와 장의 마이크로바이옴 불균형을 해결하는 단계입니다. 즉, 피부에 박테리아나 바이러스 감염이 있으면 그 부분을 해결해 주고, 장내 세균의 균형이 깨져 있으면 불균형을 해결해 주는 단계입니다.

피부의 나쁜 균 제거하기

모낭염이나 농가진이 생긴 분들은 피부과 전문의에게 진료를 받고 항생제 연고나 경구 항생제를 처방받으셨죠? 또 헤르페스나 대상포진이 있는 경우에는 항바이러스 제제를 처방받았을 거예요.

발이나 발톱에 생기는 무좀 또는 여름철에 주로 생기는 어루러기도, 원래 있으면 안 되는 곰팡이균이 피부에 들러붙어 병변을 만들거나 원래 피부에 있는 균인데 갑자기 많아져 피부 마이크로바이옴 생태계의 균형이 깨지면서 피부 질환의 형태로 나타난 상태입니다.

이런 나쁜 균들을 빨리 제거하고 원래 건강한 피부를 유지하고 있던 마이크로바이옴 생태계를 회복시키기 위해서는 항생제, 항바이러스제, 항진균제 등의 처방이 필요합니다. 이 부분은 정확한 진단과 이에 따른 적절한 처방이 굉장히 중요하기 때문에, 피부에 어떤 증상이 있을 때는 반드시 피부과 전문의에게 진료받고 적절한 처방을 통해 피부를 힘들게 하고 있는 침입자들을 관리해 줘야 합니다.

다만 피부의 감염성 질환이 너무 반복되는 경우에는 피부가 보내는 신호로 보고 면역 불균형이나 영양 불균형을 확인하는 게 도움이 될 때도 있습니다(5장의 대상포진이 보내는 신호에 관한 내용을 읽어보세요).

장 안의 나쁜 균 제거하기

제가 앞서 5E & E를 왜 만들게 되었는지 설명하면서 더하기보다는 빼기를 강조하기 위해 'Eliminate'라는 영어 단어를 썼다고 말씀드렸습니다. 기억하기 쉽게 'E'로 시작하는 단어로 만들다 보니

3E는 '박멸하다', '제거하다'라는 뜻의 'Eradicate'라는 단어를 썼지만, 무조건 어떤 균을 제거하는 단계라기보다는 장내 세균의 균형을 회복하는 단계라고 기억해 주면 됩니다.

2장에서 피부-장 축에 대해 자세히 말씀드리고, 장에서 일어나는 일이 피부에 영향을 줄 수 있다고 설명했습니다. 물론 아직 정확한 메커니즘이 다 밝혀지지는 않았습니다. 그러나 장내 미생물 균형이 깨지는, 조금 극단적으로 말하면 장 안에 나쁜 균들이 많아져 장내 세균 불균형 상태가 되면 전신 염증을 유발하는 주요 원인이 되고, 이는 여드름, 아토피 피부염, 건선, 주사, 화농성 한선염 등 다양한 염증성 피부 질환의 병태생리와 연관되어 있다고 여러 학술지와 연구에서 일관되게 이야기하고 있습니다.

실제로 장 질환과 피부 질환이 동반되는 경우가 흔하며, 피부의 문제, 제 방식으로 표현하자면 '피부가 보내는 신호'가 장 건강이 안 좋은 것을 보여주는 초기 지표 역할을 할 수도 있습니다. 그래서 피부 건강과 전신 건강을 회복하고 지키기 위한 5E & E 중에서 장 건강과 관련된 3E가 가장 중요한 부분일 수 있습니다.

실은 앞서 설명한 1E(식생활), 2E(유해 물질) 단계, 그리고 앞으로 말씀드릴 4E(잠, 운동), 5E(스트레스) 단계도 모두 직간접적으로 장 건강에 영향을 줄 수 있습니다. 따라서 5E & E의 단계들을 통해 생활 습관을 점검하고 스트레스를 잘 조절하면 어느 정도 장 건강도 회복되고 개선되는 경우가 있습니다.

여기서는 생활 습관 관리만으로 조절되기 어려운 장의 상태이지만, 우리가 원하는 피부도 건강하고 전신도 건강한 웰빙 또는 웰에이징을 누리기 위해 꼭 개선되어야 하는 장의 문제에 대해 말씀드리려고 합니다.

소장세균과다증식, 위산 저하, 그리고 장 누수 증후군이 여기에 해당합니다.

소장세균과다증식

혹시 식사하면 배가 더부룩하고 가스가 많이 차시나요? 자꾸 방귀가 나와 난감한데 냄새도 지독해서 민망할 때가 많으신가요? 만약 이런 증상이 계속된다면 소장 안에 좋지 않은 균들이 많이 살고 있을 가능성이 있습니다. 즉, 소장세균과다증식Small Intestinal Bacterial Overgrowth, SIBO이 있을 수 있다는 이야기입니다.

소장세균과다증식이 발생하면 섭취한 음식들이 소장에서 발효되어 가스를 생성하며, 이는 복통, 가스, 설사 또는 불규칙한 배변을 포함한 전반적인 위장 문제로 나타납니다. 이런 상태가 되면 본래 소장의 중요한 기능인 영양소 흡수 기능도 떨어져서 영양소 흡수를 방해하게 되고, 그 결과 영양 결핍, 빈혈, 또는 저단백혈증을 유발할 수 있습니다. 영양 결핍이 있으면 피부도 정상 기능을 유지하기 어렵기 때문에, 저를 만나러 오시는 분들 중에 소장세균과다증식이 있는 분들이 꽤 많습니다.

소장세균과다증식의 정의는 소장에 비정상적으로 많은 수의 박테리아가 증식하는 상태를 말합니다. 소장에는 원래 균의 수가 적은 편(10^3~10^4CFU/mL)이어야 하는데 10^{10}CFU/mL 이상으로 많아진 상태를 말합니다. 그러면 왜 소장에 이렇게 균이 많아진 상태가 되는 걸까요? 이 질문에 대한 답은 정상적일 때 소장에 균이 많아지지 않도록 하는 우리 몸의 똑똑한 메커니즘을 보면 알 수 있습니다.

소장의 미생물 균형을 지키는 장치들

- 위산(위의 강한 산): 대부분의 세균은 강한 산성 환경을 못 버팁니다. 그래서 음식과 함께 들어오는 세균이 위에서 위산을 만나면 많이 줄어듭니다. 위산이 부족한 상태(위산 저하)라면 이 부분이 잘 안되기 때문에 소장에 나쁜 균이 많아질 가능성이 있습니다. 그래서 위산 저하를 교정해 주는 것이 매우 중요한데, 이 내용은 위산 저하에 대한 글에서 자세히 설명하겠습니다.
- 췌장 효소(소화 효소): 췌장에서 십이지장으로 분비되는 효소들이 음식뿐 아니라 세균이 만든 물질도 분해합니다. 소화 효소의 도움으로 음식이 잘 소화되면 세균이 먹을 찌꺼기도 적어져 소장에서 세균이 늘어나기 어렵습니다.
- 담즙산(담즙 속 성분): 비누처럼 기름기를 녹이는 성질이 있어서 세균의 막(겉껍질)을 손상시켜 세균 수를 조절하는 데 도움을 줍니다.
- 소장의 움직임: 공복 시 소장은 이동성 위장관 복합운동 Migrating Motor Complex, MMC이라는 리듬감 있는 연동운동을 주기적으로 반복합니다. 식사가 끝나고 공복이 되면 소장에서 약 90분 간격으로 강력한 연동운동이 일어나는데, 소장 내에

남아 있는 음식 찌꺼기와 소화 효소, 박테리아 등을 대장 쪽으로 내려보내는 특징적인 생리 현상입니다. 즉, 공복 동안에 음식 찌꺼기와 세균을 대장 쪽으로 청소하듯이 쓸어내려서 소장을 깨끗하게 유지합니다. 그래서 소장에 균이 많아지는 것을 막아줍니다.

앞서 1E에서도 공복 시간 유지의 중요성에 대해 말씀드렸던 것을 기억하실 겁니다. 식사 중에는 MMC가 일시적으로 멈추고 음식물이 있으면 그에 맞는 소화 운동이 계속되므로, 잦은 간식과 식사는 MMC의 발생을 방해하여 소장 청소 효과가 떨어질 수 있습니다. 식사와 식사 사이에 간식을 자제하고 공복 시간을 유지하는 것이 중요합니다.

- 회맹판(IC 밸브): 소장 끝과 대장 시작 사이의 문 같은 구조로, 대장에 많은 세균이 소장으로 거꾸로 올라오는 것을 막아줍니다.
- 면역 시스템(장 점막 면역): 장 점막의 면역 반응이 유해 세균은 억제하고 이로운 미생물은 유지하여 소장 안의 미생물 생태계를 안정적으로 보존합니다.

위에서 열거한 위산, 소화 효소와 담즙, 규칙적인 장운동, 역류를 막는 문, 그리고 장 점막 면역, 이 6가지가 함께 작동하여 소장에 균이 많이 자리지 못하게 지켜줍니다. 따라서 이 6가지 메커니즘 중 일부라도 작동을 잘 안 하면 소장세균과다증식이 생길 가능성이 높아집니다.

그런데 나이가 들면 위의 작용들이 다 조금씩 원활하지 않을 수 있어서 장에 균이 많아지고 장내 세균의 균형이 깨질 가능성이 높아집니다. 또 공복 시간 없이 계속해서 음식을 섭취하는 습관도 영향을 줄 수 있습니다. 소장세균과다증식이 생기지 않게 하기 위해서는 위산 저하를 치료하고, 소화 효소나 담즙산이 필요하면 보충해 주고, 공복 시간 유지와 운동 등을 통해 장운동을 좋아지게 하는 것이 중요합니다.

소장세균과다증식이 있는지 어떻게 알 수 있어요?

소장세균과다증식의 진단은 소장 안에 균이 얼마나 있는지를 기준으로 하기 때문에, 내시경을 통해 소장액을 흡입해서 이를 배양하는 소장 흡인 배양Small bowel aspiration and culture이 진단의 표준입니다. 읽기만 해도 매우 복잡해 보이실 거예요. 실제로 이 방법은 침습적이고 절차도 복잡해서 잘 쓰이지 않습니다.

이 검사보다는 호흡 검사Breath Test를 이용하는 경우가 많습니다. 장 안에 균들이 많아지면 장 안에서 수소나 메탄 같은 가스를 많이 생성하게 되고, 이런 가스들이 호흡기를 통해 숨을 내쉴 때 체외로 배출됩니다. 이때 배출되는 가스량을 측정하는 것이 호흡 검사입니다. 즉, 장 안에 가스를 만드는 균들이 많으면, 호기(날숨) 검사를 했을 때 측정치가 높게 나오겠지요.

호흡 검사는 공복으로 시행하는 것이 원칙이고, 락툴로스lactulose

나 포도당 같은 물질을 복용한 후 검사하게 됩니다. 소장에 세균이 많으면 이 물질들이 소장에서 빠르게 분해·발효되어 상당한 양의 가스가 만들어지고, 이 가스가 혈중을 통해 폐로 이동해 숨을 내쉴 때 높은 농도로 배출됩니다. 이 수치를 분석해 소장세균과다증식을 진단합니다.

그러나 이렇게 복잡한 검사를 하지 않더라도 복부 팽만이나 식후 더부룩함, 잦은방귀, 설사/변비 등의 증상이 반복된다면 소장세균과다증식을 의심할 수 있습니다. 또한 고포드맵 음식(마늘, 양파, 콩류, 김치 등)을 먹을 때 증상이 심해진다면 소장세균과다증식을 의심해 볼 수 있습니다.

포드맵 섭취로 소장세균과다증식을 알 수 있다?

포드맵 성분(올리고당, 이당류, 단당류, 폴리올)은 소장에서 잘 흡수되지 않고 대장으로 이동되며, 대장에 서식하는 장내 세균이 이를 발효시키면서 가스를 만듭니다. 보리밥을 먹으면 방귀가 자꾸 나오는 것도 보리가 고포드맵 식품이라서 그렇습니다. 즉, 정상인도 고포드맵에 해당하는 식품을 한 번에 많이 섭취하면 가스가 많이 생길 수 있습니다.

소장세균과다증식이 있으면 소장에 세균이 비정상적으로 많아진 상태라서 이 세균들이 포드맵 성분을 분해·발효하면서 수소, 메탄, 황화수소 등 가스를 과도하게 만듭니다. 아주 작은 양만 먹어도 복부 팽만, 복통, 방귀, 트림 등의 증상과 설사, 변비 등이 나타납니다.

아래에 일상 식생활에서 자주 등장할 만한 포드맵 식품을 정리해 놓았습니다. 혹시 해당 음식을 섭취했을 때 가스가 차거나 복통, 설사 등이 있다면, 소장세균과다증식이 있는지 확인해 보는 것이 좋습니다(포드맵에 관한 설명은 106쪽에서 좀 더 자세히 볼 수 있습니다).

자주 먹게 되는 고포드맵 음식 리스트

- 마늘, 양파, 부추, 대파(각종 한식 양념과 밑반찬에 필수)
- 콩류(두부, 된장, 청국장 등 한식에서 자주 사용)
- 잡곡류(보리밥, 현미, 귀리, 옥수수 등)
- 김치(발효 과정에서 포드맵 증가 가능, 고포드맵 식품인 마늘, 양파 등 함유)
- 꿀, 과일잼, 옥수수 시럽, 요리당, 인공감미료(자일리톨, 에리스리톨 등)
- 양배추, 브로콜리 등 일부 채소류
- 사과, 배, 수박, 복숭아(대표적인 과일)
- 유제품(우유, 치즈, 아이스크림 등)

소장세균과다증식은 어떻게 치료해요?

- 리팍시민Rifaximin: 비흡수성 경구 항생제인 리팍시민은 혈중으로 흡수가 거의 안 되고 장내에서만 작용해서 전신적인 부

작용 걱정 없이 복용할 수 있는 비교적 안전한 항생제입니다. 환자의 상태에 따라 용량과 처방 기간이 다를 수 있으므로, 반드시 의사의 진료 후 처방에 따라 복용해야 합니다.

- 허브 치료: 특정 허브 제제Herbal Therapy를 4주간 사용했을 때 소장세균과다증식의 해결률(46%)이 리팍시민 단독 요법(34%)과 통계적으로 차이가 없을 정도로 동등한 효과를 보였다는 보고가 있습니다. 오레가노 오일, 베르베린 추출물, 쑥 등이 포함되어 있어 항균 및 항염 작용을 합니다. 리팍시민 복용이 어려운 환자에게 사용하거나 리팍시민 치료와 병행하여 치료 효과를 높이려는 의도로 사용합니다.
- 식이 조절: 이 부분이 가장 중요하고 재발을 막을 수 있어 제가 가장 강조하는 부분입니다. 1E에서 피하라고 한 음식을 배제한 식생활을 잘 유지하는 것이 중요합니다. 특히 포드맵이 풍부한 음식은 피하는 게 도움이 될 수 있습니다.
- 영양 치료: 소장의 영양 섭취 기능이 떨어지고 장내 세균이 생성을 도와주는 일부 영양 성분의 생성이 어려우므로 영양의 불균형이 있을 수 있습니다. 검사 등을 통해 이를 파악하고 보충해 주는 것이 중요하고, 경구 제제보다는 주사제로 보충하는 것이 좋습니다. 왜냐하면 경구로 보충한 영양 성분을 흡수하는 소장이 제대로 일을 못 하는 상황이기 때문에, 소장세균과다증식이 어느 정도 치료돼서 장 기능이 회복될 때까지는 정맥 주사나 근육 주사를 통해 보충하는 것이 효과적입니다.

위산 저하증

아래 상자에 쓰여 있는 증상 중 해당하는 부분이 있는지 체크해 보세요.

손톱이 약하고 벗겨지거나 갈라짐	
볼, 코 부위 실핏줄이 확장되어 빨갛게 보임(술을 마시지 않는 사람에게서)	
성인 이후에도 계속되는 여드름	
항문 주위 가려움	
여러 가지 음식에 알레르기 반응이 있는 것처럼 느껴짐	
칸디다(곰팡이) 감염이 자주 재발함	
장내 기생충이나 장내 세균 불균형이 오래 지속됨	
대변에서 소화되지 않은 음식이 보임	
위나 식도 쪽에 가스가 자주 차고 트림, 팽만이 심함	
철 결핍(빈혈 등)	
영양제(보충제) 복용 후 메스꺼움	
• 식사 직후 더부룩함, 트림, 가슴쓰림(타는 느낌), 방귀가 잦음 • 먹고 나면 배가 빵빵하게 '가득 찬 느낌' • 소화불량, 설사 또는 변비	

위의 증상들은 위산 저하가 있을 때 나타날 수 있는 증상입니다. 마지막 줄에 있는 증상은 앞서 설명한 소장세균과다증식의 증상

과 유사합니다. 이는 위산 저하가 있으면 소장에 균들이 많아져서 소장세균과다증식이 동반될 가능성이 높기 때문입니다.

산이 많아져서 속쓰림과 위염을 유발하는 위산 과다에 대해서는 들어본 적이 있어도 '위산 저하'라는 용어는 낯설 것으로 생각합니다. 저도 기능의학을 공부하기 전에는 몰랐던 개념이니까요. 그런데 제가 기능의학적으로 진료하면서 환자들이 피부 증상뿐 아니라 다른 여러 증상이 극적으로 한 번에 좋아지는 경우가 종종 있는데, 그런 분들이 대부분 위산 저하를 치료해 드린 경우입니다.

위산 저하증은 공복 상태에서 위의 산도가 정상적으로 pH 1.5~3.0 정도로 유지되어야 하는데, pH가 3.0~5.0 정도로 올라가 산성이 충분히 유지되지 않는 상태를 말합니다. 가끔 소화가 잘 안 될 때 탄산음료를 먹으면 소화가 잘되는 것처럼 느껴지는 경우가 있을 거예요. 어떤 분들은 습관적으로 식사할 때마다 탄산음료를 마시기도 하는데요. 콜라 같은 탄산음료의 산도가 pH 2.5 정도 된다고 합니다. 말하자면 탄산이 위의 산도를 일시적으로 낮춰주는 역할을 하는 것이지요. (오해하면 안 됩니다. 제가 탄산음료가 소화에 좋다거나 위산 저하 치료에 도움이 된다고 말씀드리는 것은 절대 아닙니다. 탄산음료는 가급적 마시지 않아야 합니다.)

위산은 입으로 들어오는 음식물과 함께 유입된 병원성 미생물을 살균하고 단백질 소화를 개시하는 핵심적인 역할을 합니다. 위산이 부족하면 음식물 소화가 불완전해지고, 살균되지 않은 세균이 소장으로 유입되어 소장에 균이 많아질 수 있고(그러면 앞에서 설명

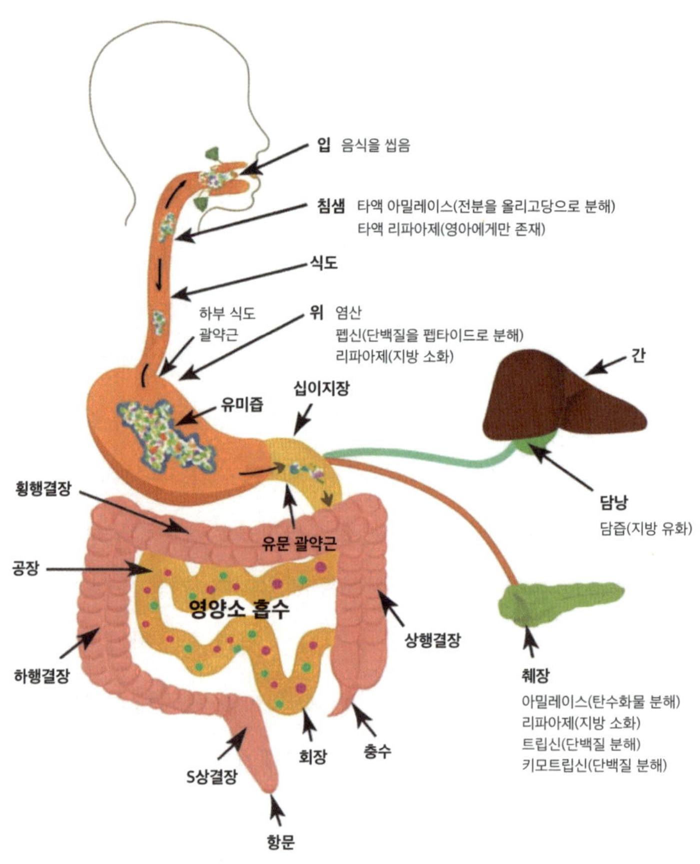

한 소장세균과다증식이 되겠지요?) 염증을 유발하며 영양소 흡수를 방해하게 됩니다.

위 그림은 제가 환자들에게 위산 저하에 대해 설명할 때 보여드리는 것인데, 그림을 통해 다시 한번 설명하겠습니다.

그림을 보면, 소장 쪽에 여러 색깔의 점들이 있습니다. 그 점들이 비타민 C, 비타민 D, 아연, 철분 같은 영양소를 의미합니다. 소장에서는 이렇게 영양소 단위로 흡수를 해서 우리 몸이 필요로 하는 영양을 공급하게 됩니다.

그런데 우리가 식사할 때 비타민, 무기질, 이런 식으로 먹는 것이 아니라 여러 영양소가 서로 결합하여 뭉쳐 있는 식품 형태로 섭취하게 됩니다. 따라서 우리가 섭취하는 음식들(그림에서 입안에 그려져 있는 덩어리)이 영양소(작은 여러 색의 점들) 형태가 되기까지의 과정이 필요하고, 이를 통틀어 소화 과정이라고 부릅니다.

우리가 먹는 식품은 여러 영양소(작은 동그라미들)가 단백질과 같은 다른 영양소들과 결합한 상태(동그라미가 찍혀 있는 덩어리)입니다. 그 덩어리에는 우리가 아무리 깨끗하게 먹는다 해도 세균들이 붙어 있습니다. 일단 씹는 과정과 침의 도움으로 조금 크기가 작아진 덩어리로 식도를 거쳐 위에 들어가면, 위산이 이 식품에 남아 있는 세균들을 소독해 줍니다.

동시에 위산의 영향을 받아 '펩시노겐'이라는 효소 전구체가 '펩신'이라는 소화 효소로 활성화되어, 음식 덩어리 속의 단백질과 붙어 있는 영양소를 분리할 수 있게 도와줍니다. 예를 들어 비타민 B12(코발라민)도 단백질 결합에서 해체되어 흡수될 준비가 되는데, 이 단계에 위산의 도움으로 활성화된 펩신이 필요합니다.

이후 음식물은 십이지장과 소장으로 내려가고, 췌장의 소화 효소와 간에서 만들어진 담즙의 도움으로 더 작은 영양소 단위(그림에서 여러 색깔의 점)로 분해됩니다. 이렇게 되면 소장에서 영양소들이 흡수되어 우리 몸에 공급됩니다.

그런데 만약 위산이 충분하지 않으면, 음식물 소독이 제대로 되지 않아 세균이 소장으로 넘어가고 단백질 분해도 미흡해집니다. 결과적으로 소장에서 흡수되기 위한 준비 작업이 제대로 되지 않은 상태로 음식물이 소장으로 내려오게 됩니다. 그러면 아직 다 분해되지 않고 내려온 음식물 덩어리 일부와 제대로 소독되지 않고 내려온 균들까지 소장에 쌓이게 되고, 이로 인해 세균이 소장에서 과도하게 증식할 수 있습니다(소장세균과다증식).

또 음식의 단백질이 분해되지 않은 채 소장으로 내려가면, 소장의 면역세포들이 이를 항원으로 인식해서 음식 알레르기가 잘 생기게 됩니다. 이렇게 소장에 균도 많아지고 음식 찌꺼기들이 모여 있게 되면, 발효와 부패가 진행되면서 장의 장벽을 손상시키고 면역 반응을 통해 염증을 유발하게 되어 장의 투과성이 증가됩니다(이 상태를 '장 누수'라고 부릅니다). 그 결과 소장에서 영양소를 흡수하는 정상적인 역할을 제대로 하지 못하게 되므로 영양 부족 또는 영양 결핍의 상태가 됩니다.

위산이 부족하면 이렇듯 장 기능 전반에 도미노 효과처럼 연쇄적인 영향을 미칩니다.

위산 저하가 있는지 어떻게 확인할 수 있어요?

위산 저하는 뚜렷한 자가 진단법이 없어서 임상적으로 확인하기가 쉽지 않습니다. 위내시경이나 위 점막 생체검사, 또는 위액의 산도를 직접 측정하는 방법이 있지만 일반적으로는 잘 시행되지 않습니다. 대신 다음과 같은 간접적인 방법들이 활용됩니다.

- 혈액 검사(펩시노겐 검사): 혈액 속 펩시노겐 수치를 통해 위 점막 상태와 위산 분비 능력을 간접적으로 파악할 수 있습니다.
- 치료적 진단(베타인 염산염 반응 관찰): 위산 보충제로 사용되는 베타인 염산염Betaine HCl을 소량 복용했을 때 소화 증상이 개선되는지 살펴보는 방식입니다. 의사의 지도하에 신중하게 시행해야 합니다.
- 위내시경 검사: 위축성 위염이나 헬리코박터 파일로리H. pylori 감염이 위산 저하의 원인일 수 있으므로, 내시경 검사가 도움이 될 수 있습니다.

치료는 어떻게 하나요?

언제나 그렇듯이 생활 습관 개선이 치료의 기본입니다. 약물이나 보충제를 사용하기 전, 다음과 같은 습관 교정이 중요합니다.

- 식사 전후 30분에서 1시간 동안 지나친 물이나 음료 섭취를 피하면 위산 희석을 줄일 수 있습니다.
- 음식을 천천히, 충분히 씹어 삼키는 습관이 위산 저하로 원활하지 않은 소화 과정을 도와줄 수 있습니다.

- 국물에 밥을 말아 먹는 식습관이나 국밥 등은 위산 희석을 유발할 수 있으므로 피하는 것이 좋습니다.
- 산성 음식 활용: 레몬즙, 식초, 동치미 국물, 오미자차처럼 약간 신맛이 나는 자연 발효 음식은 위산이 부족할 때 소화를 돕는 역할을 할 수 있습니다. 다만 설탕이 첨가된 가공 음료(가향 식초 음료 등)는 오히려 해로울 수 있으므로 피하고, 전통 발효 방식으로 만든 식초나 동치미 같은 자연식품을 선택하는 것이 좋습니다.

  이때 주의할 점은 새콤달콤한(단맛이 들어가 있는) 음식 말고 새콤한(그냥 시기만 한) 음식을 드셔야 합니다. 요즘 유행하고 있는 애플사이더비니거(애사비)도 위산 저하 상태에 도움이 될 수 있습니다. 애사비가 건강에 좋다고 하는 이유가 아마도 위산 저하와 연관이 있지 않을까 생각합니다만, 굳이 애사비를 일부러 드실 필요는 없고 첨가물 없이 전통 방식으로 만들어진 식초를 선택하면 됩니다.
- 보충제 복용: 위산 보충을 위해 베테인 염산염을 식사 중 또는 식후에 바로 복용할 수 있습니다. 베테인 염산염은 위 산도를 높여주는 작용을 합니다. 다양한 용량과 제제들이 나와 있으므로, 제품을 선택할 때는 의사의 조언을 구하는 것이 좋습니다. 복용 시 속쓰림이 느껴지면 용량을 줄여서 드시길 바랍니다.
- 위산 저하와 관련된 다른 문제 고려

- 위산이 부족하면 소장의 세균 과잉 증식이나 장 점막 손상('장 누수 증후군'으로 불리는 상태)과 연결될 수 있습니다. 이런 경우에는 위산 보충과 함께 장내 환경을 개선하는 치료가 병행되어야 합니다.
- 위산 저하는 철분, 아연, 칼슘, 비타민 B12 같은 미량 영양소 흡수에 영향을 줄 수 있습니다. 필요할 경우 영양 보충을 고려해야 합니다.
- 헬리코박터 감염, 위축성 위염, 고령에 따른 자연스러운 위산 감소 등이 원인일 수 있으므로 이에 대한 정확한 진단도 필요합니다.

장 누수 증후군

'장 누수(새는 장)'는 장벽의 투과성이 증가된 상태를 말합니다. 즉, 장의 안쪽을 덮는 얇은 막이 헐거워져서 원래는 못 지나가야 할 것들(완전히 소화되지 않은 음식 조각, 세균의 찌꺼기(그람 음성균의 세포벽 성분인 지질다당류LPS 같은 물질), 그리고 일부 미생물)이 장 안에서 혈액 속으로 새어 들어오는 상태를 말합니다.

이해를 돕기 위해 예를 들어보겠습니다. 커피를 내릴 때 필터가 깨끗한 액체만 아래로 내려보내죠. 그런데 필터에 구멍이 나면 어떻게 될까요? 커피 가루까지 같이 내려가서 컵 안이 탁해집니다. 장벽도 비슷합니다. 촘촘할 때(정상일 때)는 필요한 영양분만 통과시키지만, 구멍이 나면 필요 없는 찌꺼기까지 혈액 속으로 들어갈 수 있어요.

또 다른 예를 들어볼게요. 아파트 현관에는 주민만 들여보내는 보안문(혹은 경비원)이 있는데 보안문이 잘 작동하면 택배나 손님도 확인하고 들입니다. 하지만 문이 망가지거나 경비가 없으면 아무나 드나들 수 있죠. 장의 장벽은 우리 몸의 '보안문' 같은 역할을 하는데, 장 누수 상태는 고장 난 보안문처럼 들어오면 안 되는 것들까지 몸 안으로 들어옵니다.

구멍 난 커피 필터 또는 고장 난 보안문과 같은 상황이 장 누수 증후군이 있는 장의 상황입니다. 즉, 장 누수 증후군은 '좋은 것만 고르게 통과시키는 장의 거름망(필터)'이 헐거워져서 원치 않는 물질까지 혈액 속으로 새어 들어오는 상태입니다.

원래 장벽의 최전선은 단층의 상피세포로 이루어져 있고, 이 상피세포들은 밀착 연접Tight Junction, TJ 단백질에 의해 서로 연결되어 있습니다. 장 누수가 발생하면 이 밀착 연접 복합체가 손상되어 유해 물질이 체내로 전이됩니다. 예를 들어 세균의 막을 이루는 성분인 LPS가 혈류로 들어가게 되면, 전신적으로 심각한 염증 반응을 유발하며, 이는 피부, 간, 신장 등 다양한 기관에 영향을 미칩니다.

이렇게 새는 장으로 인해 동반되는 질환이나 전신 변화의 상태를 장 누수증 또는 장 누수 증후군(새는 장 증후군Leaky Gut Syndrome)이라고 칭합니다. 여드름, 주사, 만성 습진 등의 만성 염증성 피부 질환도 새는 장 증후군의 증상으로 나타날 수 있습니다. 장 누수, 장 누수증 등의 용어가 최근 들어 쓰이고 있지만, 피부 질환과 장 투과성 증가의 관련성은 1900년도부터 이미 연구가 이루어졌음을 책의 서두에서도 말씀드렸습니다.

누구나 다 장 누수를 경험하고 있다?

장벽의 투과성이 증가되어 있는 상태를 '장 누수'라고 설명했지만, 장벽의 투과성 증가 그 자체는 환경 변화에 따라 누구에게나 일시적으로 나타날 수 있는 정상적인 반응입니다.

제가 여러 학회에서 강의하다 보면 긴장을 많이 하게 될 때가 있습니다. 특히 영어로 발표해야 하는 자리는 아무래도 좀 더 그렇습니다. 이럴 때 제 몸은 급성 스트레스 상황에 대한 생리적 반응을 시작합니다. 우리 몸이 급성 스트레스 상황에 놓이면 생존을 위한 생리적 적응을 시작하는데, 이때 시상하부-뇌하수체-부신 축HPA axis이나 교감신경-부신수질 축SAM axis과 같은 스트레스 반응 시스템이 활성화되고 코르티솔 등의 스트레스 호르몬이 분비됩니다. 그러면 심장이 빨리 뛰는 것이 느껴지고, 손이나 얼굴에 땀이 나는 증상 등이 나타날 수 있습니다.

그런데 이때 우리가 잘 인지하지는 못하지만, 장에서도 변화가 나타납니다. 스트레스 상황에서는 에너지와 영양분의 빠른 확보를 위해 장의 흡수 속도를 높여야 하기 때문입니다. 이를 위해 장은 일시적으로 장벽의 투과성을 늘리게 되는데, 이는 비유하자면 앞에서 말씀드린 커피 필터의 구멍 크기가 미세하게 커진 상태가 되는 것입니다. 즉, 커피 찌꺼기는 걸러지지만 커피를 좀 더 빨리, 좀 더 많이 거를 수 있는 상태가 되는 것이지요.

실제로 건강한 사람에게 급성 심리적 스트레스를 유발했을 때(제가 학회장에서 발표하는 것처럼 공개 연설을 하도록 했을 때), 스트레스 호르몬인 코르티솔 반응이 높았던 사람들에게서 일시적인 장 투과성 증가가 관찰되기도 했습니다. 이처럼 장 투과성 증가는 스트레스에 반응하여 수분, 나트륨, 에너지를 더 효율적으로 흡수하기 위한 적응 과정으로 해석됩니다. 이러한 일시적인 투과성 증가는 스트레스 상황이 해결되면 다시 정상적이고 촘촘한 장벽으로 회복되는 특징을 가집니다.

하지만 만약 만성적인 스트레스가 지속되거나 장벽을 손상시키는 다양한 요인(예: 고지방 및 고탄수화물 중심의 서구식 식단, 과도한 알코올 섭취, 감염 또는 독소)에 반복적으로 노출되면, 장벽은 정상적으로 회복되지 못하고 만성적인 손상과 염증 상태, 즉 장 누수 증후군 상태에 빠질 수 있습니다.

또 몸을 정상적으로 유지하기 위해 도움이 되는 물질들을 더 많이 흡수하려고 장벽의 투과성을 높였는데, 장 안에 나쁜 균이 많이 있거나 염증 유발 물질이 잔뜩 있다면, 이 경우에도 장 누수 증후군이 발생할 수 있습니다. 가끔 외과적 수술 후에 집중적으로 항생제를 복용하면서 피부 질환이 갑자기 심해졌다고 내원하는 경우가 있습니다. 수술 자체도 스트레스인 데다 항생제 복용으로 인해 장내 세균의 불균형이 초래되고 장 점막 손상이 동반되어 발생한 장 누수 증후군의 영향일 가능성이 있습니다.

진단과 치료는 어떻게 이루어지나요?

① 장 투과도(누수) 평가

직접적으로 장 투과성 정도를 평가하는 방법이 있습니다. 크기가 작아 건강한 장에서 잘 흡수되는 물질(만니톨)과 크기가 커서 정상인 때는 잘 흡수되지 못하고 틈이 있을 때(장 누수 상태) 흡수되는 물질(락툴로스)을 복용하고, 소변에서 얼마나 배출되었는지 비율을 측정해서 장 투과성이 증가되어 있는지 확인하는 방법입니다. 연구적 도구로 많이 쓰이며, 일상 진료에서 표준 진단검사로 쓰이지는 않습니다.

② 감별 진단을 위한 검사

- 장 누수 증후군은 아직 통일된 진단 기준이 없고 독립 질환으로 확립되지 않았기 때문에, 장 투과성 증가 상태는 여러 질환에서 동반되는 생리·병리 현상으로 이해하는 것이 좋습니다. 따라서 여러 문진과 검사를 통해 장 누수 상태를 유발할 수 있는 요인(식생활, 음주, 진통소염제나 항생제 등의 약물 복용)과 원인이 될 만한 기저 질환을 확인하는 것이 가장 중요합니다. 특히 염증성 장 질환Inflammatory Bowel Disease, IBD의 유무를 반드시 확인해야 하므로 지속적으로 복통, 설사 등의 증상이 있을 때는 관련 분야 전문의의 진료가 반드시 필요합니다.
- 앞서 설명한 소장세균과다증식이 있으면 장 누수가 생기므로 소장세균과다증식 여부도 확인해야 합니다.

③ 치료

- 원인이 되는 기저 질환에 대한 치료가 선행되어야 합니다(전문 의료진의 도움이 필요합니다).
- 장벽과 장내 세균에 좋지 않은 영향을 줄 수 있는 음식의 섭취를 자제합니다(1E를 참고해 주세요).

- 비타민 A, 비타민 D, 아연, 칼슘, 마그네슘 등의 영양소 결핍은 장벽 손상을 유발하므로 이런 영양소의 결핍이 의심된다면 보충해야 합니다. 아연 보충이 '새는 장'을 튼튼하게 하는 것으로 보고되었으며, 비타민 D는 장 점막 장벽을 온전하게 유지하는 데 중요한 역할을 하므로 혈액 검사를 통해 수치를 확인한 후 부족 시 반드시 보충해야 합니다.

4E Educate Daily Routine

매일 돈 들이지 않고 피부도 좋아지고 젊어지는 방법

피부도 좋아지고 몸도 건강해지기 위한 피부기능의학적 솔루션 5E & E의 다음 단계는 본격적인 생활 습관 관리 단계입니다. 4E에서는 1E에서 관리한 식생활 이외의 다른 생활 습관을 점검해 봅니다. 지금부터 건강한 피부와 웰에이징을 누리기 위한 피부기능의학 재테크 3종 세트, 투자/보험/저축을 소개합니다.

잠, 건강한 피부와 웰에이징을 위한 투자

> "과학자들이 수명을 늘리는 혁신적인 새로운 요법을 발견했다. 기억력도 강화하고 창의력도 더 높여준다. 더 매력적으로 보이게도 한다. 몸매를 더 날씬하게 유지해 주고 식욕도 줄여준다. 암과 치매도 예방한다. 감기와 독감도 막아준다. 심장마비와 뇌졸중, 당뇨병 위험도 줄여준다. 행복한 기분은 높이고 우울하고 불안한 기분은 줄여준다. 관심이 가는지?"

만약 어느 날 여러분에게 이런 안내 문자가 온다면 어떻게 하시겠어요? 아마도 '수명을 늘리고, 기억력도 좋아지고, 날씬하게 해 주고, 각종 병도 예방해 주는데 기분까지 좋아지게 하는 혁신적인 새로운 요법'이 무엇인지, 어떻게 하는 것인지 당장 연락해 보시지 않을까요?

이 문구는 수면 과학자인 매슈 워커가 자신의 책《우리는 왜 잠을 자야 할까》에서 수면의 효과를 소개한 내용입니다. 잠만 잘 자도 삶이 완전히 달라질 수 있을 것 같지 않은가요? 잠이 어떻게 이런 효과가 있는지, 그리고 피부에는 어떤 영향을 주는지 지금부터 같이 살펴보도록 하겠습니다.

1) 잠을 잘 자야 뇌가 청소된다

우리 몸에서 혈관이 있는 곳에는 항상 림프관이 있습니다. 이 림프관들이 연결되어 있는 림프계가 조직의 노폐물을 제거하는 기능을 담당합니다. 뇌에는 전신의 림프계와 유사한 기능을 하는 글림프계Glymphatic System가 존재합니다. 이 글림프계가 뇌척수액이 간질액을 통과하면서 신경세포가 만들어낸 대사산물이나 노폐물을 씻어내는 역할을 합니다.

그런데 이 글림프계는 우리가 잠을 자는 동안 가장 많이 활성화됩니다. 집에서 쓰는 오븐이나 식기세척기의 셀프 클렌징 기능처럼, 우리가 자는 동안 뇌가 셀프 클렌징을 해서 뇌를 청소하는 것입니다. 그런데 잠을 충분히 자지 못하면 뇌세포 찌꺼기가 제대로 처리되지 않아 뇌에 염증이 생길 수 있으며, 이는 알츠하이머나 치매 같은 신경퇴행성 질환의 원인이 됩니다.

또한 수면 부족은 뇌의 보호막인 혈뇌 장벽Blood-Brain Barrier, BBB 기능을 손상시킬 수 있습니다. 혈뇌 장벽은 혈액 안의 성분들을 걸러줘서 뇌나 신경계로 혈액 안의 성분들이 함부로 들어오지 못하게 하는 아주 중요한 장벽입니다. 수면이 부족하면 이 장벽이 손상되어서 전신적인 염증성 매개체가 뇌로 유입될 수 있고, 이는 여러 신경계 질환의 발생에 영향을 줄 수 있습니다.

2) 잠을 잘 자야 면역세포가 일을 잘할 수 있고 염증 반응도 줄여준다

수면이 부족하면 전신적인 염증 반응을 높입니다. 실험적으로 수면을 40시간 정도 못 하는 상태가 되면, 건강한 젊은 성인의 염증 지표들(IL-1, IL-6, CRP)이 증가합니다. 하루 4~6시간 정도의 수면 제한 또한 IL-6, CRP, IL-1, IL-17과 같은 염증을 유발하는 물질(전염증성 사이토카인)의 증가와 관련이 있습니다. 세포에 염증 상태가 있을 때 증가하는 대표적인 물질인 NF-κB도 밤 11시에서 새벽 3시 사이에 잠을 안 자면 급격히 증가합니다. 반대로 말하면 잠을 잘 자기만 해도 이런 염증 유발 물질들을 줄일 수 있다는 것이지요. 기억하세요! 잠만 잘 자도 많은 질환과 노화의 원인인 전신적인 염증을 줄일 수 있다는 것을.

3) 잠을 잘 자야 날씬하다

수면이 부족하면 살이 잘 찌게 됩니다. 이유는 수면 상태에 따라 반응하는 우리 몸의 호르몬 변화 때문입니다. 식욕과 관련하여 중요한 두 가지 호르몬이 있는데, 바로 렙틴과 그렐린입니다. 렙틴은 포만감을 느끼게 해서 식욕을 줄여주고, 그렐린은 배고픔을 느끼게 해서 식욕을 높이는 역할을 합니다. 그런데 잠이 충분하지 않으면 포만감을 느끼게 하는 렙틴은 적게 나오고, 배고픔을 느끼게 하는 그렐린은 더 많이 나오기 때문에 평소보다 배가 더 고프게 됩니다. 또한 수면 부족은 인슐린의 작용을 방해해 혈당 조절이 어려워지고, 단 음식이나 탄수화물 같은 고열량 음식을 더 원하게 됩니다.

이런 변화 때문에 먹는 양이 늘고, 에너지가 지방으로 저장되어 살이 쉽게 찔 수 있습니다. 충분한 숙면은 이런 악순환을 끊어주는 데 도움이 됩니다.

4) 잠을 잘 자야 장내 세균도 좋아진다

수면이 부족하거나 불규칙하면 장내 세균 불균형이 발생할 수 있습니다. 불면증 환자에게서는 특정 장내 미생물의 풍부함이 감소하고 또 다른 미생물들이 증가하는 등의 변화가 나타났습니다. 반면에 수면 효율이 높고 총수면 시간이 많을수록 장내 미생물의 풍부도와 다양성이 좋아졌습니다. 수면 중 각성 시간이나 각성 횟수가 늘어나면, 즉 잠을 자기는 하는데 꿀잠이 아닌 경우에는 장내 미생물의 풍부도와 다양성이 나빠졌습니다. 이러한 수면 부족으로 인한 장내 세균의 불균형은 피부-장 축에 영향을 미쳐 피부 건강에 영향을 줄 수 있습니다.

수면이 장내 미생물의 상태에 영향을 주는 동시에, 반대로 장내 미생물의 상태가 수면의 질과 패턴에 영향을 줄 수 있습니다. 즉, 장내 세균의 다양성이 건강한 수면 패턴과 관련이 있어서, 다양성이 늘어나면 수면의 질도 좋아진다는 연구 결과가 있습니다. 잠을 잘 자면 장내 세균이 좋아지고 장내 세균이 좋아지면 꿀잠을 잘 수 있지만, 잠을 잘 자지 못하면 장내 세균이 나빠지고 그러면 다시 또 수면의 질이 나빠지는 악순환이 될 수 있다는 것입니다.

5) 잠을 잘 자야 피부도 좋아진다

"미인은 잠꾸러기!"라는 광고 문구가 화제가 된 적이 있습니다. 미모의 여배우를 더 유명하게 만든 광고였는데, 기억하시는 분들이 있을 것입니다. 이 광고 문구처럼 정말 잠을 많이 자면 미인, 특히 피부 미인이 될 수 있을까요? 이런 비슷한 궁금증을 가지고 연구한 내용들을 살펴보면 답을 찾을 수 있을 것입니다.

먼저 극심한 수면 부족 상태일 때 피부에 어떤 영향이 나타나는지를 잘 보여주는 자료가 있습니다. 아무래도 사람의 경우는 수면 이외의 다른 요인들이 영향을 줄 수도 있고, 완전히 잠을 못 자게 하는 상태(수면 박탈)를 유지하는 것은 건강에 치명적인 결과를 초래할 수 있기 때문에 연구가 쉽지 않습니다. 그래서인지 1989년 미국의 한 수면센터에서는 쥐를 이용해서 연구를 진행했습니다.

이 연구에 따르면 잠을 전혀 못 자게 하는 총수면 박탈 후 2~14일, 또는 부분적인 렘수면 박탈 후 5~24일에 피부에 변화가 나타났습니다. 처음에는 발바닥 패드 사이에 빨갛게 작은 발진이 돋았고, 시간이 지나면서 둥글게 커지고 중심부가 괴사했습니다(조직이 죽음). 일부는 표피가 벗겨졌으며, 더 진행된 병변은 가장자리가 뚜렷한 깊은 궤양으로 변해 결합조직이 드러나거나 드물게는 뼈까지 보일 정도였습니다. 비슷한 병변이 발가락과 발바닥 전체, 그리고 꼬리에 퍼졌습니다. 대부분은 과각화(두꺼운 각질)가 있었고 일부는 궤양화되었습니다. 잠을 못 자는 동안 저절로 낫지 않았으며 딱지처럼 단단해지는 경향을 보였습니다. 같은 장치에 묶여 있었지만 잠을 잔 대조군에서도 가끔 비슷한 병변이 있었으나 훨씬 가볍고 드물었습니다.

이 연구는 쥐를 대상으로 했으며 강제 수면 박탈이라는 극단적인 상황이라서 사람에게 그대로 적용할 수는 없지만, 잠을 못 자는 것만으로 피부에 직접적인 영향을 줄 수 있고, 특히 피부 장벽과 상처 치유에 해롭다는 것을 잘 보여줍니다. 무게가 실리고 마찰이 많은 부위(발바닥, 발가락, 꼬리)에 병변이 집중된 점은, 수면 부족이 피부 회복 능력을 떨어뜨려 작은 자극에도 큰 상처로 번질 수 있음을 시사합니다.

수면이 피부 장벽 기능과 피부 노화에 중요한 역할을 한다는 것은 사람을 대상으로 한 다른 연구 결과들을 보면 더 잘 알 수 있습니다.

- 피부 장벽 기능 손상: 하루만 수면이 부족해도 피부 장벽 기능과 탄력도가 떨어질 수 있다고 합니다. 전날 잠을 잘 못 잤을 때 피부가 푸석해 보이는 것은 단순히 느낌이 아니라 피부 장벽이 나빠져서 정말로 그렇다는 것입니다. 장기간의 수면 부족은 피부 장벽 기능에 손상을 가져올 수 있고 회복력도 저하시킬 수 있습니다.
- 콜라겐 및 구조적 손상: 수면 부족은 면역 체계 변화를 유발하여 콜라겐 생성에 영향을 미칠 수 있다는 가설이 제기되었습니다.

- 피부 노화 가속화: 우리나라의 40대 여성을 대상으로 한 연구 결과는 수면이 피부 노화에 미치는 영향을 잘 보여줍니다. 6일 동안 하루 4시간으로 수면 시간을 제한한 뒤 피부 상태의 변화를 측정했을 때, 피부 보습, 각질 생성, 피부 광택, 투명도, 탄력과 주름 등의 변화가 하룻밤의 수면 부족 후에도 발견되었습니다. 특히 피부 탄력이 가장 많이 저하되었습니다.
  또 다른 연구에서는 만성적으로 수면의 질이 낮은 사람과 충분한 수면을 취하는 사람 사이의 피부 노화의 징후 정도를 비교했습니다. 연구 결과에 따르면 얼룩덜룩한 색소 침착, 잔주름, 피부 탄력 저하, 피하 지방 감소로 인한 꺼진 얼굴 같은 피부의 내인성 노화Intrinsic Aging 점수가 잠을 충분히 자는 대조군에 비해 유의미하게 높았습니다. 주름 없이 탱탱한 동안의 물광 피부를 위해서는 고가의 화장품이 필요한 것이 아니라 돈 안 들이고 누구나 할 수 있는 충분한 수면이 필수라는 것을 보여주는 연구입니다.
- 자외선 피부 손상의 회복 능력 저하: 충분한 수면을 취하는 사람은 수면의 질이 낮은 사람에 비해 자외선을 쬔 후 24시간 시점의 붉음증Erythema 회복 속도가 유의미하게 더 좋았습니다. 이는 충분한 수면을 취했을 때 DNA 복구 메커니즘이 더 효율적임을 시사하며, 자외선으로 인한 피부 손상이 잘 회복되므로 피부 노화 예방에도 수면이 도움이 된다는 것을 보여줍니다.

- 피부의 일주기 리듬Circadian Rhythm: 우리 몸이 일주기 리듬에 의해 조절되는 것처럼, 피부도 일주기 리듬에 의해 경피 수분 손실량, 피부 표면 pH, 피부 온도가 24시간 주기의 리듬을 보입니다. 따라서 불규칙한 수면이나 수면 시간 부족으로 인해 일주기 리듬이 깨지면, 피부의 항상성 유지가 잘 안되어 피부 장벽 손상과 이로 인한 피부 질환이 발생할 수 있습니다.
- 피부와 당독소의 연관성: 충분한 수면은 피부 자가형광Skin Autofluorescence, SAF 수치, 즉 당독소 리더기를 통해 측정되는 당독소 수치에도 영향을 줍니다. 연구에 따르면 충분한 수면은 피부 노화의 주범으로 알려진 당독소의 축적을 줄여줄 수 있고, 반면 수면 부족은 산화 스트레스를 유발하여 당독소 형성과 축적을 촉진할 수 있습니다.
- 피부 질환 악화: 수면 부족은 TH2 면역 반응을 증가시킬 수 있습니다. TH2 면역 반응은 아토피나 알레르기의 발생과 밀접한 관련이 있는 면역 반응입니다. 따라서 잠을 잘 못 자면 피부 질환이나 가려움증을 악화시킬 수 있습니다.
- 심리적 영향: 좋은 수면을 취한 사람들은 자신의 외모를 더 매력적으로 느낀다는 연구가 있습니다.

이제 매슈 워커가 수면에 대해 말한 내용이 과장이 아니고, 수면이 피부 노화부터 치매까지 모든 면에 정말 중요하다는 걸 인정하실 것 같습니다.

가끔 사회적으로 성공한 분들의 자서전이나 인터뷰를 보면 '잠자는 시간을 아껴서' 또는 '잠자는 시간이 아까워서' 잠을 줄여 일을 하고 공부했다는 내용을 보게 됩니다. 저도 그런 생각을 했던 적이 있습니다. 특히 인턴 수련을 할 때 병원에서 당직을 선 다음 날에는 충분히 수면을 취해야 하는데, 병원 밖에 나와 있는 그 시간이 너무 아까워서 일찍 일어나 영화를 보러 가거나 운동을 하거나 쇼핑을 하러 가곤 했으니까요. 잠자는 시간이 왠지 시간 낭비처럼 느껴졌거든요.

그런데 알면 알수록 수면은 '시간 낭비'가 아니라 나의 미래를 위한 '시간 투자'라는 생각을 하게 됩니다. 지금 잠을 잘 자야 치매와 같은 질환 없이 건강하게 미래를 즐기며 살 수 있기 때문입니다.

매일매일 부채가 생긴다면?

'수면 부채sleep debt'라는 말이 있습니다. 우리가 은행에서 대출을 받으면 부채가 생기는 것처럼, 오늘 내가 자야 할 만큼 충분히 자지 못하면 수면의 부채가 생깁니다. 은행 부채를 갚지 못하면 결국 파산하듯이, 수면 부채도 갚지 못하면 건강에 문제가 생깁니다. 게다가 은행의 대출도 갚는 기간이 길어지면 이자가 불어나듯이, 수면 부채도 이자(수면 부족으로 인한 건강상의 문제)가 늘어나기 때문에 빨리 갚아야 합니다.

피로와 집중력 저하 같은 문제는 며칠만 푹 자고 나면 어느 정도 회복됩니다. 하지만 오랫동안 쌓인 수면 부족은 체중 증가, 혈당 증가, 염증 발생, 그리고 생체 시계(일주기 리듬)에까지 영향을 주어 주말에 몰아 자는 것만으로는 완전히 해결되지 않을 수 있습니다. 따라서 수면 부채가 있다면 매일 조금씩 꾸준히 잠을 보충하면서 갚아나가야 합니다. 예를 들어, 밤을 새운 다음 날에는 점심에 짧은 낮잠을 자고(낮잠은 20~30분 이상을 넘기지 않아야 다음 날 일주기나 수면에 영향을 주지 않습니다), 이후 며칠간은 평소보다 일찍 잠자리에 들어 수면 시간을 늘리는 것이 좋습니다.

이렇게 매일 조금씩 '할부' 방식으로 수면 부채를 갚아나가는 것이 최선의 방법입니다. 수면 부채는 쌓이지 않게 하는 것이 가장 좋고, 부채가 생겼다면 빨리 여러 밤에 걸쳐 회복 수면을 취해야 합니다. 주말에 몰아 자는 것만으로는 모든 문제가 회복되지 않아 파산에 이를 수 있다는 점을 꼭 기억해 주세요.

얼마나 자야 수면 부채가 안 생길까요?

성인의 경우 7~9시간 정도 자는 것이 적절합니다. 특히 수면 시간이 7시간일 때 체질량지수BMI가 가장 낮고 사망률도 줄일 수 있는 최적의 상태라고 합니다. 노화 예방 측면에서 중요한 텔로미어Telomere*의 길이를 유지하기 위해서도 7시간의 수면이 필요하니, 저는 보통 환자들에게 7시간의 수면 시간을 꼭 지키라고 권합니다. 성인은 보통 6시간 이하, 65세 이상의 어르신은 5~6시간 이하를 수면 부족으로 정의합니다.

그런데 좋은 수면 혹은 충분한 수면이라고 하려면, 수면 시간도 중요하지만 수면의 질도 중요합니다. 흔히 말하는 꿀잠을 자야 7시간 수면이 진정한 미래를 위한 투자가 될 수 있습니다. 수면은 비행기가 착륙하는 과정과 같다고 합니다. 자동차는 급브레이크를 밟으면 급정지가 가능하지만, 비행기는 충분한 시간 동안 속도를 줄이고 고도를 줄여서 천천히 정지해야 합니다. 현대 사회를 살아가는 우리는 비행기 착륙보다 자동차 급정지처럼 잠에 드는 경우가 많은데, 이런 경우는 좋은 수면을 하기 어렵다고 합니다.

잠자리에 들기 전부터 주변의 조명도 낮추고, 블루라이트가 나오는 핸드폰이나 태블릿 같은 기기의 사용도 피하고(블루라이트는 수면을 도와주는 호르몬인 멜라토닌의 분비를 억제합니다), 명상이나 기도를 통해 꿀잠을 위한 준비 시간을 가져야 합니다. 또 규칙적으로 늦지 않은 시간(11시 전후)에 자고, 너무 늦은 시간의 운동, 야식(특히 고지방/고탄수화물), 음주, 담배, 카페인(오후 4시 이후 섭취 금지) 등 숙면을 방해하는 요인들은 피해야 합니다.

수면과 사회적 안녕

수면은 미래의 건강을 위해 현재의 시간을 투자하는 것이라고 말씀드렸습니다. 이 투자는 나 혼자만 잘 살기 위해서 하는 투자가 아니라는 것을 보여주는 최근의 연구 결과가 있습니다.

하루 동안 잠을 못 자게 한 실험군은 정상적인 수면을 취한 실험군에 비해 남을 돕고자 하는 마음이 줄어들고 사회적인 관계에 반응하는 뇌 부분의 반응도가 떨어진다고 합니다. 즉, 어떤 상황에 대한 공감 능력이 떨어진다는 것이지요. 일상생활 속에서도 수면의 질이 나빴던 날은 다른 사람에게 도움을 제공하고 싶은 의향이 떨어졌고, 반대로 잠을 잘 잔 날은 그런 마음이 더 많아졌다고 합니다.

따라서 수면은 개인적으로뿐만 아니라 사회적으로도 서로에게 더 잘 배려하고 도움을 주는 사회를 만들어주는 좋은 투자라고 할 수 있겠습니다.

오늘부터 7시간 이상 꿀잠에 투자해서 모두가 건강하고 서로 돕는 사회 만들기를 함께 시작해 보면 어떨까요? 기억해 주세요! 수면은 시간 낭비가 아니라 미래를 위한, 확실한 수익률이 보장된 투자라는 것을.

더 알아보기

텔로미어Telomere

우리 유전자DNA의 양 끝에는 특별한 부분이 있습니다. 마치 운동화 끈 끝에 달린 플라스틱 캡처럼, 유전자가 풀어지거나 손상되지 않도록 보호해 주는 장치가 바로 텔로미어입니다.

세포가 분열할 때마다 텔로미어는 조금씩 짧아지며, 나이가 들수록 점점 더 짧아져서 노화 세포가 됩니다. 이러한 특성으로 인해 텔로미어 길이를 측정해서 생물학적 나이를 알아낼 수 있습니다. 같은 40세라도 텔로미어가 긴 사람은 세포가 더 젊고, 텔로미어가 짧은 사람은 세포가 더 빨리 늙고 있다는 것을 의미합니다. 5E & E를 토대로 건강한 생활 습관 등을 꾸준히 실천하면 천천히 닳지만, 스트레스나 나쁜 습관이 지속되면 빨리 닳아 없어지게 됩니다.

혹시 여러분 중 건조한 피부 때문에 힘든 분이 있으신가요? 그럴 때 어떻게 하시나요? 뭔가 더 발라야 할 것 같아서 자꾸 보습에 좋다고 광고하는 화장품만 사고 있지는 않은가요? 내가 마시는 물이 건조한 내 피부에 영향을 줄 수 있다는 생각을 해본 적은 없나요? 그렇다면 이제부터 설명하는 물 마시는 습관을 꼼꼼히 잘 읽어보세요.

지금부터 4E 중에서 피부 건강에 매우 큰 영향을 주지만 여러분이 별로 신경 쓰지 않았던 부분일 수도 있는 물 마시는 습관에 대해 말씀드리겠습니다.

우리 몸에 물이 부족하면

물에 관한 연구를 많이 한 의학박사 페레이둔 바트만겔리지Fereydoon Batmanghelidj는 물 마시기가 노화를 예방하고 감각기관이 빨리 나빠지는 것을 막을 수 있는 가장 중요한 '보험'이라고 표현했습니다.

우리가 보험을 드는 목적은 평소에 조금씩 부담되지 않는 금액으로 보험을 들어놓으면 나중에 사고나 질병이 발생했을 때 보험의 도움으로 그 문제를 잘 해결할 수 있기 때문입니다. 매일매일

꼬박꼬박 물을 잘 마시는, 이 어렵지 않은 습관을 유지하면, 물 부족 상태로 생길 수 있는 여러 문제(피부 건조, 두통, 집중력 저하 등)의 위험을 낮추고 몸과 피부가 스스로 회복·방어하는 힘을 지키는 데 도움이 됩니다. 그래서 물을 충분히 마시는 것은 보험을 드는 것과 같다고 할 수 있습니다.

물은 우리 몸의 주요 화학 성분이며, 체중의 약 50~70%를 차지하는 생명 유지의 필수 요소입니다. 물은 단순히 갈증을 해소해 주는 것을 넘어, 신체 내에서 매우 중요한 기능을 수행합니다. 체온을 정상적으로 유지하고, 관절을 윤활 및 쿠션 역할로 보호하며, 중요한 장기나 척추를 보호하는 역할도 합니다. 또한 건강 유지에 필수적인 전해질, 음이온, 양이온 등의 물질 흡수에 필요하고, 영양소를 운반하고 노폐물을 배출하는 데 필수적입니다. 물은 빠른 흡수력을 가지고 있어서 30초 안에 혈액으로 가고, 1분에 뇌 조직과 생식기로, 10분에 피부로, 20분에 장기로, 30분쯤에는 온몸으로 퍼져서 빠르게 우리 몸의 항상성을 유지하는 데 영향을 줍니다.

이렇게 중요한 물이 우리 몸에 부족하면 많은 문제를 일으킬 수 있습니다.

- 뇌 기능 저하: 물이 부족하면 인지 능력이 떨어지고, 몸의 기관들이 제대로 돌아가지 못하고, 그 결과로 스트레스 호르몬이 만들어집니다.
- 감정 변화: 물 부족으로 발생한 스트레스 호르몬 증가로 인해

사람이 예민해지고, 화도 잘 나고, 우울해지기도 합니다.

- 두통: 체내 수분 부족은 두통을 유발할 수 있습니다.
- 만성 탈수Chronic Dehydration: 체내의 물이 1~2% 정도 3개월 이상 지속적으로 부족한 경우를 말하며, 암이나 소아비만이 많아질 수 있다는 논문도 있습니다. 물을 잘 안 마시거나 물 대신에 카페인이 많은 커피, 차, 에너지 드링크 등 이뇨 작용을 유발하는 음료를 많이 마시는 경우 탈수가 더 잘 올 수 있습니다. 소변 색깔이 너무 진하거나 소변을 보는 횟수가 남들보다 적다면, 만성 탈수 상태가 아닌지 물 마시는 습관을 확인해 보는 것이 좋습니다. 피부 긴장도 검사Skin turgor test를 통해서도 확인할 수 있는데, 손등 피부를 당겼다가 3초 후 놓았을 때 피부가 즉시 돌아가지 않으면 물이 부족한 상태를 의심해 볼 수 있습니다(정확도가 100%는 아님).

물과 피부

피부는 우리 몸의 수분 상태를 가장 먼저 반영하는 기관일 뿐 아니라 그 상태를 쉽게 확인할 수 있는 기관입니다. 피부의 전체적인 탄력과 회복력은 주로 진피 속 콜라겐·엘라스틴 같은 구조가 좌우하지만, 겉으로 느껴지는 탱탱함과 즉각적인 탄력감은 피부에 들어 있는 물(피부의 약 30%는 수분으로 이루어져 있습니다)이 크게 영향을 줍니다. 다시 말해 물이 부족하면 피부가 탱탱해 보이기 어렵고 탄력도 떨어질 수 있다는 말입니다.

피부에서는 진피층이 물을 많이 가지고 있으며, 표피층은 물이 밖으로 잘 빠져나가지 못하게 관리합니다. 건강한 피부는 표피층에 약 20~30%의 물이 유지될 때입니다.

'하루 8잔의 물'이 피부를 좋게 한다는 말은 과학적 근거가 부족한 속설로 여겨지기도 합니다. 그러나 여러 연구를 종합해 볼 때, 평소 물을 충분히 마시지 않던 사람이 물 섭취량을 늘리면 각질층 및 더 깊은 피부의 수분량이 증가할 수 있다는 결과가 있습니다. 평소 물 섭취가 부족한 경우, 즉 만성 탈수 상태가 의심되는 경우, 하루에 물을 2리터 이상 마시면 피부가 촉촉해지고 피부 회복력에 도움이 된다고 합니다.

따라서 계속되는 피부의 건조함으로 힘든 분, 흔히 말하는 '속건조가 있다'고 생각하는 분은 수분 섭취를 어떻게 하고 있는지 점검해 보는 것이 중요합니다. 즉, 수분 보습 화장품만 자꾸 바르기보다는, 먼저 충분한 물을 섭취하고 있는지(최소 하루 2리터 이상), 만성 탈수 상태가 아닌지 확인해야 합니다.

만약 수분 섭취가 부족한 상태라면, 수분 보충을 충분히 해주면서 피부를 건조하게 만드는 요인(건조한 공기, 뜨거운 물에 장시간 노출, 세안 시 과도하게 문지르기, 잦은 각질 제거, 계면활성제가 강한 세안제 사용)을 피해야 합니다.

그러면 물을 얼마나 마셔야 할까요?

2020년을 기준으로 한 국내 연구 자료에 따르면, 성인 총수분 충분 섭취량Adequate Intake, AI은 대략 남성 2.2~2.6L/일, 여성 1.9~2.1L/일입니다(음식+음료 합계). 전체 수분 섭취량의 약 20%는 음식이나 다른 음료를 통해 보충되므로, 순수한 물은 하루에 대략 1,500~2,000mL(2L 전후)를 마시는 것이 좋습니다. 연구에 따르면 우리나라 인구의 68% 정도가 물을 이 기준보다 부족하게 섭취하고 있으며, 물 섭취는 줄고 다른 음료 섭취가 느는 추세이기 때문에 상대적으로 물 섭취 부족은 더 심해지고 있습니다.

외국의 하루 총수분 섭취 기준으로는 '88 방법88 method'으로 불리는 8온스(약 236mL) 물을 8번, 약 1,800mL 이상을 섭취하는 방법, 또는 몸무게에 30mL를 곱하는 방법 등이 있습니다. 이런 방법들도 대략 2리터 전후입니다.

수분 섭취 요구량은 건조한 환경, 난방 상황, 운동하거나 땀을 많이 흘린 경우, 열이 나거나 설사·구토 등의 질환이 있는 경우, 피부 장벽이 깨져 있는 경우, 수유나 임신 중인 경우 등 개개인의 환경에 따라 달라지기 때문에 절대적인 수치가 중요하지는 않습니다. 다만 저는 환자들에게는 최소 하루 2.5리터를 권장합니다. 제가 경험해 봐도 2.5리터를 목표로 해야 실제로 2리터 정도 마시게 되고, 진료실에서 만나는 분들은 대부분 피부 장벽의 문제가 있는 경우가 많아서 조금 더 많은 수분 섭취가 도움이 될 것으로 생각하기 때문입니다.

피부도 몸도 건강하게 지켜주는 보험과도 같은 물을 잘 마시기 위해 제가 실생활에 적용하고 있고 환자들에게도 안내하는 방법을 소개하겠습니다.

건강하게 물 마시는 8가지 방법

① 아침 기상 직후 물 섭취: 밤새 체내 대사 과정에 사용된 물을 보충하고 아침에 소변으로 배출된 수분을 채우기 위해 한 컵 정도 마십니다. 약간의 미지근한 물(체온과 비슷한 정도)이 좋습니다.

② 눈에 잘 띄는 곳에 항상 물컵 두기: 갈증을 느낄 때는 이미 늦은 것이므로 꾸준히, 습관적으로 물을 마셔야 합니다. 직장 책상이나 집 안 눈에 잘 띄는 곳에 늘 물컵을 두시는 것이 좋습니다. 저도 아침에 출근하면 제일 먼저 하는 일이 물컵에 물을 채워서 제 책상 위에 두는 것입니다. 만성 탈수가 오래 지속되면 몸이 갈증 신호를 잘 안 보내기 때문에, 습관적으로 마시는 것이 중요합니다.

③ 운동 전후 물 섭취: 운동 전 물을 많이 마시면 땀 배출에 도움이 되고, 운동 중 땀으로 배출된 수분 보충을 위해 운동 후에도 물을 많이 마셔야 합니다.

④ 식사하기 30분 전 섭취: 소화 기관의 흡수 작용을 돕고, 식욕 조절, 섭취량 조절, 대사 작용 향상에 도움이 됩니다. (식사 중에는 가급적 피하는 것이 좋지만 갈증을 느끼면 마셔야 합니다. 위산 저하가 있는 분들은 주의를 요합니다.)

⑤ 식사 후 2시간 30분쯤 섭취: 먹은 음식이 분해되는 데 물이 많이 필요하므로 두 컵 정도 보충하는 것이 좋습니다.

⑥ 변비가 있는 경우, 아침에 2~3잔을 찬물로 섭취하면 변비 해

소에 도움이 됩니다.

⑦ 항상 마실 수 있는 물을 들고 다니기: 갈증이 날 때마다 마실 수 있고, 일정한 용기를 통해 하루 섭취량을 파악하기 쉽습니다.

⑧ 물은 물로 드셔야 합니다. 차나 커피 말고 진짜 물pure water로 2리터를 마셔야 합니다. 우유나 주스 등은 물water이 아니고 음식food입니다. 갈증이 날 때 우리 몸이 원하는 것은 '음식'이 아니고 '물'입니다.

오늘부터 아침에 한 컵, 식사 30분 전 한 컵, 운동 전후 한 컵처럼 나만의 '정기 납부' 루틴을 정해 보세요. 옅은 레몬색 소변을 목표로, 더운 날이나 운동하는 날은 조금 더. 이렇게 작은 습관이 쌓이면, 피부와 전신 건강을 위한 가성비 좋은 예방 보험이 됩니다.

꿀잠으로 미래를 위한 투자도 하고, 물을 충분히 마셔서 미래를 대비한 보험도 들었습니다. 이제 운동으로 미래를 준비하는 저축을 할 차례입니다.

몇 년 전 운동에 관한 연구로 유명하신 서울대학교 송욱 교수님을 모셔서 강의를 들은 적이 있는데, 그때 교수님께서 "운동은 저축이다"라고 말씀하셨습니다. 참 좋은 비유라고 생각합니다. 근감소증sarcopenia 예방의 중요성에 관해 설명하시면서 30~40대에 열심히 운동해서 근육을 많이 저축해 놓아야 노화aging가 되어도 노쇠frailty가 오지 않는다며 이 비유를 드셨습니다.

송욱 교수님의 의견처럼 노화, 특히 근감소증 측면에서 '저축'인 운동은, 피부기능의학적 측면에서는 추가 금리가 붙는 '특판 저축'이라고 할 수 있습니다. 지금부터 운동이 근육량을 늘려줘서 근감소증을 예방하는 효과(근육 저축) 이외에 어떤 효과가 있어서 추가 금리(운동의 다른 효과)가 붙는다고 한 것인지 알아보도록 하겠습니다.

염증 반응 조절

염증 반응이 오래 지속되는 만성 염증은 여러 피부 질환과 피부 노화의 원인이 되기 때문에, 이를 조절해 주는 것이 매우 중요하다고 여러 차례 말씀드렸습니다. 5E & E도 생활 습관을 조절하고 장 건강을 챙겨서 만성 염증을 조절하기 위한 방법인데, 여러 생활 습관 중에서 특히 운동과 식생활은 염증 반응을 조절할 수 있는 두 가지 중요 조절자로 알려져 있습니다.

운동을 하면 면역세포들이 염증을 줄여주는 여러 가지 물질(항염증 사이토카인)을 만들어내고, 근육에서 분비되는 마이오카인 또한 항염증 효과를 가져옵니다. 마이오카인 중에 아이리신Irisin*이라는 물질이 있는데, 아이리신의 항염증 효과가 여드름과 건선을 호전시킨다는 연구 결과도 있습니다.

근육-장 축을 통한 장내 미생물총 개선

최근 연구들은 운동이 장내 미생물총Gut Microbiota에 미치는 영향이 매우 크다는 것을 보여주고 있습니다. 운동을 하면 장내 세균의 다양성이 높아지고 짧은사슬지방산의 농도를 증가시킵니다. 특히 짧은사슬지방산 중 하나인 낙산(부티르산)은 염증을 감소시키고 인슐린 민감도를 개선하는 데 중요한 역할을 합니다. 이처럼 운동은 '근육-장 축Muscle-Gut Axis'을 통해 장내 환경을 개선합니다.

다만 여러 연구에서 너무 과한 운동은 근육-장 축에 좋지 않은 영향을 줘서 오히려 장내 세균의 불균형 상태를 유발할 수 있다는 점을 강조하고 있습니다. 또한 운동의 장내 미생물 개선 효과를 극대화하려면 식생활 관리가 필수적이라는 연구 결과도 있습니다.

1E를 잘 지키면서 운동을 하는 것이 효과적이라 말할 수 있겠습니다. 그리고 운동으로 인해 변화된 장내 세균의 구성 및 기능은 운동을 중단하면 다시 돌아갈 수 있다고 하니, 식생활 관리와 함께 꾸준히 과하지 않게 운동해야 미래를 위한 저축을 제대로 할 수 있습니다.

피부가 증명하는 운동 저축의 '특별 금리'

① 운동 후 광채

운동을 하면서 기분 좋게 땀 흘리고 샤워한 후에 거울을 봤을 때 피부가 환해지고 광채가 나는 것 같은 상태Post-Exercise Glow를 느껴 본 적이 있으신가요? 이 현상은 운동이 피부의 혈액 순환을 개선해서 피부에 산소와 영양분을 활발하게 공급하고 노폐물을 신속하게 제거하기 때문입니다. 이 외에도 운동은 다음과 같은 효과를 통해 광채 나는 피부를 만들어줍니다.

- 수면 개선: 적절한 운동은 수면의 질을 높여 피부 건강에 좋은 영향을 줍니다.
- 스트레스 해소: 운동은 스트레스를 해소해 주기 때문에 스트레스가 악화 요인으로 작용할 수 있는 피부 질환의 악화를 막아줍니다. 또 운동 자체가 불안을 줄여주는 효과가 있어서 여드름, 습진, 건선과 같이 정서적인 스트레스가 악화시킬 수

있는 피부 질환의 심각도나 발생 가능성을 낮출 수 있습니다.

② 피부 노화를 막는 항염 및 호르몬 효과

운동은 또 피부 노화를 예방할 수 있는데, 그 근거가 되는 메커니즘은 다음과 같습니다.

- 항염증 효과: 노화나 여러 피부 질환은 만성 염증에서 시작됩니다. 운동은 전신적인 만성 염증을 조절하는 데 도움을 줍니다.
- 마이오카인의 분비: 근육은 단순히 움직이는 기관을 넘어 갑상선처럼 내분비 기관으로 작용합니다. 운동할 때 마이오카인이라는 호르몬 유사 물질을 분비하는 것입니다. 마이오카인 중 하나로 특히 주목받는 아이리신은 대사 개선, 지방세포 활성화 등을 도울 뿐만 아니라 피부 건강에 긍정적인 영향을 미칩니다.

어떤 운동을 얼마나 해야 할까?

"Every Move Counts(모든 움직임이 중요하다)!"

이는 2020년에 세계보건기구가 운동의 중요성을 강조하면서 사용한 문구입니다.

세계보건기구는 나이와 상관없이 주 150~300분의 유산소 활동과 주 2일 이상의 근력 운동을 권고했습니다. 여기서 강조하고 있

EVERY MOVE COUNTS
Being active has significant health benefits for hearts, bodies and minds, whether you're walking, wheeling or cycling, dancing, doing sport or playing with your kids.
LIMIT
sedentary time
REPLACE
with some physical activity
ANY IS BETTER THAN NONE
150 minutes PER WEEK
PREGNANT & POSTPARTUM WOMEN
150 to 300 minutes PER WEEK
ADULTS & OLDER ADULTS
60 minutes PER DAY
CHILDREN & ADOLESCENTS
On at least 2 days a week
muscle strengthening activities
ADULTS
On at least 3 days a week
multicomponent activities for balance and strength
OLDER ADULTS
MORE IS BETTER
more than 300 minutes PER WEEK
EVERYONE WHO CAN

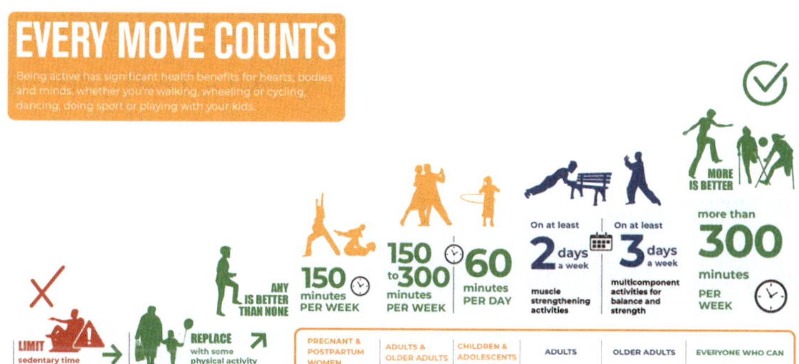

출처: World Health Organization, *WHO guidelines on physical activity and sedentary behaviour: at a glance*, 2020.

는 것은, 꼭 체육관에 가거나 따로 운동할 시간을 내지 않더라도 집안일, 빨래, 아이 돌보기, 장보기, 출퇴근 걷기처럼 일상 속 움직임 자체가 건강에 의미 있는 이득을 만든다는 것입니다.

이런 맥락에서 운동할 시간이 없거나 운동을 적극적으로 하는 걸 꺼리는 환자들에게 제가 권하는 운동은 '계단 오르기'입니다.

바쁜 현대인을 위한 '초단기 고수익' 운동법: 계단 오르기

계단 오르기는 따로 시간을 낼 필요 없이 일상생활에서 신체 활동을 늘릴 수 있는 좋은 대안입니다. 최근 연구에 따르면, 12주간 엘리베이터 대신 계단을 이용하도록 생활 습관을 바꾼 건강한 성인 여성들은 수축기 혈압과 심박수가 감소하고 나쁜 콜레스테롤로 알려진 저밀도지단백콜레스테롤LDL이 감소했습니다. 또한 체력과 근력이 증진되는 효과뿐 아니라 균형 능력도 개선되는 결과

를 보여줬습니다. 심지어 단시간의 계단 오르기만으로도 즉각적인 기분 변화를 경험할 수 있다는 연구도 있습니다. 1분씩 3회의 계단 오르기를 수행한 젊은 성인을 대상으로 한 연구 결과, 참가자들은 계단 오르기를 하지 않은 군에 비해 더 활기차게 느끼고 덜 피로하며 덜 긴장한다고 응답했습니다.

똑똑하게 운동하고 피부 지키기

운동은 피부까지도 좋아지게 해주는 '특별 금리'가 있는 저축이지만, 잘못하면 오히려 마이너스 금리(피부에 좋지 않은 영향)가 될 수도 있습니다. 운동이 가져다주는 특별 금리를 잘 챙길 수 있도록 몇 가지 중요한 팁을 소개합니다.

피부 입장에서 운동의 이점을 최대한 누리려면, 운동 전후의 피부 관리가 중요합니다.

① 운동 전 또는 운동 중 피부 보호

- 화장은 최소한으로: 땀과 화장이 섞이면 모공이 막히기 쉽습니다. 운동 전에 자극 없는 적절한 클렌저로 세안하는 것이 좋습니다.
- 자외선 차단제는 필수: 특히 야외 운동 시에는 피부 노화의 원인이 되는 자외선으로부터 피부를 보호하고 피부암 발생을 예방하기 위해, SPF 30 이상의 광범위 자외선 차단제를 발라야 합니다. 여드름이 있거나 피지 분비가 많은 피부인 경우는

'논코메도제닉non-comedogenic' 제품을 선택하여 모공 막힘을 피해야 합니다.

- 수분 흡수성 의류 선택: 피부에서 나오는 땀을 빠르게 흡수하고 건조시키는 나일론이나 폴리에스터 같은 흡습성 합성 직물을 선택하면 모공 막힘을 예방하고 체온을 유지하는 데 도움이 됩니다.
- 청결 유지: 운동 중에는 깨끗한 수건으로 땀을 부드럽게 닦아내고, 여러 사람이 함께 쓰는 운동 장비는 사용 전후에 소독하여 세균 전파를 막아야 합니다.

② 운동 후 피부 관리

- 즉시 샤워: 땀, 피지, 박테리아를 제거하고 모공을 깨끗하게 유지하기 위해, 운동 후에는 바로 샤워하는 것이 중요합니다.
- 클렌저 활용: 샤워가 어렵다면 살리실산salicylic acid이나 벤조일퍼옥사이드benzoyl peroxide 성분이 포함된 클렌저로 세안이라도 하는 것이 모공이 막히는 것을 막아주고, 여드름 유발 박테리아의 증가 등 피부 마이크로바이옴의 불균형을 예방하는 데 효과적입니다. 단, 피부가 예민한 상태이거나 피부 질환이 있는 상태에서는 이런 성분이 들어 있는 제품을 사용하면 피부 장벽의 손상이 더 심해질 수 있으므로 주의해야 합니다.
- 발 건강: 공용 샤워실이나 라커 룸에서는 백선균(무좀균)이나

사마귀 바이러스 같은 피부 감염의 원인에 노출될 위험이 있으므로 가급적 맨발로 다니지 않도록 주의해야 합니다.

운동은 단순히 보기 좋게 몸을 가꾸는 것을 넘어, 근육 저축을 통해 노년의 삶을 대비하고, 장내 환경을 개선하며, 피부 건강까지 책임지는 최고의 '특별 금리' 저축 수단입니다. 오늘부터 엘리베이터 대신 계단을 이용하며 자신의 미래를 위한 진정한 재테크를 시작해 보시길 바랍니다.

더 알아보기

아이리신Irisin

운동을 통해 근육에서 생성되는 것으로 알려진 아이리신은 우리 몸의 대사를 조절하는 역할을 하는 호르몬 유사 펩타이드(마이오카인 및 아디포카인)입니다. 아이리신은 주로 골격근과 지방 조직에서 생성되며 '운동 호르몬'이라고도 불립니다.

'아이리신'이라는 명칭은 2012년 하버드 의과대학의 브루스 슈피겔만 연구실에서 발표한 《네이처》 논문에서 처음 사용되었습니다. 그리스 신화에 나오는 이리스Iris에서 따왔다고 합니다. 이리스는 신들의 전령사 역할을 하는 여신입니다. 무지개가 의인화된 신으로, 무지개처럼 천상과 인간 세계의 지상을 오가고 바닷속과 지하 세계까지 두루 다니며 신들의 심부름을 하는 역할을 합니다. 운동을 하면 근육에서 만들어지는 물질이 피부를 포함해 전신을 구석구석 다니며 이리스 여신처럼 전령사로 작용하기 때문에 붙여진 이름입니다.

아이리신은 항염증 및 항산화 특성을 가진 것으로 알려져 있으며, 이러한 특성으로 인해 피부에도 좋은 영향을 줄 수 있습니다. 피부에 미치는 영향 및 피부 질환과의 연관성은 최신 연구를 통해 살펴보겠습니다.

- 건선: 건선 환자 그룹은 건강한 대조군에 비해 혈청 및 타액 아이리신 수치가 유의미하게 낮았습니다. 아이리신 수치는 건선 중증도(PASI 점수)와 음의 상관관계를 보였습니다. 즉, 아이리신 수치가 높으면 건선의 심한 정도가 덜하고, 아이리스 수치가 낮을수록 건선이 더 심해질 수 있습니다. 이는 아이리신이 건선 중증도를 나타내는 표지자일 수 있음을 시사합니다.
- 여드름: 여드름 환자 그룹은 건강한 대조군보다 혈청 아이리신 수치가 유의미하게 낮았으며, 아이리신 수치는 여드름이 심해질수록 유의미하게 감소했습니다.
- 만성 특발성 두드러기Chronic Spontaneous Urticaria, CSU: CSU 환자 그룹은 건강한 대조군보다 아이리신 수치가 유의미하게 낮았으며, 이는 아이리신이 CSU의 발병 메커니즘에서 역할을 하거나 질병의 중증도를 보여주는 표지자일 수 있음을 시사합니다.
- 모발 성장 촉진 가능: 아이리신은 모발 성장 주기를 자극하고 모발의 길이를 길어지게 한다는 것이 동물 실험 연구를 통해 확인되어 탈모 치료에 잠재적인 치료제가 될 수도 있습니다.

종합하면, 운동을 하면 피부 질환도 좋아지고 탈모 증상도 완화될 수 있다는 추측을 해볼 수 있습니다. 역으로, 똑같이 약을 먹고 치료받아도 운동을 하지 않으면 결과가 좋지 않을 가능성이 높아질 것이라는 생각도 해볼 수 있습니다. 이제부터 운동을 할 때면, 아이리신이라는 요정들이 근육에서 피부까지 좋은 소식을 전해주고 있는 상상을 해보는 것은 어떨까요?

5E Erase Stress & Painful Memory

모든 병은 마음으로부터 옵니다

피부기능의학적인 방법들이 어렵고 복잡해 보이지만, 결국은 잘 먹고 잘 내보내고 잘 자고 마음 편한 것이라 할 수 있습니다. 1E부터 4E까지는 잘 먹고 잘 내보내고 잘 자는 부분에 대해 살펴봤습니다. 이제 마음을 편히 갖는 것이 얼마나 중요한지, 그러려면 어떻게 해야 하는지에 대한 5E를 알아볼 차례입니다.

5E & E의 모든 단계가 다 중요하지만, 마지막 단계인 5E가 잘되지 않으면 그리다 만 그림처럼 불안정한 상태가 됩니다. 임상적으로도 긍정적인 마음으로 마음의 평안을 잘 유지하는 환자들은 치료 경과도 빠르고 재발이 잘 안되거나 재발이 되더라도 빨리 정상화되는 경우가 많습니다. 시술이나 항노화 치료의 경우도 마찬가

지입니다. 반면에 부정적인 성향이 있고 걱정이 많은 분들은 환자도 저도 만족스럽지 못한 결과를 보여 안타까울 때가 많습니다.

앞서 피부는 발생학적으로 신경계와 떼려야 뗄 수 없는 관계이기 때문에, 생각하는 것이 모두 피부에 나타날 수밖에 없다고 말씀드렸습니다(48쪽 참고). 이를 '피부-뇌(신경) 축'이라고 표현합니다. 최근에 이런 관계를 다루는 학문을 정신(심리)피부과학psychodermatology으로 부르기도 합니다.

피부는 마음의 거울: 심신의학의 이해

우리는 보통 피부 문제를 겉으로 드러나는, 단순히 외적인 문제로만 생각합니다. 하지만 마음이 흔들리면 피부도 그 변화를 고스란히 받아들입니다. 의학에서는 이를 심신의학Mind-Body Medicine이라고 부르며, 마음과 몸이 서로 영향을 주고받는 과정을 깊이 연구하고 있습니다.

사실 피부와 마음이 연결되어 있다는 것은 아주 오래전부터 몸속에 새겨진 진실입니다. 태아가 자라날 때 피부와 신경은 같은 뿌리에서 만들어집니다. 이때 생겨난 밀접한 관계는 우리가 세상에 태어난 이후에도 계속 이어집니다. 그래서 마음에 큰 변화가 생기면 신경을 타고 그 신호가 피부로 그대로 전달됩니다. 물론 좋은 마음의 변화도 영향을 주지만, 그렇지 않은 마음의 변화가 피부를 힘들게 합니다.

대표적인 예가 정신적인 스트레스입니다. 스트레스를 받으면 몸속에서 작은 경보 시스템이 작동합니다. 의학적으로는 '시상하부-뇌하수체-부신 축HPA axis'이라 부르는데, 쉽게 말하면 위기 상황에 대비하는 반응입니다. 이 과정에서 코르티솔 같은 스트레스 호르몬이 분비되어 피부 속 세포와 면역 체계를 흔들어 놓습니다. 그 결과 피부 장벽은 약해지고 수분을 지키는 힘이 떨어지며(TEWL 증가), 염증이 생기기 쉬워집니다. 여드름이나 아토피, 건조한 피부가 스트레스를 받으면 더 심해지는 것도 이 때문입니다.

마음이 불안하거나 긴장할 때는 또 다른 변화가 일어날 수 있습니다. 신경 말단에서 '서브스턴스 Psubstance P'라는 물질이 분비되는데, 이 물질은 피부의 면역세포를 자극해 가려움과 붉은 기를 불러옵니다. 작은 발진이 나타나기도 하지요. 스트레스가 가려움증과 피부 트러블을 키우는 배경에는 바로 이런 '신경과 면역의 대화'가 숨어 있습니다(이를 의학 용어로는 신경염증neuroinflammation이라고 부릅니다).

스트레스 상황이 피부에 영향을 줄 수 있는 또 하나는 자율신경계의 변화입니다. 스트레스 상태가 되면 자율신경계의 균형이 무너집니다. 특히 교감신경이 지나치게 활성화되면, 혈관이 쉽게 확장되거나 수축하여 얼굴이 붉게 달아오르거나 두드러기가 심해집니다. 교감신경이 활성화되면 그 자체로 피부의 장벽 기능이 떨어질 수 있다(TEWL 증가)는 연구 결과도 있습니다.

반대로 마음이 편안해지고 부교감신경이 활성화되면 피부 혈류가 안정되어 얼굴빛이 한결 맑아집니다. 결국, 피부는 마음의 상태를 비추는 거울이라 할 수 있습니다. 스트레스를 잘 관리하고 마음의 안정을 유지하는 것이 건강한 피부를 위한 가장 근본적인 방법 중 하나입니다.

마음을 흔드는 피부 질환

반대로 피부의 문제가 마음에 영향을 줄 수도 있습니다. 특히 얼굴, 팔, 손처럼 눈에 잘 띄는 부위에 병변이 생기면, 환자는 피부병보다 더 무거운 마음의 병을 얻게 됩니다. 여드름, 아토피 피부염, 건선, 백반증 같은 질환을 겪는 사람들은 종종 낮은 자존감과 수치심, 깊은 슬픔, 그리고 사회적 관계에서 멀어지는 고립감을 경험합니다.

이러한 심리적 고통은 단순한 기분 저하를 넘어 불안이나 우울증 같은 정신과적 문제로 이어질 수 있습니다. 일부 연구에서는 심지어 자살 생각의 빈도 증가와도 연관이 있다고 알려져 있습니다. 그만큼 피부 질환이 삶의 질을 심각하게 떨어뜨린다는 것입니다.

심리적 덫, 파국화

피부 질환 환자들이 흔히 빠지는 심리적 함정이 있습니다. 이를 파국화Catastrophizing라고 부르는데, 어떤 상황에서 실제보다 훨씬 나쁜 결과를 미리 상상하며 절망하는 마음가짐을 뜻합니다. 예를 들어, 피부 증상이 악화될 때 환자는 '이 병은 평생 낫지 않을 거야'라고 생각하며 아직 오지 않은 미래를 최악의 모습으로 그립니다. 특히 오랫동안 피부 때문에 고생하다가 만난 의료진에게서 비관적인 이야기를 들은 환자들이 이런 파국화 현상을 많이 경험하는 것 같습니다.

실제로 만성 가려움증 환자를 대상으로 한 연구에서, 부정적인 사고(끝없이 같은 생각을 되풀이하는 반추, 작은 변화를 크게 느끼는 확대, 아무것도 할 수 없다는 무력감 등)가 실제로 가려움의 강도, 빈도, 지속 시간을 더 심하게 만드는 것으로 나타났습니다. 피부 질환, 특히 고질적인 가려움증을 치료하는 데 있어 약물이나 연고만큼 중요한 것이 바로 이러한 부정적인 마음의 방향을 바꾸는 일입니다.

수년 동안 가려움증 치료를 다양하게 시도하다가 '절대로 내 피부 증상은 나아질 수 없다'는 생각을 가진 채 저를 찾아오시는 분들을 종종 만납니다. 이런 분들에게 "시간이 좀 걸릴 수는 있지만 가려움증은 분명 좋아질 수 있습니다. 지금의 비관적인 생각을 잠시 내려놓으세요"라고 말씀드리면, 며칠 사이 가려움증이 거의 사라지는, 기적 같은 변화를 경험하는 경우도 있습니다.

이처럼 파국화적인 사고를 줄이고 불안과 절망을 관리하는 심리치료와 인지 훈련은, 증상을 완화하고 삶의 질을 지키는 강력한 도구가 될 수 있습니다.

피부를 치유하는 마음 관리, 네 가지 실천

피부 질환이 삶에 가져오는 스트레스와 불안은 단번에 없애거나 피하기 어렵습니다. 중요한 것은 스트레스 자체가 아니라 그에 어떻게 반응하고 대처하느냐입니다. 마음을 건강하게 돌보는 것은 피부 질환 악화의 악순환을 끊고 치료 효과를 높이는 데에도 큰 힘이 됩니다.

1) 마음챙김: 지금 이 순간에 몰입하기

피부 증상으로 인해 힘들고 마음이 복잡할 때, 잠시 멈춰 지금 이 순간에 주의를 기울여보세요. 마음챙김Mindfulness 명상은 '현재의 순간에, 좋은 것도 나쁜 것도 판단하지 않고, 오롯이 나의 감각과 감정에 집중하는 것'입니다.

연구에 따르면, 마음챙김 명상을 실천한 사람들은 사회적 불안이나 우울, 피부에 대한 수치심 등의 심리적 고통이 줄어들고 삶의 질이 높아집니다. 특히 '인식하며 행동하기' 능력이 높을수록 심리적 고통이 일관되게 낮게 나타났습니다. 이는 현재의 순간에 집중하는 것이 걱정이나 부정적인 생각에 몰두하는 반추 과정을 줄이는 데 도움이 되기 때문입니다.

명상 수련자들을 대상으로 한 장기간 연구에서도 명상은 급성 스트레스 반응을 완화하고, 피부가 붉어지는 신경성 염증 반응을 감소시키는 것으로 나타났습니다.

2) 감사하기: 긍정의 힘을 키우는 방법

고마운 사람이나 감사한 순간을 떠올리고 간단히 적어보는 것만으로도 마음은 크게 달라집니다. 감사를 느끼고 표현하는 습관은 우울증을 줄이고, 긍정적인 감정을 키우며, 스트레스를 완화하는 데 효과적입니다. 실제로 감사 일기를 쓰거나 감사한 순간을 자주 떠올리는 사람들은 약을 잘 챙겨 먹거나 운동을 더 열심히 하는 등 건강을 위한 행동을 좀 더 적극적으로 실천한다고 합니다.

더 놀라운 것은, 감사의 마음을 오랜 기간 가져온 집단에서는 모든 원인에 의한 사망률도 감소했다는 연구 결과가 있다는 점입니다. 매일 감사 일기를 쓰거나 감사를 느끼는 대상에게 정기적으로 감사 노트를 쓰면서 감사함을 되새기는 것이 피부 건강에도 도움을 줄 수 있습니다.

3) 음식을 통한 마음 치유

우리의 몸과 마음을 조절하는 중요한 기관 중 하나가 바로 장내에 사는 미생물, 마이크로바이옴입니다. 이 미생물들은 감정의 조절자이기도 해서, 우리가 무엇을 먹느냐에 따라 기분도 바뀔 수 있습니다. 특히 초가공식품(공장에서 여러 과정을 거쳐 만들어지는 스낵, 음료, 인스턴트식품 등)을 자주 먹는 사람은 우울감이나 정신적 고통이 더 크다는 연구 결과가 있습니다.

반대로, 자연 그대로의 식재료를 활용한 음식(홀푸드)을 먹으면 장내 미생물도 건강해지고, 피부와 마음 모두에 긍정적인 변화를 가져올 수 있습니다. 5E & E의 첫 번째 항목인 1E를 잘 기억하시면서 식탁에 신선한 채소와 제철 과일을 올리는 것부터 시작해 보세요.

4) 미주신경 깨우기: 내 몸과 마음을 이완시키는 지혜

우리 몸에는 '미주신경'이라는 신경이 있습니다. 이 신경은 부교감신경계의 일원으로, 뇌에서 심장, 폐, 내장 기관까지 이어지며 우리 몸이 쉴 때 활발히 작동합니다. 미주신경을 잘 자극하면 몸과 마음이 이완되고, 염증도 줄어들며, 피부 질환을 개선하는 데 도움이 됩니다.

일상에서 쉽게 실천할 수 있는 미주신경 활성화 방법을 소개합니다.

- 기도나 명상을 하며 내면의 시간을 갖습니다.
- 노래를 부르거나 허밍을 하는 등 성대를 움직여주는 가벼운 보컬 운동을 합니다.
- 샤워 마지막에 찬물로 마무리합니다.
- 천천히, 깊이 음식을 맛보며 식사합니다. 음식의 맛과 향을 느끼며 천천히 먹으면 미주신경이 활성화됩니다.
- 감사 노트를 씁니다. 감사하는 마음 자체가 미주신경을 활성화합니다.

피부는 우리 몸에서 가장 크고 눈에 보이는 장기이면서, 동시에 마음의 상태를 가장 정직하게 반영하는 기관입니다. 만성적인 피부 질환으로 고민하는 분들에게 꼭 말씀드리고 싶은 것이 있습니다. 피부에 약을 바르고 치료받는 것만큼이나, 스트레스를 관리하고 오늘 하루 감사할 일에 마음을 여는 내면의 치유가 중요하다는 점입니다.

작은 변화 한두 가지라도 오늘부터 시작해 보세요. 작은 실천이 쌓여 피부와 마음이 모두 건강해질 수 있습니다. 5E의 핵심을 잘 나타내는, 제가 좋아하는 말씀 한 구절을 이 장의 마지막에 나누고 싶습니다.

"사랑하는 친구여, 그대의 영혼이 건강한 것처럼 몸도 건강하고, 하고자 하는 모든 일이 다 잘되기를 기도합니다." (요한삼서 1장 2절)

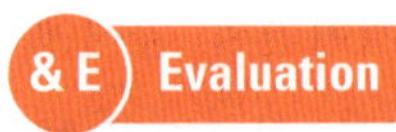

피부기능의학적 검사로 내 피부와 몸 상태 알아보기

피부기능의학적으로 피부 질환을 관리하고 웰에이징을 준비하는 데 있어, 1E~5E에서 강조한 생활 습관 조절과 장 건강 유지가 가장 핵심적입니다. 이러한 과정을 보다 효율적이고 체계적으로 실천하기 위해서는 개인의 몸 상태를 세밀하게 파악할 수 있는 검사들이 꼭 필요할 때가 있습니다.

예를 들어, 피부와 면역 회복에 필요한 영양소가 충분한지, 체내 호르몬이나 자율신경계의 균형은 잘 맞는지, 염증이나 당독소 수치가 증가되어 있지는 않은지, 장내 미생물의 불균형이 없는지 등을 알아보는 것입니다.

여기서는 각 검사에 대한 자세한 원리나 해석보다는, 피부기능의학적으로 실제 임상에서 자주 활용되는 검사에 어떤 것들이 있고, 왜 도움이 되는지에 초점을 맞춰 간략하게 소개하고자 합니다.

기능의학적 혈액 검사

보통 환자들에게 혈액 검사를 하자고 하면 건강검진에서 별문제 없었다고 말씀합니다. 그러면 검사지를 가져오시라고 해서 검토한 후 필요한 부분만 추가로 검사하기도 합니다. 그런데 검진상 문제없어 보이는 결과지도 기능의학적 기준으로 보면 많은 것들을 볼 수 있습니다.

왜 이런 차이가 있는 것일까요? 바로 정상 범위normal range와 적정 범위optimal range의 차이 때문입니다. 정상 범위는 특정 집단의 특성을 통계적으로 조사하여 '대부분이 해당되는' 수치 구간입니다. 따라서 어떤 검사의 결과 수치가 일반적인 건강 상태에 속하는지의 여부를 판단하는 기준이 됩니다. 적정 범위는 건강 상태를 유지하거나 질병의 발생을 예방하고 치료를 효과적으로 진행하기 위해 '바람직한 목표'로 설정한 수치 구간입니다.

즉, 건강검진 수치상 아무 이상이 없어도, 기능의학적 기준에서 영양소 부족, 만성 스트레스, 염증성 변화 등 조기 징후를 발견할 수 있습니다. 이 때문에, 정상 범위 안에 있다고 해서 반드시 건강하다고 볼 수만은 없으며, 최적의 건강 상태(웰빙 센스)를 이루기 위해서는 적정 범위를 참고하여 생활 습관을 조절할 필요가 있습니다.

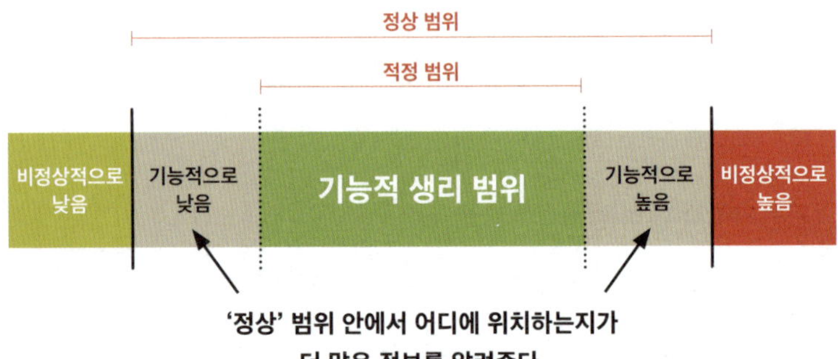

당독소 검사

손가락 등 피부를 당독소 측정기(AGEs 리더기)에 대고 비침습적으로 측정하거나, 혈액으로 당독소의 전구체를 확인합니다.

비타민 C 검사

우리 몸에 비타민 C가 얼마나 있는지, 소변 검사를 통해 빠르고 간편하게 확인하는 방법입니다.

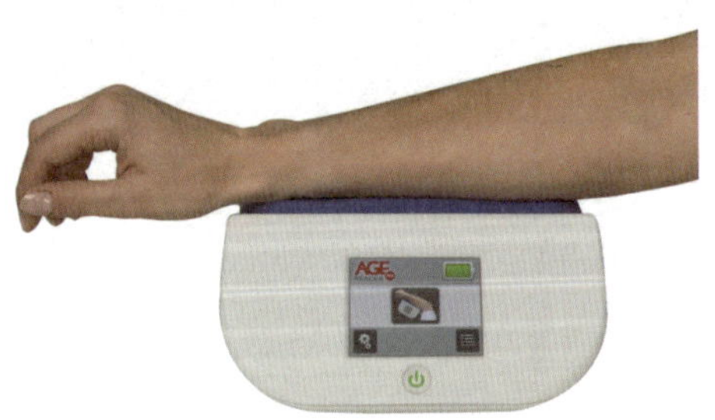

당독소 측정기로 피부에 축적된 당독소를 측정

자율신경계 검사(HRV 검사)

심장의 박동 간격 변화를 측정해 스트레스와 회복력, 자율신경계의 균형 상태를 파악하는 검사입니다. 피부 장벽 기능에 자율신경계의 변화가 직접적 영향을 줄 수 있고, 염증 상태나 면역계의 상태도 파악할 수 있기 때문에 피부기능의학적으로 매우 중요한 검사입니다.

유기산 검사

소변 속에 포함된 여러 대사산물을 분석해 에너지 대사, 세포 노폐물, 영양소 상태 등을 종합적으로 체크합니다.

모발 미네랄 검사

머리카락을 소량 채취하여, 우리 몸에 쌓인 미네랄이나 중금속, 영양 상태나 독소 노출 여부를 평가하는 검사입니다.

만성 음식 불내성 검사

특정 음식이 몸에 미치는 영향을 혈액을 통해 확인합니다. 상기간의 소화불량, 부종, 피부 문제 등 만성적인 질환이나 증상의 원인을 파악하는 데 도움이 됩니다. 특히 위산 저하증이나 소장세균과다증식, 장 누수 증후군이 의심되는 환자들에게 꼭 필요한 검사입니다.

텔로미어/에피클락 검사

유전자 검사를 통해 생물학적 나이와 노화의 속도를 알아보는 검사입니다.

수소 호기 검사

숨을 내쉴 때 나오는 수소 농도를 체크하여, 소장세균과다증식을 진단하고 장내 세균의 불균형 상태를 확인하는 데 도움이 되는 검사입니다.

장내 세균 검사

대변을 검사하여 장 속 유익균과 유해균의 종류와 균형, 장내 세균의 다양성 등 전반적인 장 건강 상태를 점검합니다.

타액 호르몬 검사

침을 채취해 스트레스 호르몬(코르티솔 등)을 비롯한 여러 호르몬의 하루 중 변화를 손쉽게 확인할 수 있습니다.

요오드 부하 검사

요오드 캡슐이나 용액을 일정량 복용한 뒤, 정해진 시간 동안 소변 내 요오드 배출량을 측정하는 검사입니다. 우리 몸에 요오드가 충분한지, 갑상선 기능에 문제가 없는지를 평가하는 데 사용됩니다.

각 검사는 몸의 여러 기능적 이상이나 미세한 변화를 조기에 발견하고, 개인별 건강 관리와 피부 개선을 하는 데 큰 도움이 됩니다. 본인에게 어떤 검사가 필요한지는 의사의 진료를 받고 결정하는 것이 가장 좋습니다.

5장

제 피부도 좋아질 수 있나요?

피부과 진료실에서 많이 듣는 질문들

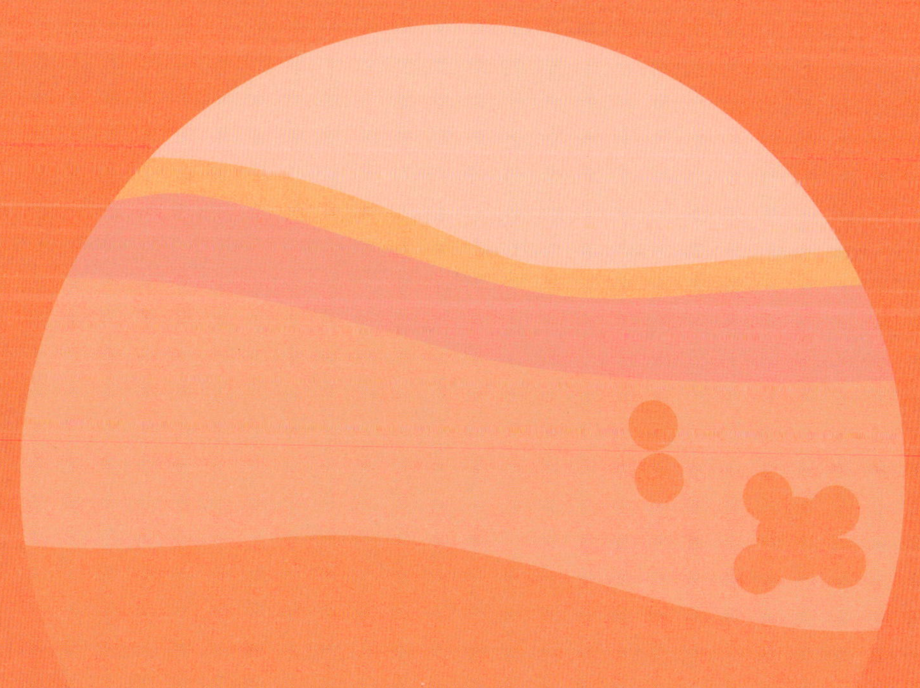

비싼 치료를 다 해도 왜 저는 효과가 없을까요?

대표적인 피부 노화의 증상인 탄력 저하나 주름 치료를 위해 써○○나 울○○ 같은 고가의 치료를 반복적으로 하는데도 효과가 없다고 말씀하는 분들이 있습니다. 이때 가장 중요한 것은 적절한 함수였는지를 확인하는 것이라고 피부 노화를 다룬 3장을 시작하며 말씀드렸습니다. 경험이 많고 피부에 대한 전문 지식을 가지고 있는 피부과 전문의로부터 적절한 시술을 받았음에도, 즉 나에게 잘 맞는 함수를 선택했는데도 좋은 효과, 즉 함수에 맞는 결괏값(y)이 나오지 않는다면 x값, 즉 내 피부의 변수가 문제일 수 있습니다. 이때 중요한 요인 중 하나가 피부의 당독소입니다.

당독소는 피부 세포에 직접적인 손상을 주어 주름, 탄력 저하,

색소 침착 등 다양한 노화 현상을 가속합니다. 당독소는 우리 몸속에서 혈액 속 포도당(환원당)이 단백질이나 지질 같은 다른 물질과 결합하여 비효소적으로 생성되는 최종당화산물입니다. 음식물을 고온에서 조리할 때 갈색으로 변하는 '마이야르 반응'과 유사한 반응이 우리 몸 안에서도 일어납니다. 피부는 특히 당독소의 축적에 취약하며, 이러한 축적은 피부의 구조와 기능에 여러 가지 부정적인 변화를 가져옵니다.

- 눈에 보이는 피부 노화 현상 촉진: 당독소는 피부 노화의 주요 원인 중 하나로 작용하여 주름 증가, 탄력 감소, 피부 칙칙함, 피부 처짐 등이 시각적으로 나타납니다. 고당분 식단은 피부를 붉고, 노랗고, 어둡게 만들 수 있습니다.
- 콜라겐 및 엘라스틴 섬유 파괴: 피부의 탄력을 유지하는 핵심 요소는 바로 콜라겐과 엘라스틴이라는 단백질 섬유입니다. 당독소는 이 콜라겐과 엘라스틴 섬유에 달라붙어 파괴를 유발하고, 이들 섬유가 제 기능을 하지 못하게 변성시킵니다. 이로 인해 피부 구조가 약해지고 주름이 깊어지는 것입니다.
- 염증 반응 및 세포 손상: 당독소는 피부 세포의 '당독소 수용체'와 결합하여 염증 반응을 유발하고 산화 스트레스를 증가시킵니다. 이 반응은 염증 유발 경로를 활성화시키고, 콜라겐과 엘라스틴을 파괴하는 효소(매트릭스 메탈로단백질분해효소(MMP2/3/9))의 발현을 증가시켜 피부 노화를 가속합니다.

- 색소 침착 유발: 당독소는 멜라닌 생성을 유도하고 멜라닌 생성에 관여하는 효소(티로시나아제)의 활성을 높여 색소 침착을 유발할 수 있습니다. 이는 피부 톤을 불균일하게 만들고 기미나 잡티를 더 심하게 할 수 있습니다.
- 자외선과의 시너지 효과: 자외선에 의한 산화 스트레스는 당독소의 형성을 가속하여 피부 노화를 더욱 심화시키는 악순환을 일으킵니다.

따라서 당독소 관리를 하지 않은 상태로 노화 피부를 치료하는 것은 밑 빠진 독에 물 붓기와 비슷하다고 할 수 있습니다. 그러면 노화 피부에 대한 각종 시술의 효과를 극대화하고 피부 노화를 늦추는 방법에는 어떤 것들이 있을까요?

생활 습관 관리

피부 노화를 가속하는 당독소의 영향을 줄이기 위해서는 생활 습관 전반에 걸친 관리가 필수적입니다(5E & E를 잘 기억하고 실천하시면 도움이 됩니다).

- 똑똑한 식단 관리

- 당독소 함량이 높은 음식 줄이기: 굽거나 튀기는 등 고온에서 조리된 육류, 가공육, 과자, 시리얼, 토스트, 설탕이 많이 들어

간 음료, 즉석식품 등은 당독소 함량이 높으므로 섭취를 제한하는 것이 좋습니다.

- 저온/습식 조리법 활용: 음식을 조리할 때는 튀기기, 굽기, 볶기 대신 삶기, 찌기, 끓이기와 같은 습식 조리법을 활용하여 당독소 생성을 최소화합니다. 예를 들어, 고기는 튀기거나 굽는 대신 삶거나 쪄서 먹는 것이 좋습니다(삼겹살 대신 수육을 선택하면 당독소를 줄일 수 있습니다).
- 식이 섬유 및 항산화 성분이 풍부한 식품 섭취: 과일, 채소, 콩류, 생선, 가금류, 통곡물 등 건강한 식단을 중심으로 섭취합니다. 특히 채소를 먼저 먹고 탄수화물을 나중에 먹는 식사 순서는 혈당 스파이크를 줄여 당독소 생성을 억제하는 데 도움이 됩니다.

• 충분한 수면: 하루 7시간 이상의 숙면이 필요합니다.

• 운동: 운동 부족은 당독소 생성을 증가시킬 수 있습니다.

• 장 건강 관리: 장내 세균의 불균형은 당독소 생성을 촉진하고 분해를 저해합니다. 평소 설사, 변비가 있거나 식후 가스가 차는 증상 등이 있으면 장내 세균 불균형에 대한 진료가 필요합니다.

반복적으로 노화 피부를 위한 시술을 받는데도 만족스럽지 못한 결과를 얻고 있다면, 당독소도 측정해 보고 식생활과 생활 습관을 5E & E를 토대로 점검해 보기를 권합니다.

아토피 피부염도 치료가 되나요?

"네. 원장님 말씀대로 잘 따라오시면 분명 좋아질 수 있어요."

어릴 때부터 아토피로 고생하고 있는 대학생 자녀와 함께 내원한 어머님께 저희 직원이 이렇게 말씀드리는 걸 우연히 들은 적이 있습니다. 그 말을 들으면서 '정답!'이라는 생각을 했습니다.

저도 진료 중에 아토피 환자가 치료를 모두 마치고 '졸업'하는 모습을 여러 번 봤습니다. 저희 병원에서는 아토피 증상이 충분히 호전되어 정기 진료가 더 이상 필요 없을 때 환자에게 "이제 졸업하셔도 됩니다"라고 말씀드리는데, 이렇게 졸업하기 위해서는 그 어떤 약보다 더 중요한 것이 있습니다. 바로 환자의 '실천'과 '꾸준함'입니다. 지금부터 그 이유를 자세히 설명하겠습니다.

우리가 흔히 받는 아토피 치료를 떠올려보면 대개 다음과 같습니다. 면역 반응을 조절하고 염증을 가라앉히는 스테로이드나 면역조절제를 바르고, 가려움증을 줄여주는 항히스타민제를 복용하죠. 증상이 더 심하면 경구 스테로이드나 면역억제제를 사용하기도 합니다. 또한 대부분 보습이 중요하다는 것을 알고 있어서 매일 열심히 보습제를 바릅니다. 이렇게 해서 일상생활에 지장을 받지 않을 정도로 좋아지는 분도 있지만, 이런 치료에 반응하지 않는 환자도 적지 않습니다.

30대 초반의 C 씨 역시 그런 경우였습니다. 어릴 때부터 아토피 피부염으로 고생하며 병원, 한의원, 민간요법까지 다 해봤지만 효과가 없었습니다. 내원 당시에는 부작용이 적은 면역조절제 연고를 아주 소량씩 바르는 정도로 관리하고 있었습니다. 식생활도 나름 관리해 보았습니다. 밀가루를 끊고 된장국이나 흰쌀 같은 '좋은 음식'만 먹었다고 합니다. 하지만 별다른 호전이 없자 결국 식단 관리도 그만두고, 그냥 치료를 포기한 상태라고 했습니다.

결혼을 앞두고 내원한 C 씨를 위해, 저는 "지금이라도 제대로 치료해 봅시다"라고 말한 뒤 필요한 검사를 시행했습니다. 그리고 피부기능의학적 방식인 5E & E에 따라 치료를 시작했습니다.

제가 한 것은 검사와 그 결과에 따른 처방이었고, 그 외의 대부분은 환자가 직접 실천해야 하는 부분이었습니다. 식생활, 수면, 수분 섭취, 운동, 마음챙김 등 모든 생활 습관이 치료의 핵심입니다. C 씨는 제가 권유한 대로 꾸준히 실천했고, 몇 달 만에 아토피

	C 씨의 생활 습관	치료 과정
1E	• 한식 위주로 먹으려 노력 • 기름진 음식, 밀가루 좋아함 • 당독소 함유 음식 섭취	• 밀가루, 설탕, 유제품, 가공 음식, 당독소 함유 음식 제한 • 만성 음식 불내성 검사에서 양성으로 나온 음식 제한(좋은 음식이라고 생각하고 쌀밥과 된장국, 견과류를 자주 먹었는데, 검사상 쌀과 된장을 포함해 자주 섭취하는 음식에서 다수 양성 반응 나옴)
2E	• 물 세안 후 보습제 바름	• 자극 없는 세안제 사용 권유
3E	• 과민성대장증후군 • 식후 더부룩함과 가스	• 검사상 위산 저하, 소장세균과다증식, 장내 세균 불균형 진단됨 • 필요한 치료 시행
4E	• 자정 이후 취침 • 물 잘 안 마시고 커피 여러 잔 마심 • 운동은 최근 중단한 상태	• 11시 이전 취침하고 7시간 이상 취침 권유 • 물을 하루 2리터 이상 섭취하고 커피는 하루 한 잔 권유 • 운동 시작 권유(평소에 계단 오르기 생활화)
5E	• 피부 때문에 스트레스받음	• 스트레스가 피부에 줄 수 있는 좋지 않은 영향 설명 • 지금 열심히 치료도 받고 생활 습관 조절도 하고 있어서 곧 좋아질 것이라고 격려
& E		• 필요한 검사 시행 후 결과에 따른 처방(전문 영양 치료로 부족한 영양분을 보충하고 피부와 장 기능의 회복을 촉진)

가 있었던 피부라고 생각하기 어려울 만큼 피부가 좋아졌습니다. 과민성대장증후군 증상이 있던 장도 함께 회복되어 친구들과 여행, 캠핑도 마음 편히 다닐 수 있게 되었습니다.

그동안 식단 관리가 효과가 없었던 이유는 '일반적으로 좋은 음식'(된장, 쌀밥, 견과류 등)이 C 씨의 장에서는 오히려 면역 반응을 일으키는 음식이었기 때문입니다. 즉, 밀가루를 끊는 노력은 했지만, 근본적 원인인 장의 면역 반응은 해결되지 않았던 것입니다. 이처럼 경우에 따라서는 검사를 통해 개인 맞춤형 접근을 하는 것이 매우 중요합니다.

20년 넘게 C 씨를 힘들게 했던 아토피가 호전된 이유는, 피부만이 아니라 피부와 장의 연결 축이 함께 좋아졌기 때문입니다. 아토피 피부염은 피부-장 축의 불균형이 질환의 발생과 악화에 깊이 관여하는 대표적인 질환입니다. 따라서 기존 방식의 치료에도 불구하고 자주 재발하거나 잘 낫지 않는 경우에는, 피부-장 축에 영향을 줄 수 있는 장의 상태와 영양 상태, 식생활 등의 생활 습관을 점검해 봐야 합니다. 피부기능의학적 접근에 환자의 의지와 노력이 더해진다면, 아토피 피부염은 충분히 치료가 가능한 질환입니다.

빨간 얼굴 때문에 너무 힘들어요
- 주사 환자들을 위해

피부기능의학적인 접근을 꾸준히 연구하고 진료에 적용하게 된 이유 중 하나는, 안면 홍조와 주사로 오랫동안 고통받는 환자들 때문이었습니다. 진료하다 보면, 얼굴이 달아올라 잠을 이루지 못하거나 직장에서 타인의 시선을 의식해 힘들어하는 분들을 자주 만나게 됩니다. 일반적인 약물 치료나 레이저 치료에 반응이 좋은 경우도 있지만, 증상이 반복되거나 치료 반응이 좋지 않은 분들은 절망감에 빠지기도 합니다. 특히 "평생 약을 먹어야 한다", "완치는 불가능하다"라는 말을 듣고 마음이 힘들어져서 정신과적 치료까지 병행하는 분들도 적지 않습니다. 진료실에서 이런 분들을 만나면 제가 꼭 드리는 말씀이 있습니다.

"시간은 걸릴 수 있지만, 반드시 좋아질 수 있습니다."

이 말을 듣고 눈물을 흘리는 분들도 계십니다. 그만큼 오랜 시간 괴로워하셨기 때문입니다.

왜 주사는 치료가 어려울까?

주사rosacea는 단순한 피부 질환이 아닙니다. 병태생리가 복잡하고 여러 요인이 얽혀 있는 다인자적 질환이기 때문입니다. 다행히 최근 연구를 통해 주사는 '피부만의 문제'가 아니라 몸 전체의 염증 반응과 신경·면역계의 균형 이상이 함께 작용하는 것임이 밝혀지고 있습니다.

다시 말해, 얼굴이 붉어지고 달아오르는 이런 피부 증상은 피부를 통해 보내는 신호, 즉 전신적인 만성 염증 상태를 보여주는 것으로 접근해야 근본적인 치료가 가능한 질환입니다. 지금부터 이렇게 복잡한 질환인 주사를 잘 치료하기 위해서는 어떻게 해야 하는지를 간략하게 안내하려 합니다.

주사의 증상을 심하게 할 수 있는 요인을 피하는 것이 치료의 시작이다

주사는 환자마다 진행되는 양상도, 느끼는 증상도 천차만별이고 증상을 심하게 하는 요인도 매우 다양합니다. 이렇게 다양한 유발 요인을 피하는 것이 효과적인 치료를 위한 필수 요건이기 때문에, 먼저 그 내용을 소개하겠습니다.

오른쪽 표는 미국주사협회National Rosacea Society, NRS에서 1,066명

유발 요인	영향받은 비율	
햇빛 노출	81%	자외선, 야외 활동
정서적 스트레스	79%	긴장, 불안, 감정 변화
더운 날씨	75%	고온 환경
바람	57%	강풍, 야외 노출
격한 운동	56%	체온 상승, 혈관 확장
음주	52%	특히 적포도주에 대한 보고가 많음 (일반적 경향)
뜨거운 목욕	51%	사우나, 스팀 포함
추운 날씨	46%	한랭, 급격한 온도 변화
매운 음식	45%	캡사이신 등
습도	44%	고습, 습도 변화
실내 난방	41%	히터, 온풍기
특정 스킨케어 제품	41%	알코올, 향료, 자극 성분 등
뜨거운 음료	36%	커피, 차 등 '뜨거움' 자체
특정 화장품	27%	메이크업 제품
약물	15%	혈관 확장 약 등, 개인차
의학적 상태	15%	동반 질환, 개인차
특정 과일	13%	시트러스 등 보고 사례
절임/마리네이드 육류	10%	
특정 채소	9%	
유제품	8%	
기타	24%	개인별 상이

의 환자를 대상으로 '주사 유발 요인 설문조사'를 시행해서 얻은 결과입니다.

주사 유발 요인의 첫 번째가 햇빛이고, 두 번째가 스트레스, 세 번째가 더운 날씨이며, 바람, 격한 운동, 음주, 뜨거운 목욕(찜질방, 사우나도 여기에 해당될 수 있습니다), 추운 날씨, 매운 음식 등이 유발 원인입니다. 또 스킨케어 제품, 뜨거운 음료, 유제품 등이 리스트에 포함되어 있습니다. 정제된 설탕, 튀기거나 지방이 많은 음식, 커피 등도 유발 요인으로 인지됩니다. 이 외에도 개인별로 상이한 다른 요인들이 24% 정도 있습니다. 결국 개인마다 모두 다른 요인이 유발 요인으로 작용할 수 있다는 것이지요.

따라서 일반적인 유발 요인을 참고하여 피하되, 나의 피부 증상이 언제 심해지는지를 면밀히 관찰하고 기록해서 나의 유발 요인을 찾아내는 것이 매우 중요합니다. 첫 단추를 잘못 끼우면 옷을 제대로 입을 수 없듯이, 아무리 좋은 치료를 해도 유발 요인에 계속 노출되면 성공적인 치료 결과를 얻을 수 없습니다. 개인적으로 어떤 요인들이 증상을 유발하는지 파악해서 그 상황을 피하는 것이 치료의 첫 단추입니다.

주사는 전신적인 만성 염증을 피부를 통해 보내는 신호로 보고 치료해야 한다

주사는 단순한 국소 피부 트러블이 아닌, 전신 만성 염증chronic low-grade inflammation의 표현으로 볼 수 있습니다. 그 근거로 다음과 같은 내용을 들 수 있습니다.

- 임상적으로는 피부 병변이 없는 부위의 피부 조직에서도 염증 소견이 관찰됩니다. 이는 전신적인 면역 반응이 동반되고 있음을 보여줍니다.
- 주사는 다양한 전신 질환과 동반될 가능성이 높은데, 그 질환들의 공통 메커니즘이 만성 염증 반응입니다.

과민성대장증후군, 소장세균과다증식, 헬리코박터 파일로리 감염, 염증성 장 질환 등의 위장관 질환과 우울증, 불안 장애, 파킨슨병의 신경계 질환, 고혈압, 고지혈증, 당뇨병 등의 심혈관/대사 질환의 유병률이 주사 환자에게서 더 높습니다.

따라서 주사 환자는 전신적 만성 염증의 유무를 반드시 확인하고, 동반 가능성이 높은 질환에 대한 스크리닝도 필요한 경우에 시행해야 합니다.

만성 염증 발생과 관련이 있는 장내 세균 불균형과 생활 습관 문제를 파악하여 교정하는 것이 매우 중요합니다.

주사의 발병에 중요한 역할을 하는
장내 세균 불균형에 대한 치료를 고려해야 한다

주사 환자는 건강한 대조군에 비해 장내 미생물의 풍부도와 다양성이 감소하는 경향을 보였습니다(높은 다양성은 건강의 지표로 간

주됩니다). 또한 항염증 작용을 하는 짧은사슬지방산을 생성하는 유익균Faecalibacterium prausnitzii의 풍부도가 주사 환자에게서 유의미하게 감소한 것으로 나타났습니다. 이 균의 감소는 아토피 피부염이나 염증성 장 질환 환자에게서도 관찰되는 특징입니다.

이러한 장내 세균 불균형은 장 점막 장벽 기능을 손상시켜, 세균이나 그 대사산물이 혈류를 통해 피부에 도달하고 염증을 악화시킬 수 있습니다. 즉, 장 누수 증후군의 상태가 됩니다. 따라서 주사 환자는 장내 세균 불균형과 이로 인한 장 누수 증후군에 의해 전신 염증 반응이 동반될 가능성이 있으므로, 이를 파악하고 치료해 주는 것이 증상 호전뿐만 아니라 재발을 막고 다른 동반 질환의 진행을 막을 수 있습니다.

결국 주사를 제대로 치료하기 위해서는 장내 세균 불균형과 전신적인 만성 염증을 조절하는 과정이 꼭 필요합니다. 이를 위해서는 만성 염증과 밀접한 영향이 있는 생활 습관 교정과 함께 장내 세균의 균형을 유지하기 위한 치료가 매우 중요합니다. 생활 습관은 5E & E를 통해 좀 더 효율적으로 관리할 수 있으므로 주사 환자 맞춤형으로 정리해 보았습니다.

1E - 식생활 관리

- 염증 유발 음식 피하기: 설탕, 밀가루, 튀긴 음식(당독소 유발) 등 기본적인 염증 유발 식품을 피해야 합니다.

- TRPV1*과 TRPA1 자극 음식 피하기: 뜨거운 음식, 매운 음식, 토마토, 시나몬, 초콜릿, 감귤류 등은 피하는 것이 좋습니다.
- 섬유질이 풍부한 채소를 기본으로 장내 미생물 다양성을 개선할 수 있는 식생활이 중요합니다.
- 조미료MSG도 일부 환자에게는 홍조 증상을 심하게 한다는 조사 결과가 있으므로, 가급적 조미료가 들어 있는 음식은 피하는 것이 좋습니다.
- 공복 유지: 공복 시간을 확보하면 염증을 줄이고 부교감신경을 활성화시켜 염증 완화와 피부 장벽 유지를 도와줍니다.

2E -환경 노출 및 자극원 제거

- 자외선 차단: 햇빛 노출은 가장 강력한 유발 요인이므로, 자외선 차단은 필수입니다(물리적 차단제가 함유된 제품으로 선택).
- 화장품/화학물질 제한: 피부 장벽 기능이 저하되어 있으므로 클렌저 선택에 신중해야 하고, 토너, 각질 제거제, 강한 방부제(포름알데히드, 프로필렌 글라이콜), 향료 등 자극이 될 수 있는 성분은 피해야 합니다
- 약물 점검: 위산 억제제PPI는 안면 홍조의 위험을 높일 수 있다는 연구 결과가 있으므로, 복용 중이라면 전문의와 상담이 필요합니다.

3E - 장내 세균 불균형 해결

- 장 건강 개선: 주사 환자에게 흔한 소화기 문제(위산 저하, 소장세균과다증식, 변비)를 해결해야 합니다(3E 관련 내용 참고).

4E- 생활 습관 개선

- 피부 장벽 기능이 떨어져 있으므로 하루 2리터 이상 충분한 수분 섭취가 반드시 필요합니다.
- 수면 부족은 전신적인 만성 염증 반응을 악화시키고 피부 장벽 기능에도 좋지 않은 영향을 줄 수 있으므로 반드시 7시간 이상의 꿀잠이 필요합니다. 필요한 경우에는 멜라토닌이나 다른 수면 유도제의 복용에 대해 담당 의사와 상의해 보는 것이 좋습니다.
- 운동은 주사의 병태생리상 치료에 도움이 많이 되는, 꼭 실천해야 하는 생활 습관입니다. 그러나 땀을 흘렸을 때 따가움을 느끼는 상태이거나 운동할 때 얼굴이 달아오르는 것에 두려움이 있는 경우에는 피부 증상이 어느 정도 호전된 후에 운동하는 것을 권합니다.

5E - 스트레스 관리

- 앞서 보여드린 주사 유발 요인에 대한 설문조사에서 스트레스가 두 번째에 있었던 것을 기억하실 겁니다. 정서적 스트레스는 그 자체로 피부의 경피 수분 손실량을 증가시켜 가뜩이나 좋지 않은 주사 환자의 피부 장벽을 더 손상시킬 수 있습

니다. 스트레스로 인한 수면 방해로 증상이 심해질 수도 있습니다. 또한 주사에 병태생리학적으로 매우 중요한 역할을 하는 비만세포mast cell가 스트레스로 인해 활성화될 수 있으므로 스트레스 관리가 필수적입니다.

- 오랫동안 주사로 인한 얼굴이 붉어지는 증상 때문에 힘들었던 분들은 '내 피부는 이제 절대 좋아지지 않을 거야'라는 생각에 빠지기 쉽습니다(파국화). 그러다 보면 앞으로 더 악화될까 봐 걱정과 불안이 커지고, 이런 스트레스 때문에 실제로 피부가 더 나빠지는 악순환이 반복될 수 있습니다. 이처럼 피부와 마음이 서로 영향을 주고받으며 점점 더 힘들어질 수 있으므로, 피부 치료뿐 아니라 불안과 걱정도 함께 돌보는 것이 중요합니다. 명상이나 기도, 상담, 스트레스 관리법을 함께 실천하면 반복되는 악순환에서 벗어나는 데 도움이 될 수 있습니다.

& E - 주사 환자에게 도움이 되는 피부기능의학적 검사

- 혈액 검사: 기본 혈액 검사
  - 만성 염증 상태 확인(hs-CRP, Homocysteine)
  - 비타민 D 검사
- 비타민 C 검사
- 자율신경계 검사(HRV 검사)
- 장내 미생물 검사

- 만성 음식 불내성 검사(필요한 경우)

이러한 기능의학적 검사 및 치료와 함께 국소 연고제(메트로니다졸, 이버멕틴)나 항염증 효과가 있는 저용량의 독시사이클린 또는 미노사이클린 등의 처방이 도움이 될 수 있습니다. 혈관 확장과 홍조를 완화하기 위한 혈관 레이저(펄스 색소 레이저-DDR)도 도움이 됩니다. 피부 장벽 개선과 염증 완화를 위한 플라스마 치료나 충격파 재생 치료 등도 도움이 됩니다. 자율신경계의 불균형이 있고 수면이 좋지 않은 경우에는 이를 개선하는 작용을 하는 음이온 치료(더미오케어)와 간헐적 진공 치료(바쿠메드)가 도움이 될 수 있습니다.

주사는 결코 불치병이 아닙니다. 전신 염증 조절과 생활 습관 교정, 그리고 환자의 꾸준한 실천이 병행된다면 분명히 치료가 가능합니다. 지금 이 글을 읽고 있는 주사 환자들에게 전하고 싶습니다. 여러분의 피부도 치료할 수 있습니다.

더 알아보기

TRPVTransient Receptor Potential Vanilloid

TRPV는 피부와 신경에 있는 감지 센서 단백질(이온 통로) 그룹입니다. 쉽게 말해 열, 매운맛, 자극 등을 느끼면 '위험 신호'를 켜서 신경을 흥분시키고 혈관을 확장시키는 역할을 합니다. 얼굴이 잘 달아오르고 붉어지는 것이 특징인 주사의 경우, 환자의 피부에 TRPV가 과민/과다 발현되어 있는 경우가 많다고 합니다.

TRPV가 과하게 켜지면 신경에서 신경펩타이드(CGRP, Substance P 등)가 분비되고, 이것이 혈관 확장(홍조)과 염증(따가움·화끈거림)을 유발하거나 악화시킬 수 있습니다. 높은 온도, 매운 음식, 뜨거운 음식, 술, 햇빛에 의해 주사 증상이 심해지는 이유가 이런 자극들이 TRPV를 활성화시키기 때문입니다.

TRPV에는 여러 가지 타입이 있는데, TRPV1은 고온(약 43℃ 이상), 캡사이신(매운맛), 자극성 물질에 반응해서 주로 화끈거림·따가움 유발에 관여하고, TRPV3/4는 따뜻함, 온도 변화, 기계적 자극에 반응해서 혈관 확장과 홍조에 관여하는 것으로 되어 있습니다. 비슷한 작용을 하는 센서 단백질로 TRPA1Transient Receptor Potential Ankyrin 1도 있습니다. 계피, 겨자, 와사비 등은 TRPA1을 자극해서 홍조 증상을 악화시킬 수 있습니다.

정리하면 TRPV는 피부의 '자극·온도 감지 스위치'로, 주사에서 홍조·화끈거림을 키우는 핵심 경로입니다. 따라서 이 스위치가 켜지지 않도록 조심하는 것이 중요합니다.

여드름이 피부 당뇨라고요?

30대 D 씨, 눈 주위가 반복적인 습진으로 두꺼워지고 색소 침착이 된 상태로 내원했습니다. 수년 전부터 증상이 있을 때마다 가까운 피부과에서 연고를 처방받아 사용하면 호전되고 다시 발생하는 일이 반복되었는데, 최근에 업무상 스트레스가 많아서인지 다니던 피부과에서 치료를 해도 좋아지지 않았다고 합니다. 매번 똑같은 약만 받아 가는 D 씨가 딱해 보였는지 약사님이 소개해 줬다면서, 1시간 거리의 다른 도시에서 저희 병원까지 찾아왔습니다.

스트레스 때문인지 자꾸 단 음식과 매운 음식을 더 찾게 되었고, 그래서 몸무게도 늘었고, 그래서 더 우울하다고 했던 D 씨는 학원 강사였습니다. 얼굴이, 그것도 눈 부위가 그러니 늘 왜 그러냐는 인사를 받는 것도 스트레스를 더했고, 스트레스는 자꾸 더 가려움을 부를 수밖에 없고…. 그런 D 씨에게 피부의 병변을 피부가 보내는 신호로 받아들여야 한다고 설명하고 5E & E를 바탕으로 치료하기 시작했습니다. 그렇게 한 달여의 시간이 지나고 피부가 호전되어서 살짝 메이크업도 하고 헤어스타일도 바꾸고 꽃무늬 원피스를 입고 환하게 웃으며 진료실에 들어오던 D 씨의 모습이 기억이 납니다.

몇 년이 지났어도 제가 이분을 또렷이 기억하는 이유는, D 씨가 자신을 힘들게 하던 또 다른 피부 질환인 여드름이 더 이상 나지 않는다며 너무 신기해했기 때문입니다. "선생님! 너무 신기해요. 살이 빠진 것도 신기하지만, 여드름 치료는 따로 하지 않았는데 여드름이 사라졌어요." 여드름 치료를 위한 약을 처방하지 않았고 레이저 같은 다른 치료를 하지 않았는데도 여드름이 없어지고 다시 나지 않으니 환자가 놀랄 만도 하지요.

어떻게 이런 일이 가능할까요? 만성 습진과 여드름은 달라 보이지만, 두 질환 모두에 영향을 주는 공통된 요소가 있기 때문입니다. 그 공통적인 부분을 잘 관리해 주면, 고질적인 만성 습진도, 여드름도 좋아질 수 있습니다.

피부-장-미생물 축: 여드름과 습진의 연결고리

먼저 오른쪽 그림을 한번 같이 보실까요? 제가 여드름 때문에

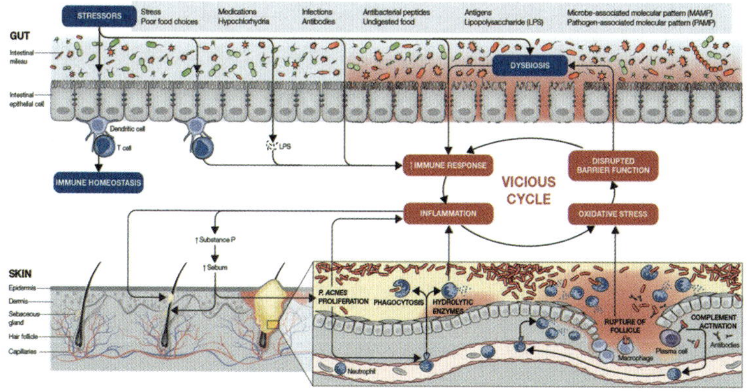

출처: fxmedicine.com.au/intographic/gut-skin-connection.

오시는 환자들에게 보여드리며 설명하는 그림입니다.

아래쪽이 피부이고 위쪽이 장입니다. 그리고 그 사이가 우리 체내의 상태라고 보면 됩니다. 염증성 여드름이 있는 환자들의 피부는 그림의 오른쪽 아래처럼 장벽이 다 망가져 있고 빨갛게 염증도 있는 상태입니다. 그렇게 되면 서로 균형을 이루고 사이좋게 잘 지내고 있는 세균 사이의 균형이 깨지면서 어느 한 종류의 균이 많아지게 됩니다.

여드름 발생에 관련이 있는 큐티박테리움 아크네스Cutibacterium acnes라는 균도 원래 누구나 다 가지고 있는 피부 균입니다. 그런데 이 균이 많아질 만한 어떤 조건이 되면 개체 수가 늘어나고, 특별히 독성이 강한 균 종류가 증식하면서 염증성 여드름을 유발하게 됩니다.

이렇게 망가진 피부 장벽과 이에 동반되는 염증 반응의 결과로 생성된 염증 유발 물질들이 혈관을 통해 전신으로 이동해 전신 염증 반응을 일으킬 수 있고, 장벽과 장내 세균에도 영향을 줄 수 있습니다(그림 오른쪽 위의 장의 상태).

반대로 장내 세균의 불균형과 장벽의 면역 반응에 의해 장벽에 염증이 생기면, 장벽이 헐거워지면서 전신적인 염증 반응을 유발하게 되고, 이는 또다시 피부에 염증 반응을 일으킬 수 있는 악순환의 연속이 발생하게 됩니다. 따라서 여드름의 발생과 장의 상태는 매우 밀접한 관계에 있다는 것을 알 수 있습니다.

장의 상태가 여드름의 진행과 발생에 영향을 줄 수 있다는 가설이나 연구들은 최근에도 활발히 이루어지고 있지만 매우 오래전에 관련된 연구들이 있었습니다. 1916년에 이미 여드름 환자의 혈액이 대변에 존재하는 균에 반응을 보이는 것을 확인한 연구가 있습니다. 혈액 안에 장 안의 균과 반응하는 어떤 물질이 있다는 것은 면역계가 장 안에 존재하는 균에 노출됐다는 의미입니다. 즉, 장의 장벽이 깨지면서 장내에 존재하는 균들이 혈액 안으로 이동하게 되었다는 것이지요. 장의 투과성 증가가 여드름 발생과 관련이 있을 것으로 추측한 연구가 이미 100여 년 전에 이루어졌음을 알 수 있습니다.

장 건강과 여드름 발생의 연관성에 관해서는 여러 연구가 계속되고 있으며, 여드름은 피부-장 축의 문제로 발생하는 대표적인 피부 질환 중 하나로 인식되고 있습니다.

따라서 효과적인 여드름 치료는 피부에 집중하는 치료도 중요하지만, 장내 세균의 불균형과 장의 염증을 줄이려는 노력과 치료를 같이 해야 합니다. 즉, 피부-장-미생물 축을 좋아지게 하는 치료를 해야 하는 것이지요. 5E & E가 이를 위한 방법이라는 것은 앞에서 말씀드렸습니다.

결국 D 씨가 5E & E를 바탕으로 습진 치료를 하는 동안 피부-장-미생물 축이 좋아져서 여드름에 대한 치료 효과도 함께 보게 된 것입니다.

mTOR: 여드름과 생활 습관의 연결고리

장내 미생물이 여드름의 발생과 진행에 어떤 영향을 미치는지에 대한 정확한 메커니즘은 아직 확실히 밝혀지지 않았지만, 그중 하나로 mTORmammalian target of rapamycin 신호가 주목받고 있습니다.

mTOR는 영양소에 반응하여 세포 성장과 분화를 조절하는 중요한 단백질로, mTOR 신호는 비만·당뇨·고혈압·고지혈증 등의 발생과 연관되어 있습니다. 그런데 이 mTOR 신호가 피부에서도 중요한 역할을 합니다. 피부의 항상성 유지와 피부 장벽 형성에 핵심적인 역할을 하기 때문에, 피부의 mTOR 신호의 문제는 여러 피부 질환과 피부 노화를 유발할 수 있습니다.

2016년 주세페 몬프레콜라Giuseppe Monfrecola 등의 연구진은 처음으로 mTOR 신호가 여드름 발생에 관여한다는 사실을 밝혀냈습

mTOR 증가와 관련된 피부 질환과 다른 전신 질환

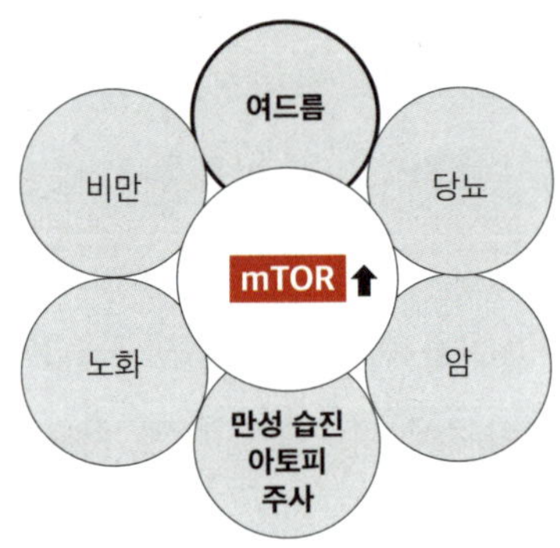

니다. 연구에서 여드름 환자는 건강한 사람과 비교했을 때, 여드름이 생긴 부위뿐만 아니라 정상적인 피부에서도 mTOR 발현이 증가한 것으로 나타났습니다.

또한 동물 실험에서는 고혈당 식단을 지속적으로 섭취하면 장내 미생물 균형이 변화하고, 이에 따라 mTOR 신호가 변형되며 비만과 당뇨 같은 대사 이상이 발생하는 것으로 나타났습니다. 반면 mTOR를 억제하는 성분인 레스베라트롤(레드 와인의 성분)을 투여하면 이러한 변화가 완화되었습니다. 이는 식생활이 장내 미생물 및 mTOR 신호와 상호 작용하며 여드름 발생에 영향을 미칠 가능성을 시사합니다.

그뿐만 아니라 장내 미생물이 생성하는 대사산물이 mTOR 신호에 영향을 줄 수 있으며, 반대로 mTOR 신호도 장내 미생물에 영향을 미쳐 장내 장벽 기능을 조절할 수 있습니다. 따라서 장내 미생물과 음식이 여드름 발생에 영향을 주는 과정에서 mTOR가 중간 매개체 역할을 한다고 볼 수 있습니다.

이렇게 여러 질환에 관여하는 mTOR 신호에 영향을 줄 수 있는 것은 영양소, 바로 우리가 먹는 음식입니다. 아래 그림은 우리가 먹는 음식이 mTOR 신호에 영향을 줘서 여드름이 발생하는 과정을 보여줍니다.

서구식 식단

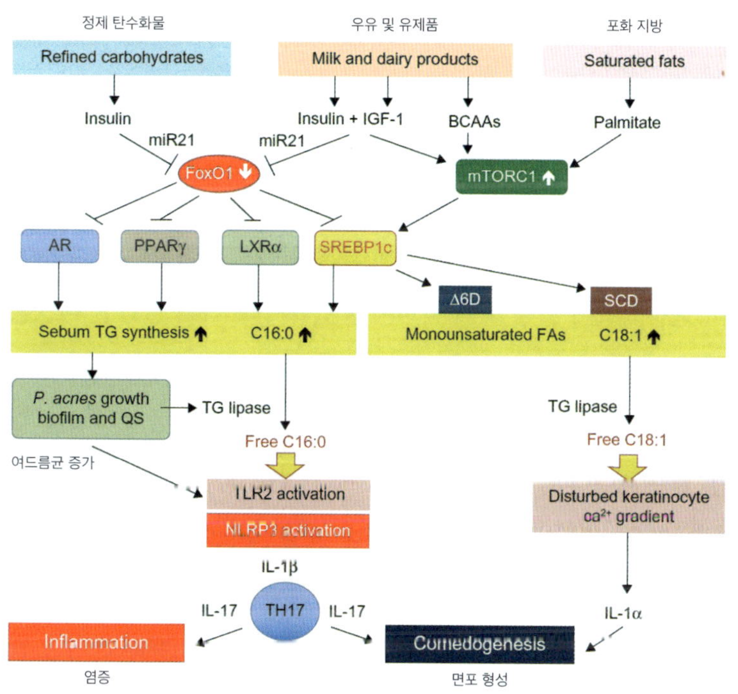

출처: Bodo C. Melnik, "Linking diet to acne metabolomics, inflammation, and comedogenesis: an update," *Clinical, Cosmetic and Investigational Dermatology*, 8, 2015.

그림에서 오른쪽 위의 녹색 박스에 mTOR가 보입니다. 그 아래쪽으로 몇 단계를 거쳐서 여드름을 일으키는 균이 증가되고, 염증이 생기고, 여드름 병변의 특징 중 하나인 면포가 발생되는 과정을 볼 수 있습니다. 가장 위쪽에는 서구식 식생활에서 많이 먹는 정제 탄수화물(밀가루, 설탕 등으로 만들어진 가공 음식, 주로 빵이나 과자), 우유 및 유제품(요구르트, 치즈, 아이스크림 등), 그리고 기름지고 튀긴 음식에 많이 들어 있는 포화 지방이 보입니다. 그런 음식들이 직접적 또는 간접적으로 mTOR 신호와 함께 다른 신호에도 영향을 줘서 여드름이 발생합니다. 그림의 가장 위에 나열된 이 음식들은 장내 세균을 나쁘게 하는 대표적인 음식들이기도 합니다. 1E를 설명하면서 피하라고 말씀드린 음식들이지요.

그런데 여드름 외에 주사, 아토피 피부염 등의 다른 피부 질환에서도 mTOR 신호가 질환의 발생 과정에 중요한 역할을 한다는 것이 최근의 연구들을 통해 밝혀지고 있습니다. 다시 말하면 여드름뿐만 아니라 다른 피부 질환도 여드름 못지않게 식생활이 큰 영향을 준다는 것입니다. 식생활 관리만 잘해도 여드름도 좋아지고 습진 같은 다른 피부 질환도 호전될 수 있다는 말입니다.

D 씨가 눈 주위 습진 치료를 위해 1E를 바탕으로 식생활 관리를 하는 중에 mTOR 신호를 자극하는 음식들을 피하면서 만성 습진이 좋아지고 덩달아 여드름도 좋아지게 된 까닭이 여기 숨어 있는 것이지요.

또 한 가지. 식생활 관리를 잘하면 mTOR 신호에 영향을 줄 수 있는데, 그러면 피부뿐만 아니라 mTOR 신호의 영향을 받는 비만, 당뇨, 고지혈증 같은 전신 질환에도 좋은 변화를 기대할 수 있습니다. 실제로 저희 병원에서 피부 치료를 위해 식이 조절을 병행한 분들 중에서 살이 빠지거나 고지혈증이 개선되고 당뇨약을 끊게 되는 사례를 종종 볼 수 있는데, 이것도 식습관이 mTOR 신호를 조절한 결과라고 생각합니다.

저는 "여드름은 피부 당뇨입니다"라고 환자들에게 말하곤 합니다. 당뇨 환자가 제대로 치료하기 위해서는 약만 먹는 것이 아니라 식생활 관리도 하고 운동도 해야 하는 것처럼, 여드름 환자도 먹는 약이나 바르는 약 등의 치료와 함께 생활 습관 관리가 되어야 한다고 설명하기 위해서입니다. 사실 그 말은 당뇨와 여드름 두 질환 모두 mTOR 신호가 중요한 역할을 한다는 면에서 유사한 질환이라는 과학적 근거를 바탕으로 하고 있기도 합니다.

D 씨의 경우도 5E & E를 기본으로 한 피부기능의학적 접근을 통해 무엇보다도 mTOR 신호를 낮추는 식생활을 하며 장내 세균 불균형을 해결하는 처방을 받았기 때문에, 피부염과 여드름이 동시에 좋아지는 결과가 나오고 체중 감량 효과까지 볼 수 있었던 것입니다.

여드름은 치료할 수 있습니다. 여드름이 식생활 관리를 중심으로 한 생활 습관 교정이 치료에 필수인 '피부 당뇨'라는 것을 기억하고 실천한다면요.

대상포진을 통해 피부가 보내는 신호를 놓치지 마세요

대상포진은 대부분의 성인이 신경절에 잠복 상태로 가지고 있는 수두 바이러스가 병을 일으킨 상태입니다. 신경을 따라서 증상이 나오기 때문에 아프고 따갑고 가려울 수 있으며, 피부에는 특징적인 물집성 병변이 생깁니다. 제때 진단받고 항바이러스제를 복용하면서 피부 병변을 잘 관리해 주면 별다른 후유증 없이 치료될 수 있는 질환입니다.

대상포진을 통해 우리 몸이 보내는 신호는 어떤 것일까요? 바로 면역 불균형입니다. 우리 몸의 면역계는 마치 나라를 지키는 군대와 같습니다. 평소에는 군인들이 각 지역의 경계에 흩어져 외부에서 들어오는 바이러스나 세균이 침입하지 못하도록 꼼꼼히 감시하고 있습니다. 그래서 잠복해 있는 바이러스도 제대로 통제할 수 있지요.

하지만 만약 다른 곳에 큰 사고가 나거나 갑자기 비상사태가 생기면, 군인들은 그쪽을 돕기 위해 모이게 됩니다. 원래 보초를 서고 있던 경계선에는 군인이 부족해지고, 그때를 틈타 숨어 있던 적군(바이러스)이 몰래 침입해서 문제를 일으킬 수 있습니다. 대상포진은 바로 이런 상황에서 발생합니다. 스트레스, 과로, 급격한 면역 저하 같은 상황이 생기면 우리 면역 군대가 다른 데로 출동하게 되고, 그사이 원래 잘 감시받고 있던 바이러스가 다시 활동을 시작하여 병을 일으키는 것입니다.

따라서 대상포진이 발생했을 때는 증상을 잘 치료하는 것도 중요하지만, 면역계의 상태를 들여다보는 기회로 삼아야 합니다. 혈액 검사를 통해 영양소 결핍이나 호르몬 불균형 등을 확인하고, 심박변이도HRV 검사를 통해 면역계에 영향을 주는 자율신경계의 상태도 점검해 보는 것이 좋습니다.

실제로 저희 병원에 대상포진으로 내원했다가 혈액 검사로 빈혈이 있는 것을 알게 되거나, 당뇨 전단계나 부신 기능 저하 상태인 것을 발견하게 되는 경우도 있습니다. 검사 결과에 따라 부족한 영양소를 채워주는 치료를 받는 것도 도움이 되고, 무엇보다 면역계의 균형을 깰 만한 생활 습관이 있는지 점검해 보는 것이 가장 중요합니다. 그리고 면역계가 회복할 수 있도록 잠깐 휴식 시간을 가져야 한다는 것도 기억해야 합니다.

대상포진뿐만 아니라 단순포진이 재발하는 경우에도 피부가 보내는 신호를 놓치지 말고 면역 관리와 생활 습관 점검을 해보는 기회로 삼기를 바랍니다.

면역력이 안 좋아서 피부가 이러는 걸까요?

'면역'이 중요하다는 인식이 많아져서인지 요즘은 이런 질문을 많이 하십니다.

우리 몸의 모든 증상과 변화는 전신의 기관과 세포들이 유기적으로 아주 정밀하게 신호를 주고받는 과정을 통해 나타납니다. 그 중심에 면역계를 이루는 세포들과 이들이 만드는 전달물질인 사이토카인cytokine 같은 물질이 있습니다. 미이크로바이옴(미생물 군집)의 영향도 점점 밝혀지고 있지만, 아직 과학이 모두를 설명하는 단계는 아니고 조금씩 밝혀지는 부분까지만 이해할 수 있는 형편입니다. 제 생각에는 인체의 모든 반응과 변화를 다 이해하는 것은 신의 영역이라고 생각합니다.

'면역력'이라고 표현하는 것이 면역세포 사이의 관계이고 면역력이 안 좋다는 것은 그 관계가 깨져 있는 상태라고 한다면, '면역의 균형이 흔들려 피부에 변화가 생겼다'라고 이해하는 것이 정확합니다. 모든 피부의 변화는 결국 면역세포들을 거쳐서 결과로 나타나게 되기 때문이지요. 피부 변화를 '피부가 보내는 신호'로 보는 것이 중요한 이유가 되기도 합니다.

그러나 '면역력이 안 좋다'라는 것을 내 몸의 면역계의 절대적인 힘이 약해졌다고 생각하는 것에는 우려되는 면이 있습니다. 면역계를 세게 만들수록 좋다는 식의 단순한 생각은 위험합니다. 면역은 균형이 핵심입니다. 과도하게 항진되면 자가면역질환처럼 오히려 몸을 해칠 수 있고, 반대로 억제되면 감염에 취약해질 수 있습니다.

결론적으로 피부에 나타나는 모든 변화는 면역세포의 영향을 받지만, 피부에 어떤 증상이 있을 때 '면역력이 좋지 않다'라고 생각하기보다는 '면역계의 균형이 깨져 있다'라고 받아들이는 것이 더 적절하다고 생각합니다.

피부과 약은 독하지 않나요?

예전보다는 이런 말씀을 하는 환자들이 많이 적어지기는 했지만, 여전히 약 처방을 해드린다고 하면 걱정하는 분들이 계십니다.

아마도 스테로이드를 오랫동안 복용하거나 바른 후에 발생할 수 있는 여러 좋지 않은 상황들에 대해 들었거나 혹은 주변에서 그런 분들을 본 적이 있어서 그러신 것 같습니다. 가려움증을 조절할 때 쓰는 항히스타민제 중에서 1세대 항히스타민제, 즉 가장 오래전부터 쓰이고 있는 약은 피부에 있는 히스타민 수용체에만 작용하는 것이 아니라 신경계(뇌)에 있는 히스타민 수용체에도 작용하기 때문에 많이 졸리고 늘어지는 증상을 경험할 수 있습니다. 그래서 피부과 약은 독하다고 느낄 수 있을 것이라는 생각도 듭니다.

"약은 꼭 필요할 때 쓰면 약이 되고, 그렇지 않으면 독이 될 수 있습니다"가 제 답변입니다.

부작용의 가능성이 있고 복용하는 동안 조금 불편함이 있어도 꼭 써야 하는 약이면, 쓰는 것이 바른 선택일 것입니다. 항생제 복용으로 인한 불편함과 부작용의 가능성이 있더라도 꼭 필요한 상황에서는 항생제를 복용하는 것이 당연한 것처럼요.

반대로, 약이 필요하지 않은 상황이거나 자신에게 맞지 않는 약을 사용하는 것은 피부와 몸에 불필요한 부담을 줄 수 있습니다. 이럴 땐 '독'이라는 표현이 아주 틀린 말이 아니겠지요.

정보가 넘쳐나는 시대에 살고 있다 보니, 가끔 환자들이 그런 정보를 맹신하여 진료하기도 전에 원하는 처방 약을 말씀하는 경우가 있습니다. 또는 처방전 없이 구입할 수 있는 연고제 등을 전문의의 정확한 진단 없이 계속 사용하다가 내원하여 진단 자체가 어려워지는 경우도 있습니다. 해외 직구 등 불분명한 경로의 약을 장기간 복용하는 것도 '약'보다 '독'이 될 가능성이 높은 경우라고 생각합니다.

피부과 전문의의 진료를 통해 정확한 진단을 받은 후 꼭 필요한 약을 처방받아서 필요한 기간에만 사용한다면, 약이 독이 되는 일은 걱정하지 않아도 될 것 같습니다.

물 세안만 하는데 세안제를 꼭 써야 해요?

제가 진료할 때 환자에게 꼭 물어보는 것이 있습니다. "얼굴이나 몸을 씻을 때 세정제는 어떤 것을 쓰세요?"라는 질문입니다. 그만큼 적절한 세안이 피부 장벽 기능을 유지하는 데 매우 중요하기 때문입니다.

그런데 피부 때문에 오래 고생한 분들일수록 "물로만 씻어요"라고 말씀하는 경우가 많습니다. 그럴 때마다 제가 "적절한 세안제를 꼭 쓰셔야 합니다"라고 말씀드리면,

"전에 다니던 피부과에서 비누 쓰지 말라고 하던데요?"

"비누는 피부에 안 좋은 것 아니에요?"

하고 의아해하십니다.

비누 세안이 피부에 좋지 않다는 말은 반은 맞고 반은 틀립니다. 일단 비누라고 표현되는 세정제의 성상이나 전 성분이 중요합니다. 우리가 흔히 쓰는 전통적인 고형 비누는 동물성 지방이나 식물성 기름을 강한 염기(수산화나트륨 등)와 반응시키는 비누화saponification 과정을 통해 만들어집니다. 이 때문에 전통적인 비누는 대개 강한 알칼리성(pH 8.5~11.0)을 띱니다. 알칼리성이라 세안 직후 피부의 산성도pH를 올리고 장벽 지질을 더 잘 빼앗아 건조, 당김, 자극을 만들기 쉽습니다. 민감성·건성 피부라면 특히 그렇습니다.

대신에 비누처럼 생겼지만 '신데트 바'라고 표기된 제품은 다릅니다. 신데트Syndet는 합성 세정제synthetic detergent의 줄임말로, 비누화가 아닌 화학적 합성 공정을 통해 제조됩니다. 신데트 제품은 피부의 산성도와 유사한 약산성 또는 중성(pH 5.5~7.0)으로 조절할 수 있습니다.

신데트는 알칼리성 비누에 비해 피부 장벽과 본연의 미생물총을 방해하는 정도가 최소화되므로 순한 세정제로 간주되며, 특히 민감성·건성 피부나 아토피 피부염 같은 피부 질환 관리에 적합합니다. 다만, 신데트라 하더라도 소듐 라우릴 설페이트Sodium Lauryl Sulfate, SLS와 같이 탈지력이 강한 특정 계면활성제가 많이 포함된 제품은 피부 장벽을 손상시키고 건조함과 자극을 유발할 수 있습니다.

폼 클렌저는 대개 신데트라서 약산성 제품이 많고 피부 장벽에

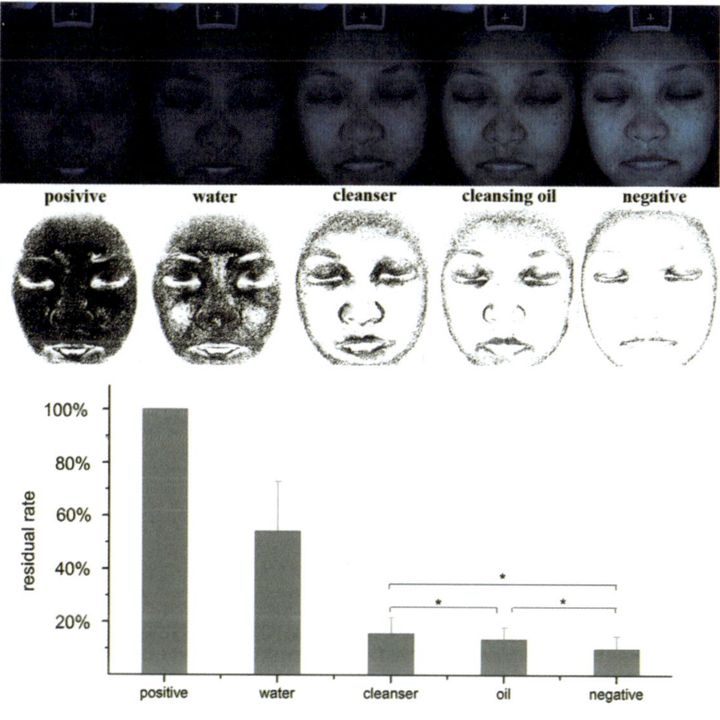

출처: Wei Chen et al., "The optimal cleansing method for the removal of sunscreen: Water, cleanser or cleansing oil?," *Journal of cosmetic dermatology*, 19(1), 2020.

비교적 온화하지만, 강한 계면활성제가 많이 들어 있거나 탈지력이 센 제품은 역시 건조·자극을 유발할 수 있습니다. 결론적으로 제형보다는 '약산성(pH 4~6대), 순한 계면활성제, 보습 성분(글리세린, 세라마이드 등)'을 고르면 대부분의 피부에 안전합니다.

세안제를 써서 세안하는 것이 중요함을 보여주는 연구 결과도 있습니다. 위 그림은 자외선 차단제 사용 후 물 세안을 했을 때와 세안제를 사용했을 때를 비교한 사진입니다.

적절한 세안제의 사용이 꼭 필요함을 보여주는 연구입니다. 방수가 되지 않는 자외선 차단제를 물water(왼쪽에서 두 번째 얼굴)로만 세안했을 때는 거의 세안이 안 된 것을 볼 수 있습니다. 세안제cleanser(세 번째 얼굴) 또는 클렌징 오일cleansing oil(네 번째 얼굴)을 사용해야 자외선 차단제를 사용하지 않은 상태negative(마지막 얼굴)와 비슷해지는 것을 알 수 있습니다.

세안이 정말 중요하다는 것을 보여주는 또 다른 그림이 있습니다(2E 관련 글에서도 설명한 그림입니다). 아래 그림은 샤워 후 3일 동안 화장품이나 세정제를 전혀 사용하지 않은 피부의 상태입니다. 각각 다른 색의 동그라미로 표현된 부분이 피부에 남아 있는 화학 성분들을 표시하고 있습니다. 코코베타인이라도 불리는 양쪽성 계면활성제cocamidopropyl betaine, CAPB, 대표적인 계면활성제 중

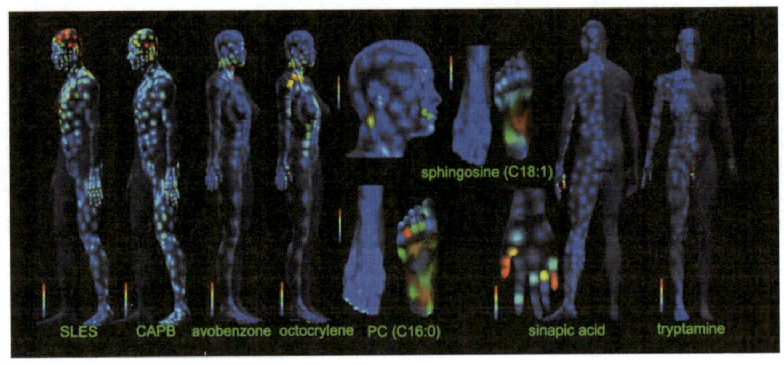

출처: Amina Bouslimani et al., "Molecular cartography of the human skin surface in 3D," *Proceedings of the National Academy of Sciences of the United States of America*, 112(17), 2015.

하나인 SLES, 자외선 차단제의 유기자차 성분(아보벤존, 옥토크릴렌) 등이 피부에 많이 남아 있는 것을 확인할 수 있습니다.

만약 물 세안만 한 상태로 위의 연구를 진행했다면, 훨씬 더 많은 화학 성분들이 표시되었을 것이라고 생각합니다.

제가 이렇게 설명하면, 물 세안을 하고 아무것도 안 바르니까 구태여 세정제를 써서 세안할 필요가 없다고 하는 분들도 있습니다. 그런데 화장품이나 연고 등을 바르지 않더라도 하루 종일 우리 피부는 여러 경로를 통해 외부와 접촉하게 되고, 이로 인해 유해 물질과 오염 물질에 노출되게 됩니다. 적절한 세안이 반드시 필요하다는 이야기입니다.

만약 적절한 세정을 하지 않는다면, 피부에 잔존하는 화학 성분이나 오염 물질이 있는 상태에서 또다시 어떤 제품을 바르거나 의류나 공기 중의 오염 물질에 노출되어 피부에 유해 물질이 계속 누적되어 쌓이겠지요. 그러면 이렇게 계속 쌓이는 화학 성분과 유해 물질이 피부의 장벽 기능과 피부 마이크로바이옴의 생태계에 영향을 주어 결국 피부 생태계를 파괴하게 되고, 이 상태는 여러 피부 질환으로 나타나게 될 것입니다.

따라서 첫 번째로는 적절한 세정제를 선택해야 하고, 그다음은 제가 앞서 말씀드린 것처럼 사용하는 제품의 가짓수를 줄이고 각 제품도 전 성분의 가짓수가 적은 것으로 골라서 가능한 한 피부에 노출되는 화학물질의 양을 줄여야 합니다.

가끔은 저도 물 세안을 할 때가 있습니다. 저녁에 적절한 세안을 한 후 아무것도 바르지 않은 상태에서 바로 취침한 경우, 다음 날 아침은 미지근한 물로 시작해서 찬물로 마무리하는 물 세안을 합니다.

적절한 세안제를 사용하고 과하지 않게 하는 꼼꼼한 세정은 건강한 피부를 유지하기 위해 반드시 필요한 단계입니다.

영양제를 매일 먹고 있는데 왜 검사 결과가 부족하다고 나오죠?

영양제를 열심히 챙겨 먹는데도 막상 병원에서 혈액 검사나 영양 성분 확인 검사를 했을 때 비타민 D, 비타민 C, 아연 등이 부족하다는 결과를 받는 분들이 있습니다. 열심히 영양제를 복용했음에도 기대와 다른 결과를 얻는 주요 원인은 크게 두 가지 측면, 즉 제품 자체의 품질 문제와 영양 성분을 흡수하는 우리 몸이 문제를 생각해 봐야 합니다.

제품 자체의 함량 및 품질 문제

가장 먼저 고려해야 할 것은 현재 복용 중인 영양제 제품 자체에 문제가 있을 가능성입니다.

① 불안정한 성분 함량

영양제의 라벨에 명시된 함량과 실제 함량이 크게 다를 수 있습니다. 특히 마트나 약국에서 쉽게 구매할 수 있는 일반 판매용 제품의 경우, 활성 성분의 함량에 상당한 변동성이 확인되었습니다.

예를 들어 멜라토닌 보충제 30개 제품을 대상으로 분석한 연구에 따르면, 실제 멜라토닌 함량이 라벨에 표시된 양과 비교했을 때 최대 83%가 적거나, 어떤 경우에는 최대 478%가 더 많이 포함되어 있는 것으로 나타났습니다. 같은 제품이라도 제조된 로트lot(생산이 이루어지는 단위 수)마다 함량의 차이가 465%에 달하는 심각한 변동성을 보이기도 했습니다.

② 낮은 흡수율을 가진 제형 및 성분

영양 성분을 섭취하는 것과 우리 몸이 그것을 활용하는 것은 별개의 문제입니다. 특히 저가 제품 중에는 라벨에 쓰인 함량이 미달일 때도 있지만, 제형 자체가 흡수율이 많이 떨어지는 제품일 수 있습니다. 똑같이 '아연'이라고 표기되어 있어도 영양 성분의 화학적 형태(제형)에 따라 흡수율은 엄청나게 차이가 납니다.

일부 제품은 특정 영양소(예: 비타민 C)의 이름을 달고 있지만, 정작 핵심 성분은 매우 적게 들어 있고 다른 성분들(달콤하게 만드는 성분이나 인공 향 등)이 많이 포함된 경우도 있습니다.

영양 성분 흡수를 방해하는 우리 몸의 문제

제품의 품질이 보장된다고 하더라도 우리 몸의 소화 및 흡수 기능에 문제가 있다면, 영양제는 제대로 작용하지 못합니다. 우리가 섭취한 영양소(아연, 비타민 C, 비타민 D, 미네랄 등)는 주로 소화기를 통해 흡수되며, 특히 소장이 주요 흡수 부위입니다. 이러한 소화 과정에 문제가 생기면 아무리 좋은 영양제를 먹어도 흡수가 제대로 이루어지지 않습니다. 흡수를 저해하는 대표적인 소화기 문제는 다음과 같습니다.

- 위산 저하: 위산이 충분하지 않으면 영양 성분을 소화하고 흡수하기 어렵습니다. 위산 저하가 있는 경우, 영양제를 복용하면 소화가 잘 안되고 속이 불편하다고 호소하는 경우가 많습니다.
- 장내 세균 불균형: 소장세균과다증식 등으로 인한 장내 세균 불균형이 장의 흡수 능력을 떨어뜨릴 수 있습니다.
- 장 누수 증후군 또는 장의 염증: 장에 염증이 있거나 장벽 투과성에 문제가 생기면 영양소 흡수가 방해받습니다.

따라서 영양제를 복용하여 원하는 효과를 얻기 위해서는 우선 진료와 검사를 통해 내 몸에 필요한 영양 성분을 정확하게 파악하고, 이왕이면 흡수율이 좋은 제품을 선택해야 합니다. 만약 장의 상태가 좋지 않다면 경구 복용을 통해서는 흡수가 잘 안될 수 있기 때문에, 일시적으로 장을 통하지 않고 혈액을 통해 영양 성분을 직접 공급하는 주사 요법을 추천합니다.

햇빛에 노출되어야 비타민 D가 생성된다면 자외선 차단제를 안 발라야 하는 것 아닌가요?

이 질문에 대하여 지금까지 나와 있는 여러 연구 결과를 토대로 답변해 보겠습니다.

결론적으로 답부터 말씀드리자면, 비타민 D와 피부 보호 사이에서 고민될 때 우선순위는 피부암 예방과 자외선으로부터의 피부 노화 예방입니다. 따라서 자외선 차단제는 꼭 바르는 게 안전하고, 비타민 D는 혈액 검사상 부족함이 확인되면 주사제나 보충제로 채우는 방법이 권장됩니다.

이론적으로 선크림은 비타민 D를 만드는 자외선 BUVB를 막기 때문에 비타민 D의 합성을 줄일 수 있습니다. 그런데 실제 생활에서는 '선크림을 바른다고 해서 혈중 비타민 D가 눈에 띄게 떨어지지는 않는다'는 연구 결과가 많습니다. 많은 사람이 권장량보다 얇게 바르거나 꼼꼼히 덧바르지 않고, 선크림을 바르면 야외 활동을 더 오래 하는 경향이 있어서 UVB가 일부 피부에 닿기 때문입니다.

권장량을 바르는 방법인 손가락 두 마디 단위법(검지의 손가락 마디 2개 길이만큼 짜서 얼굴에 발라 자외선 차단 지수 시험량(2mg/cm²)에 근접하게 바르는 방법)으로 선크림을 바르면, 얼굴 피부가 반짝거리거나 백탁 현상으로 하얗게 되는 경우가 많아서 일상적으로 그렇게까지 바르기는 쉽지 않습니다. 또 비타민 D를 만들기 위해 필요한 UVB 양 자체가 아주 적어서, 화상을 입지 않을 정도의 일상 노출만으로도 비타민 D가 어느 정도 만들어집니다.

다만 매일매일 매우 꼼꼼하게 고SPF(SPF 50 이상) 선크림을 충분한 양으로 바르는 경우에는 비타민 D 수치가 더 낮아질 수 있다는 최신 연구 결과가 있습니다. 따라서 매일 SPF 50+ 선크림을 철저히 바르거나, 광과민성 질환 등으로 강력한 광보호가 필요한 분 또는 임신·수유·노년층·피부색이 짙어 합성이 상대적으로 적은

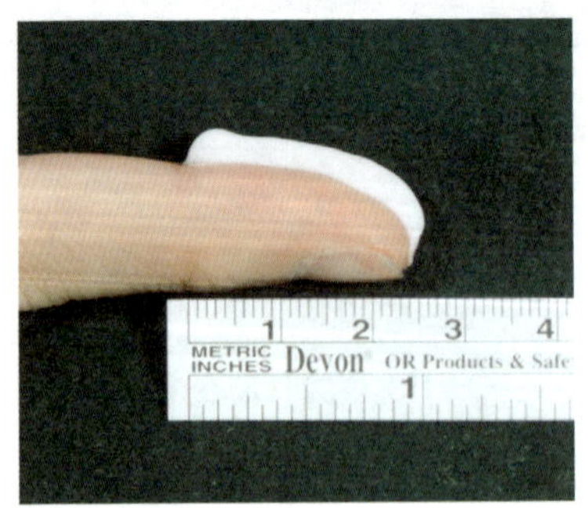

출처: Jung Eun Kim et al., "Consensus Guidelines for the Treatment of Atopic Dermatitis in Korea (Part I): General Management and Topical Treatment," *Ann Dermatol*, 27(5), 2015.

분은 정기적으로 비타민 D를 확인하는 혈액 검사를 받아서 부족하면 보충제를 드시는 것이 안전합니다.

정리하자면, 피부암과 피부 광노화로부터 피부를 지키기 위해 선크림은 포기하지 말고, 비타민 D는 필요시 보충제로 '안전하게' 채우는 것이 가장 합리적인 선택이라고 생각합니다.

피부가 좋아지려면 유산균을 먹어야 한다고 하던데요?

흔히 건강기능식품에서 유산균과 프로바이오틱스Probiotics라는 말을 혼용해서 쓰기도 하지만, 유산균은 '젖산'을 만드는 세균의 한 종류이고, 프로바이오틱스는 '우리 건강에 이로운 모든 유익균'을 의미합니다. 프로바이오틱스가 좀 더 넓은 개념이고 모든 유산균이 다 프로바이오틱스가 되는 것은 아니기 때문에, 여기서는 '프로바이오틱스'로 설명하겠습니다.

장과 피부는 면역·염증 경로로 연결되어 있어(이른바 피부-장 축) 장내 미생물 상태가 피부 컨디션에 영향을 줄 수 있습니다. 이 때문에 일부 피부 질환에서 프로바이오틱스를 보조적으로 활용하려는 연구가 많아졌지만, 누구에게나 항상 도움이 된다고 일반화할 수는 없습니다. 효과는 질환의 종류, 개인의 장내 환경, 사용한 균주와 용량에 따라 달라집니다.

아토피 피부염의 경우, 임신부·수유부나 영유아에게 발생 위험을 낮추는 데 프로바이오틱스가 도움이 될 수 있다는 연구들이 있으나 치료 효과는 균주에 따라 결과가 엇갈립니다. 여드름이나 주사에도 염증을 완화하고 장벽 기능을 도울 수 있다는 초기 근거가 있지만, 현재로선 치료를 대신하기보다는 보조적으로 고려하는 수준이 안전합니다.

'식생활과 생활 습관 먼저, 프로바이오틱스는 그다음'이 좋습니다. 가공식품과 당류, 알코올을 줄이고 충분한 식이 섬유, 양질의 단백질, 수분을 섭취하면서 수면과 스트레스를 관리하는 기본이 갖춰져야 장내 미생물이 안정되고, 그 위에 프로바이오틱스가 더 잘 작동합니다.

복용을 시작했다면 몸의 반응을 세심하게 살피세요. 가스 증가, 복통, 설사가 계속된다면 일단 중단하고, 다른 균주나 용량으로 시도하는 편이 안전합니다. 특히 이눌린, 프럭토올리고당FOS 같은 프리바이오틱스가 함께 들어간 제품은 민감한 장(예: 과민성대장증후군)에서 팽만감을 악화시킬 수 있어 주의가 필요합니다. 중증 질환이 있거나 면역 기능이 저하된 분은 드물게 감염과 같은 문제가 보고된 바 있으니, 복용 전 의료진과 상의하는 것을 권합니다.

많이 오해하는 부분이 '정착'입니다. 대부분의 프로바이오틱스는 장에 영구적으로 자리 잡지 않으며, 복용을 중단하면 효과도 점차 사라지는 '일시 동행자'에 가깝습니다. 결국 꾸준하게 도움이 되려면 제품 자체보다 식사, 수면, 스트레스 같은 토양을 다지는 일이 핵심입니다.

제품을 고를 때는 라벨에 균주의 '속-종-균주코드'가 정확하게 적혀 있는지, 1일 섭취량 기준으로 몇억~몇십억 CFU를 보장하는지, 유통기한까지 그 수를 보장하는지 확인하세요. 당, 감미료, 향료가 들어가거나 프리바이오틱스가 과도하게 많이 들어간 제품은 민감한 분들에게 불편을 줄 수 있습니다. '냉장 vs 실온'의 단순 비교로 우열을 가리기보다, 해당 제품의 제형(동결건조, 코팅 등)과 균주 등을 확인하는 것이 중요합니다. 무엇보다 소용량으로 3~4주 먼저 시험해 보고, 효과가 없거나 불편하면 중단하거나 다른 균주로 바꾸는 것이 현명합니다.

정리하면, 프로바이오틱스는 일부 피부 문제(특히 아토피의 예방 측면)에 도움을 줄 수 있지만, 개인차와 균주 차이가 크기 때문에 만병통치약처럼 생각하면 안 됩니다. 식생활과 생활 습관을 바탕으로, 내 몸의 반응을 관찰하면서 복용하는 것을 권합니다.

기능의학을 하는 피부과 전문의에게 진료받으려면 어떻게 해야 하나요?

저처럼 기능의학적 관점으로 피부의 변화에 접근하는 피부과 전문의들이 모여서 같이 공부하고 연구하는 학회가 있습니다. 대한피부기능의학회IFMKD입니다. 학회 홈페이지(https://ifmkd.co.kr/members)에 들어가면 '기능의학 하는 피부과 전문의'가 있는 곳을 확인할 수 있습니다.

기능의학 하는 피부과 전문의에게 진료를 받는 것도 중요하지만, 피부 질환이 있거나 피부에 문제가 있을 때 피부과 전문의가 있는 진짜 피부과를 찾아가는 것이 정말 중요합니다. '진료 과목 피부과'가 아니라 '○○○피부과 의원'이라고 쓰여 있는 곳에 가셔야 피부과 전문의를 만날 수 있습니다.

대한피부과의사회 홈페이지(https://www.akd.or.kr)에 들어가면 피부과 전문의가 있는 '우리 동네 피부과 의원'을 찾을 수 있습니다.

나오는 글

피부 문제로 힘들어하는 분들에게 조금이라도 도움이 된다면

"식사하고 나면 두드러기가 올라오고, 저녁이 되면 머릿속까지 온몸이 가려워 잠도 푹 못 자요."

진료할 때 환자들에게 종종 들어온 익숙한 증상입니다. 그런데 이 책의 원고 마감을 열흘 정도 앞두고 제게 같은 증상이 발생했습니다. 아마도 마감일과 여러 국내외 강연 일정이 겹치면서 스트레스와 수면의 질 저하로 장 누수증이 생겼던 것 같습니다. 그때 생각했습니다.

'어유, 환자분들 진짜 힘드시겠구나.'

그동안 피부 문제로 다양한 사연이 있는 수많은 환자를 만나면서 제 나름대로 그분들의 어려움을 어느 정도 공감하고 있다고 생각했는데, 직접 겪어보니 시쳇말로 장난이 아니었습니다. 그래서 더 이 책이 피부 문제로 힘들어하는 분들에게 조금이라도 도움이 됐으면 좋겠다는 생각을 하며 원고를 마무리했습니다.

그동안 저를 믿고 진료를 받으러 오셨던, 혹은 지금도 치료를 받고 계신 환자분들에게 먼저 진심으로 감사드리고 싶습니다. 의사에게 진짜 교과서와 선생님은 환자라는 이야기를 들은 적이 있습니다. 환자분들 덕분에 저도 더 많이 배웠고 더 공부할 수 있었습니다. 또 제 덕분에 피부가 좋아졌다고, 삶이 달라졌다고 말씀해 주시는 한마디가 세상 그 어느 것보다도 위안과 보람을 느끼게 해 줬기에, 힘들 때도 있었지만 제가 이렇게 책도 낼 수 있게 된 것 같습니다. 여러 면에서 지금보다 부족했을 때, 진료실에서 저를 만나 제대로 치료받지 못한 분들께 죄송한 마음을 가지고 있습니다. 그런 분들에게도 제 책이 도움이 될 수 있다면 더 바랄 바가 없겠습니다.

책이 조금 어렵게 느껴지실 수도 있지만, 피부 관점에서 기능의학을 다룬 책은 처음인 듯하여 이론적인 배경을 설명해 드리고 싶었습니다. 직접 실천할 수 있는 실질적인 솔루션을 먼저 읽고 싶으신 분들은 '5E & E'를 소개하는 4장부터 보는 것도 좋습니다.

책 쓰는 일은 처음인데 고집 센 작가를 만나 책이 나오기까지 고생하신 샘터 고혁 편집장님께 감사드립니다.

저에게 수년 전부터 책을 쓰면 좋겠다고 말씀해 주셔서 생각해 본 적 없는 일을 조금씩 생각하게 되었고, 결국 이렇게 책을 낼 수 있도록 동기 부여해 주신 S.O.C 강민준 대표님, 바이어간츠 코리아 허준 대표님, 그리고 이화의대 피부과 동문 선배님이시자 작가이신 이하린 선생님께도 감사드립니다.

항상 많은 가르침을 주시고 추천사도 써주신 조소연 교수님, 염창환 원장님, 김경철 원장님, 박춘묵 원장님께도 감사드립니다.

피부기능의학이라는 새로운 길을 함께 만들어가며 저에게 많은 힘이 되어주시는 대한피부기능의학회 학술위원 및 평생회원 원장님들께도 감사드립니다.

전국 방방곡곡에서 그리고 해외 여러 나라에서 늘 저와 제 가족을 위해 기도해 주시는 많은 믿음 안의 가족들께도 진심으로 감사드립니다. 그분들의 기도가 없었다면 이 책도 없었을 것으로 생각합니다. 그리고 무엇보다도 제 능력으로는 절대 할 수 없는 일들을 능히 하게 해주시는 하나님의 은혜에 정말 감사드립니다.

늘 부족한 아내, 엄마, 딸, 누나, 시누이, 고모인데도 항상 기도와 응원으로 함께 해주는 우리 가족들에게 깊은 감사를 드립니다. 특별히 일하는 엄마여서 빈자리가 많았을 텐데 너무 훌륭하게 잘 자라서 이제는 제게 조언도 해주고 격려도 해주는 사랑하는 딸 서현이에게 고마움과 사랑을 전합니다.

열정과 진심이 담긴 삶이 무엇인지를 몸소 보여주시고 먼저 하늘나라에 가신 보고 싶은 엄마에게 이 책을 바칩니다.

부록

기능의학을 하는 피부과 전문의의 추천 식단

· 지속 가능한 나만의 식단을 만들어보세요

아마 책을 다 읽지 않고 차례에서 제목만 보고 먼저 이 페이지에 오신 분들도 있을 것 같습니다. 사실 저도 가끔 그러거든요. 그런 분들께는 실망하게 해드려 죄송합니다.

환자들의 음식 일지를 검토하다 보면 "도대체 뭘 먹어야 할지 모르겠어요. 원장님이 식단을 좀 짜주세요"라고 말씀하는 분들이 계십니다. 저도 도움이 될 만한 식단을 만들어보려고 책도 찾아보고 여러 다른 식단도 살펴봤습니다. 그런데 제가 내린 결론은 '그런 식단들은 지속 가능하기 어렵지 않을까'였습니다.

직접 장을 보고(온라인을 통한 새벽배송일지라도) 어느 정도 요리해서 직접 먹거리를 준비할 수 있는 분도 있지만, 기숙사 생활을 하는 학생이나 독거하면서 외식으로 매 끼니를 해결해야 하는 분들은 그러기가 참 어렵습니다. 그래서 제가 도와드리는 방법은 평소 본인의 식생활을 꼼꼼히 적어 오면 피해야 할 음식과 대체할 만한 음식을 알려주는 것입니다.

물론 장을 보고 집밥을 할 수 있는 환경인데도 시도하지 않고 있는 분들에게는 적극적으로 집에서 요리해 건강하게 드실 수 있도록 여러 정보를 드리기도 합니다. 전신적인 컨디션이 너무 안 좋아서 음식을 직접 만들어 먹을 만한 상황이 아닌 분들에게는 그렇게 할 의욕과 에너지가 생기도록 치료에 먼저 집중합니다. 그리고 영양소의 불균형(특히 아연이 부족하면 입맛이 떨어집니다)으로 밥맛이 없으신 분들은 정맥 주사 치료 등을 통해 먹고 싶은 마음을 회복시키면서 식단 관리를 해드립니다.

또 장 건강이 안 좋으신 분들은 장 건강을 회복시키는 치료가 선행 또는 동반되어야 식단 관리를 하는 의미가 있습니다. 물론 식단 관리가 안 되면 장 건강 회복이 어렵기 때문에 장이 안 좋으신 분들은 식단 관리가 필수이지요.

제가 환자들에게 권하고 있고 저 자신도 지키려고 노력하는 몇 가지 원칙을 다음과 같이 정리했습니다. 참고하셔서 여러분만의 건강하고 지속 가능한 식단을 만들어보시면 어떨까요?

1. 음식 일지 작성하기

간식과 음료를 다 포함하여 하루 동안 먹은 음식을 1주일 정도 자세히 기록하거나 사진을 찍습니다. 1주일 후 이 원칙들을 참고해서 내 식생활에서 문제가 되는 부분이 무엇인지, 어떤 점을 개선해야 할지 파악합니다.

2. 가공 음식, 특히 초가공 음식 피하기

3. 밀가루, 설탕(단 음식), 유제품 피하기

4. 당독소 피하기

당독소가 많은 음식을 섭취하면, 최소 3일 정도는 그런 음식을 먹지 않도록 노력합니다.

5. GMO 피하기

6. No Mc But MAC

미생물 접근 탄수화물MAC을 많이 먹을 수 있는 식단은 제대로 된 한식입니다. 분식이 아니라 한식이요. 단짠으로 변질된 한식 말고, 간이 세지 않고 채소가 많은 전통 한식이 좋습니다. 나물 반찬, 보쌈과 쌈 채소, 생선 요리, 된장찌개, 청국장 등이요. (MAC에 대한 설명은 104쪽을 참고해 주세요.)

7. 하루 14시간 이상, 그리고 자기 전 3시간 공복 유지하기

8. 술은 적어도 3일 이상 간격 두기

9. 물은 하루에 2리터 이상 마시기

피부가 건조하다고 느껴지면 2.5리터 이상 마십니다.

10. 중간에 잘 못 지켜도 포기하지 말고 다시 시작하기

11. 다른 사람의 눈에 거슬리지 않게 가려 먹기

모임 등에서 다른 사람에게 불편함을 주지 않는 선에서 골라 먹는 것을 말합니다. 특히 직장 생활을 하거나 모임이 많은 분들은 그래야 오래 지속할 수 있습니다. 만약 불가능한 상황이라면 즐겁게 적당량 먹고, 다음 날 좀 더 철저히 가려 먹거나 공복 시간을 좀 더 길게 유지합니다.

12. 몸에 문제가 있으면 식생활을 더 철저히 관리하기

수면 장애나 스트레스, 운동 부족 등 몸에 좋지 않은 영향을 주는 다른 상황이 생긴 경우에는 공복 시간을 좀 더 늘리고 식생활을 더 철저히 관리합니다.

13. 몸을 리셋 & 리부팅하는 시간 갖기

일 년에 1~2회, 2~3주 정도의 디톡스 기간을 정하고 건강한 식생활(저는 '최대한 클린하게 먹기'라고 부릅니다)과 함께 몸을 리셋 & 리부팅하는 시간을 가집니다.

저의 경우는, 등산 등 실외 운동을 하기 좋은 봄과 가을에 외식을 거의 하지 않고 자연식 위주로 식사하면서 운동량을 늘려 땀을 많이 흘리는 기간을 2~3주 정도 갖습니다. 새해가 시작될 때는 약속이나 대외 활동을 최소화하고, 가능하면 미디어 금식SNS fasting도

같이 합니다. 그리고 혼자 사유하거나 기도와 말씀 묵상에 집중하는 시간을 좀 더 갖습니다. 그렇게 하면 부종이나 군살도 조금 빠지고 수면과 배변도 좋아집니다. 무엇보다 기분이 상쾌해집니다.

제가 운영하는 유튜브 채널 '키능의학 TV'에 7주 동안 식단 관리를 함께해 볼 수 있는 '작심7일 프로젝트' 영상이 있습니다. 영상과 함께하시는 것도 좋은 방법입니다.

참고 문헌

1장 • 피부과학과 기능의학의 만남

Schork, Nicholas J. 2015. "Personalized medicine: Time for one-person trials." *Nature*, 520, pp.609-611. https://doi.org/10.1038/520609a

The Institute for Functional Medicine. "What Is Functional Medicine?" https://www.ifm.org/functional-medicine

World Health Organization. "Noncommunicable diseases." https://www.who.int/news-room/fact-sheets/detail/noncommunicable-diseases

2장 • 피부를 보면 장과 뇌가 보인다

Bonaz, B., Bazin, T. & Pellissier, S. 2018. "The Vagus Nerve at the Interface of the Microbiota-Gut-Brain Axis." *Frontiers in Neuroscience*, 12, 49. https://doi.org/10.3389/fnins.2018.00049

Bosman, Else S. et al. 2019. "Skin Exposure to Narrow Band Ultraviolet (UVB) Light Modulates the Human Intestinal Microbiome." F*ront. Microbiol*, 10:2410. https://doi.org/10.3389/fmicb.2019.02410

Camilleri, Michael. 2019. "Leaky gut: mechanisms, measurement and clinical implications in humans." G*ut*, 68(8), pp.1516-1526. https://doi.org/10.1136/gutjnl-2019-318427

Chong, Pei Pei et al. 2019. "The Microbiome and Irritable Bowel Syndrome - A Review on the Pathophysiology, Current Research and Future Therapy." F*ront. Microbiol*, 10:1136. https://doi.org/10.3389/fmicb.2019.01136

Creamer, Brian. 1967. "Skin-Gut relationships." J *R Coll Physicians Lond*, 1(4), pp.355-360.

Datta, D., Madke, B. & Das, A. 2022. "Skin as an endocrine organ: A narrative review." Indian J Dermatol Venereol Leprol, 88, pp.590-597. https://doi.org/10.25259/IJDVL_533_2021

De Pessemier, Britta et al. 2021. "Gut-Skin Axis: Current Knowledge of the Interrelationship between Microbial Dysbiosis and Skin Conditions." *Microorganisms*, 9(2):353. https://doi.org/10.3390/ microorganisms9020353

Dokoshi, Tatsuya et al. 2024. "Dermal injury drives a skin to gut axis that disrupts the intestinal microbiome and intestinal immune homeostasis in mice." *Nature Communications*, 15:2707. https://doi.org/10.1038/s41467-024-47072-3

Engman, M.F. 1919. "The Skin: A Mirror to the System." *The Journal of the American Medical Association(JAMA)*, 73(21), pp.1565-1568. https://doi.org/10.1001/jama.1919.02610470001001

Garg, Amit et al. 2001. "Psychological stress perturbs epidermal permeability barrier homeostasis: implications for the pathogenesis of stress-associated skin disorders." *Arch Dermatol*, Jan;137(1), pp.53-59. https://doi.org/10.1001/archderm.137.1.53

Graubard, R., Perez-Sanchez, A. & Katta, R. 2021. "Stress and skin: an overview of mind body therapies as a treatment strategy in dermatology." *Dermatology Practical & Conceptual*, 11(4):e2021091. https://doi.org/10.5826/dpc.1104a91

International Human Genome Sequencing Consortium. 2001. "Initial sequencing and analysis of the human genome." *Nature*, 409, pp.860-921. https://doi.org/10.1038/35057062

Jameson, C. et al. 2023. "Ectodermal origins of the skin-brain axis: a novel model for the developing brain, inflammation, and neurodevelopmental conditions." *Molecular Psychiatry*, 28, pp.108-117. https://doi.org/10.1038/s41380-022-01829-8

Jimenez-Sanchez, Maira et al. 2025. "The gut-skin axis: a bi-directional, microbiota-driven relationship with therapeutic potential." *Gut Microbes*, Dec;17(1):2473524. https://doi.org/10.1080/19490976.2025.2473524

Juhlin, L. & Michaelsson, G. 1983. "Fibrin microclot formation in patients with acne."

Acta Derm Venereol (Stockh), 63(6), pp.538-540.

Lee, So-Yeon et al. 2018. "Microbiome in the Gut-Skin Axis in Atopic Dermatitis." *Allergy Asthma Immunol Res*, Jul;10(4), pp.354-362. https://doi.org/10.4168/aair.2018.10.4.354

Leyva-Castillo, Juan-Manuel et al. 2019. "Mechanical skin injury promotes food anaphylaxis by driving intestinal mast cell expansion." *Immunity*, 50(5), pp.1262-1275.e4. https://doi.org/10.1016/j.immuni.2019.03.023

Maarouf, M. et al. 2019. "The impact of stress on epidermal barrier function: An evidence-based review." *British Journal of Dermatology*, 181(6), pp.1129-1136. https://doi.org/10.1111/bjd.1857725

Mann, Emily A. et al. 2020. "The Gut Microbiome: Human Health and Inflammatory Skin Diseases." *Annals of Dermatol*, Aug;32(4), pp.265-272. https://doi.org/10.5021/ad.2020.32.4.265

Misery, Laurent et al. 2018. "Association between two painful and poorly understood conditions: Irritable bowel and sensitive skin syndromes." *Eur J Pain*, Jan;23(1), pp.160-166. https://doi.org/10.1002/ejp.1296

Misery, Laurent. 2021. "Sensitive Skins May Be Neuropathic Disorders: Lessons from Studies on Skin and Other Organs." *Cosmetics*, 8(1):14. https://doi.org/10.3390/cosmetics8010014

O'Neill, Catherine A. et al. 2016. "The gut-skin axis in health and disease: A paradigm with therapeutic implications." BioEssays, 38(11), pp.1167-1176. https://doi.org/10.1002/bies.201600008

Ochi, Hirono et al. 2017. "Skin treatment with detergent promotes protease allergen-dependent epicutaneous sensitization in a manner different from tape stripping in mice." *Journal of Investigative Dermatology*, 137(7), pp.1578-1582. https://doi.org/10.1016/j.jid.2017.02.970

Pennisi, Elizabeth. 2003. "A low number wins the GeneSweep Pool." *Science*, 300(5625), p.1484. https://doi.org/10.1126/science.300.5625.1484b

Pike, M.G. et al. 1986. "Increased intestinal permeability in atopic eczema." *J Invest Dermatol*, Feb;86(2) pp.101-104. https://doi.org/10.1111/1523-1747.

ep12284035

Rios-Carlos, Marcela et al. 2024. "Unraveling the gut-skin axis in atopic dermatitis: exploiting insights for therapeutic strategies." *Gut Microbes*, 16(1). https://doi.org/10.1080/19490976.2024.2430420

Salem, Iman et al. 2018. "The Gut Microbiome as a Major Regulator of the Gut-Skin Axis." *Front. Microbiol*, 9:1459. https://doi.org/10.3389/fmicb.2018.01459

Seluk, Nick. 2017. "The Awkward Yeti: Skin Gives It Away." The Awkward Yeti 공식 웹사이트. https://theawkwardyeti.com

Slominski, A. et al. 2008. "Skin as an endocrine organ: implications for its function." *Drug Discov Today Dis Mech*, Jun;1;5(2), pp.137-144. https://doi.org/10.1016/j.ddmec.2008.04.004

Strickle, A., Kolmer, J.A. & Schamberg, J.F. 1916. "Complement fixation in acne vulgaris." J. *Cutan. Dis*, 34, pp.166-178.

The Integrative HMP (iHMP) Research Network Consortium. 2019. "The Integrative Human Microbiome Project." *Nature*, 569, pp.641-648. https://doi.org/10.1038/s41586-019-1238-8

Turnbaugh, Peter J. et al. 2007. "The Human Microbiome Project." *Nature*, 449, pp.804-810. https://doi.org/10.1038/nature06244

Turowski, Marta & Lio, Peter. 2020. "Is Irritable Bowel Linked to Irritable Skin?" *Practical Dermatology*, July, pp.58-60. https://practicaldermatology.com/columns/clinical-focus-1/is-irritable-bowel-linked-to-irritable-skin/23324/#:~:text=Thus%20far%2C%20the%20studies%20available,%2C%20atopic%20dermatitis%2C%20and%20rosacea

Venter, J.C. et al. 2001. "The sequence of the human genome." *Science*, 291(5507), pp.1304-1351. https://doi.org/10.1126/science.1058040

Wang, Zhen et al. 2020. "Aging-associated alterations in epidermal function and their clinical significance." *Aging* (Albany NY), Mar;27;12(6), pp.5551-5565. https://doi.org/10.18632/aging.102946

Wechsler, Amy. 2009. *The Mind-Beauty Connection: 9 Days to Less Stress, Gorgeous Skin, and a Whole New You*. Free Press.

Choubey, Vikrant et al. 2017. "Role of oxidative stress in melasma: a prospective study on serum and blood markers of oxidative stress in melasma patients." *International journal of dermatology*, 56(9), pp.939-943. https://doi.org/10.1111/ijd.13695

Franco, A.C., Aveleira, C. & Cavadas, C. 2022. "Skin senescence: mechanisms and impact on whole-body aging." *Trends in molecular medicine*, 28(2), pp.97-109. https://doi.org/10.1016/j.molmed.2021.12.003

Grimes, P.E. et al. 2018. "New oral and topical approaches for the treatment of melasma." *International journal of women's dermatology*, 5(1), pp.30-36. https://doi.org/10.1016/j.ijwd.2018.09.004

Han, Hee-Jeong et al. 2024. "Targeting the dermis for melasma maintenance treatment." *Scientific Reports*, 14, 949. https://doi.org/10.1038/s41598-023-51133-w

Huang, Weijun et al. 2022. "Cellular senescence: the good, the bad and the unknown." *Nat Rev Nephrol*, Oct;18(10), pp.611-627. https://doi.org/10.1038/s41581-022-00601-z

Jung, Jin-Woong et al. 2019. "A Face-Split Study to Evaluate the Effects of Microneedle Radiofrequency with Q-Switched Nd:YAG Laser for the Treatment of Melasma." *Ann Dermatol*, Apr;31(2), pp.133-138. https://doi.org/10.5021/ad.2019.31.2.133

Katiyar, S., Yadav, D. & Singh, S.K. 2024. "Markers of Oxidative Stress and Tyrosinase Activity in Melasma Patients: A Biochemical Investigation." *Current protein & peptide science*, 25(2), pp.183-188. https://doi.org/10.2174/0113892037269116231115065458

Khmaladze, Ia et al. 2020. "The Skin Interactome: A Holistic "Genome-Microbiome-Exposome" Approach to Understand and Modulate Skin Health and Aging." *Clin Cosmet Investig Dermatol*, 13, pp.1021-1040. https://doi.org/10.2147/CCID.S239367

Kim, Nan-Hyung & Lee, Ai-Young. 2023. "Oxidative Stress Induces Skin Pigmentation in Melasma by Inhibiting Hedgehog Signaling." *Antioxidants* (Basel, Switzerland), 12(11), 1969. https://doi.org/10.3390/antiox12111969

Krutmann, Jean et al. 2017. "The skin aging exposome." *Journal of dermatological science*, 85(3), pp.152-161. https://doi.org/10.1016/j.jdermsci.2016.09.015

Lee, Ai-Young. 2015. "Recent progress in melasma pathogenesis." *Pigment cell & melanoma research*, 28(6), pp.648-660. https://doi.org/10.1111/pcmr.12404

Lee, Young-In et al. 2021. "Synergistic Effect of 300 m Needle-Depth Fractional Microneedling Radiofrequency on the Treatment of Senescence-Induced Aging Hyperpigmentation of the Skin." *Int. J. Mol. Sci.*, 22, 7480. https://doi.org/10.3390/ijms22147480

Liu, Cong et al. 2022. "Correlation analysis between gut microbiota characteristics and melasma." *Front. Microbiol*, 13:1051653. https://doi.org/10.3389/fmicb.2022.1051653

Miller, Gary W. & Jones, Dean P. 2014. "The nature of nurture: refining the definition of the exposome." *Toxicological sciences*, 137(1), pp.1-2. https://doi.org/10.1093/toxsci/kft251

Passeron, T. et al. 2020. "Clinical and biological impact of the exposome on the skin." *Journal of the European Academy of Dermatology and Venereology(JEADV)*, 34 Suppl 4, pp.4-25. https://doi.org/10.1111/jdv.16614

Passeron, Thierry & Picardo, Mauro. 2018. "Melasma, a photoaging disorder." *Pigment cell & melanoma research*, 31(4), pp.461-465. https://doi.org/10.1111/pcmr.12684

Phansuk, Kachanat et al. 2022. "Dermal Pathology in Melasma: An Update Review." *Clin Cosmet Investig Dermatol*, Jan;6;15, pp.11-19. https://doi.org/10.2147/CCID.S343332

Rahimi, Hoda et al. 2024. "Evaluation of systemic oxidative stress in patients with melasma." *Journal of cosmetic dermatology*, 23(1), pp.284-288. https://doi.org/10.1111/jocd.15924

Wang, Zhen. et al. 2020. "Aging-associated alterations in epidermal function and their clinical significance." *Aging*, Mar,27;12(6), pp.5551-5565. https://doi.

org/10.18632/aging.102946

Wen, S. et al. 2022. “The link between cutaneous inflammation and cognitive impairment.” *Journal of the European Academy of Dermatology and Venereology(JEADV)*, 36(10), pp.1705-1712. https://doi.org/10.1111/jdv.18360

Wild, Christopher P. 2005. “Complementing the genome with an “exposome”: the outstanding challenge of environmental exposure measurement in molecular epidemiology.” *Cancer Epidemiol Biomarkers Prev*, 14(8), pp.1847-1850. https://doi.org/10.1158/1055-9965.EPI-05-0456

Wiraguna, A.A.G.P., Hari, E.D. & Praharsini, I.G.A.A. 2020. “Correlation Between Glutathione Plasma with Degree Severity of Melasma in Balinese Women.” *Clinical, cosmetic and investigational dermatology*, 13, pp.455-459. https://doi.org/10.2147/CCID.S258834

4장 • 건강한 피부와 웰에이징을 위한 솔루션, 5E & E

Alegria-Torres, J.A., Baccarelli, A. & Bollati, V. 2011. “Epigenetics and lifestyle.” *Epigenomics*, 3(3), pp.267-277. https://doi.org/10.2217/epi.11.22

Furman, David et al. 2019. “Chronic inflammation in the etiology of disease across the life span.” *Nature Medicine*, 25(12), pp.1822-1832. https://doi.org/10.1038/s41591-019-0675-0

Jo, Young-Woo et al. 2025. “Rosacea and Its Potential Role in the Development of Irritable Bowel Syndrome: Insights From the Korean National Health Insurance Service-National Sample Cohort.” J *Korean Med Sci*, 40(21):e97. https://doi.org/10.3346/jkms.2025.40.e97

Lorenzo, Paula M. et al. 2022. “Epigenetic Effects of Healthy Foods and Lifestyle Habits from the Southern European Atlantic Diet Pattern: A Narrative Review.” *Advances in nutrition* (Bethesda, Md.), 13(5), pp.1725-1747. https://doi.org/10.1093/advances/nmac038

Ramos-Lopez, Omar et al. 2021. “Epigenetic signatures underlying inflammation: an interplay of nutrition, physical activity, metabolic diseases, and environmental factors for personalized nutrition." *Inflamm Res*, Jan;70(1), pp.29-49. https://doi.org/10.1007/s00011-020-01425-y

Singla, Neeraj et al. 2025. "Gut-skin axis: Emerging insights for gastroenterologists-a narrative review." *World J Gastrointest Pathophysiol*, 16(3):108952. https://doi.org/10.4291/wjgp.v16.i3.108952

Zhu, Xudong et al. 2021. "Inflammation, epigenetics, and metabolism converge to cell senescence and ageing: the regulation and intervention." *Sig Transduct Target Ther*, 6, 245. https://doi.org/10.1038/s41392-021-00646-9

〈1E〉

Alcock, J., Maley, C.C. & Aktipis, C.A. 2014. "Is eating behavior manipulated by the gastrointestinal microbiota? Evolutionary pressures and potential mechanisms." *BioEssays*, 36, pp.940-949. https://doi.org/10.1002/bies.201400071

Almutairi, N. & Shaaban, D. 2022. "Clinical implications of intermittent Ramadan fasting on stable plaque psoriasis: A prospective observational study." *Postepy Dermatol Alergol*, 39(2), pp.368-374. https://doi.org/10.5114/ada.2021.107098

Arnason, T.G., Bowen, M.W. & Mansell, K.D. 2017. "Effects of intermittent fasting on health markers in those with type 2 diabetes: A pilot study." *World J Diabetes*, 8(4), pp.154-164. https://doi.org/10.4239/wjd.v8.i4.154

Ashraf, Dina et al. 2024. "Recent Advances in the Chromatographic Analysis of Emerging Pollutants in Dairy Milk: A Review (2018-2023)." *Molecules*, 29, 1296. https://doi.org/10.3390/molecules29061296

Bagherniya, Mohammad et al. 2018. "The effect of fasting or calorie restriction on autophagy induction: A review of the literature." *Ageing Res Rev*, 47, pp.183-197. https://doi.org/10.1016/j.arr.2018.08.004

Baldwin, Hilary & Tan, Jerry. 2020. "Effects of diet on acne and its response to treatment." *American Journal of Clinical Dermatology*, 22(1), pp.55-65. https://doi.org/10.1007/s40257-020-00542-y

Bathula, S.R., Ravishankar, B.V. & Gullaya, P.B. 2018. "Extraction of gluten from food material." *MOJ Proteomics Bioinform*, 7(3), pp.199-204. https://doi.org/10.15406/mojpb.2018.07.00234

Bonciolini, Veronica et al. 2015. "Cutaneous Manifestations of Non-Celiac Gluten Sensitivity: Clinical Histological and Immunopathological Features." *Nutrients*, 7(9), pp.7798-7805. https://doi.org/10.3390/nu7095368

Bragazzi, N.L. & Sellami, M. et al. 2019. "Fasting and its impact on skin anatomy, physiology, and physiopathology: A comprehensive review of the literature." *Nutrients*, 11(2):249. https://doi.org/10.3390/nu11020249

Bragazzi, N.L. & Trabelsi, K. et al. 2021. "Can intermittent, time-restricted circadian fasting modulate cutaneous severity of dermatological disorders? Insights from a multicenter, observational, prospective study." *Dermatologic therapy*, 34(3), e14912. https://doi.org/10.1111/dth.14912

Byun, Kyunghee et al. 2017. "Advanced glycation end-products produced systemically and by macrophages: A common contributor to inflammation and degenerative diseases." *Pharmacology & Therapeutics*, 177, pp.44-55. https://doi.org/10.1016/j.pharmthera.2017.02.030

Cardenas-Torres, F.I. et al. 2021. "Non-Celiac Gluten Sensitivity: An Update." *Medicina*, 57(6), 526. https://doi.org/10.3390/medicina57060526

Catassi, Catassi et al. 2015. "Diagnosis of non-celiac gluten sensitivity (NCGS): The Salerno experts' criteria." *Nutrients*, 7(6), pp.4966-4977. https://doi.org/10.3390/nu7064966

Cha, Ra-Ri et al. 2022. "Self-reported Non-celiac Gluten Sensitivity in the Korean Population: Demographic and Clinical Characteristics." *Journal of neurogastroenterology and motility*, 28(2), pp.283-290. https://doi.org/10.5056/jnm21108

Chen, Yingjia & Guo, Tai L. 2021. "Dietary advanced glycation end-products elicit toxicological effects by disrupting gut microbiome and immune homeostasis." *Journal of Immunotoxicology*, 18:1, pp.93-104. https://doi.org/10.1080/1547691X.2021.1959677

Chmielewski, R. & Lesiak, A. 2024. "Mitigating Glycation and Oxidative Stress in Aesthetic Medicine: Hyaluronic Acid and Trehalose Synergy for Anti-AGEs Action in Skin Aging Treatment." *Clinical, cosmetic and investigational dermatology*, 17, pp.2701-2712. https://doi.org/10.2147/CCID.S476362

Cienfuegos, Sofia et al. 2020. "Effects of 4- and 6-h time-restricted feeding on weight and cardiometabolic health: A randomized controlled trial in adults with obesity." *Cell Metab*, 32(3), pp.366-378.e3. https://doi.org/10.1016/j.cmet.2020.06.018

Crimarco, A., Landry, M.J. & Gardner, C.D. 2022. "Ultra-processed Foods, Weight Gain, and Co-morbidity Risk." *Current Obesity Reports*, Sep;11(3), pp.80-92. https://doi.org/10.1007/s13679-021-00460-y

Danby, F.W. 2010. "Nutrition and aging skin: Sugar and glycation." *Clinics in Dermatology*, 28(4), pp.409-411. https://doi.org/10.1016/j.clindermatol.2010.03.018

David, Lawrence A. et al. 2014. "Diet rapidly and reproducibly alters the human gut microbiome." *Nature*, 505, pp.559-563. https://doi.org/10.1038/nature12820

Eker, Selim et al. 2006. "Foliar-applied glyphosate substantially reduced uptake and transport of iron and manganese in sunflower (Helianthus annuus L.) plants." *Journal of Agricultural and Food Chemistry*, 54(26), pp.10019-10025. https://doi.org/10.1021/jf0625196

Exon, J.H. 2006. "A review of the toxicology of acrylamide." *Journal of Toxicology and Environmental Health, Part B: Critical Reviews*, 9(5), pp.397-412. https://doi.org/10.1080/10937400600681430

Gatea, F., Sarbu, I. & Vamanu, E. 2021. "In Vitro Modulatory Effect of Stevioside, as a Partial Sugar Replacer in Sweeteners, on Human Child Microbiota." *Microorganisms*, 9(3), 590. https://doi.org/10.3390/microorganisms9030590

Gore, Andrea C. et al. 2024. *Endocrine Disrupting Chemicals: Threats to Human Health*.

Grau, Daniel et al. 2022. "Quantifiable urine glyphosate levels detected in 99% of the French population, with higher values in men, in younger people, and in farmers." *Environmental science and pollution research international*, 29(22), pp.32882-32893. https://doi.org/10.1007/s11356-021-18110-0

Gundry, Steven R. 2017. *The Plant Paradox: The Hidden Dangers in "Healthy" Foods That Cause Disease and Weight Gain*. Harper Wave.

Han, Hui et al. 2021. "From gut microbiota to host appetite: gut microbiota-derived metabolites as key regulators." *Microbiome*, 9(1), 162. https://doi.org/10.1186/s40168-021-01093-y

Horne, B.D., Muhlestein, J.B. & Anderson, J.L. 2015. "Health effects of intermittent fasting: hormesis or harm? A systematic review." *Am J Clin Nutr*, 102(2), pp.464-470. https://doi.org/10.3945/ajcn.115.109553

Hughes, M.C.B. et al. 2021. "Dietary Antioxidant Capacity and Skin Photoaging: A 15-Year Longitudinal Study." *The Journal of investigative dermatology*, 141(4S), pp.1111-1118.e2. https://doi.org/10.1016/j.jid.2020.06.026

Hyman, Mark. 2023. *Young Forever*. New York: Little, Brown Spark.

Jang, Cholsoon et al. 2018. "The small intestine converts dietary fructose into glucose and organic acids." *Cell Metabolism*, 27(2), pp.351-361. https://doi.org/10.1016/j.cmet.2017.12.016

Jegatheesan, Prasanthi & De Bandt, Jean-Pascal. 2017. "Fructose and NAFLD: The Multifaceted Aspects of Fructose Metabolism." *Nutrients*, 9(3), 230. https://doi.org/10.3390/nu9030230

Johal, G.S. & Huber, D.M. 2009. "Glyphosate effects on diseases of plants." *European Journal of Agronomy*, 31(3), pp.144-152. https://doi.org/10.1016/j.eja.2009.04.004

Jordan, Stefan et al. 2019. "Dietary intake regulates the circulating inflammatory monocyte pool." *Cell*, 178(5), pp.1102-1114.e17. https://doi.org/10.1016/j.cell.2019.07.050

Ju, Q. & Zouboulis, C.C. 2016. "Endocrine-disrupting chemicals and skin manifestations." *Reviews in endocrine & metabolic disorders*, 17(3), pp.449-457. https://doi.org/10.1007/s11154-016-9371-2

Jung, Jae-Yoon et al. 2010. "The influence of dietary patterns on acne vulgaris in Koreans." *European Journal of Dermatology*, 20(6), pp.768-772. https://doi.org/10.1684/ejd.2010.1053

Kamal, Ghulam M. et al. 2025. "Extraction, quantification and health risk assessment of bisphenol A from various kinds of packaged milk and baby bottles." *Food Chem X*, Mar;17;27:102387. https://doi.org/10.1016/j.fochx.2025.102387

Katta, R. & Kramer, M.J. 2018. "Skin and diet: An update on the role of dietary change as a treatment strategy for skin disease." *Skin Therapy Letters*, 23(1), pp.1-5.

Keewan, E. et al. 2020. "Are fried foods unhealthy? The dietary peroxidized fatty acid, 13-HPODE, induces intestinal inflammation in vitro and in vivo." *Antioxidants* (Basel), 9(10), 926. https://doi.org/10.3390/antiox9100926

Kheirouri, S. & Alizadeh, M. 2020. "Vitamin D and advanced glycation end products and their receptors." *Pharmacological research*, 158, 104879. https://doi.org/10.1016/j.phrs.2020.104879

Lee, Eun-Jung, Kim, Ji-Young & Oh, Sang-Ho. 2016. "Advanced glycation end products (AGEs) promote melanogenesis through receptor for AGEs." *Scientific reports*, 6, 27848. https://doi.org/10.1038/srep27848

Li, Wan-Zhao et al. 2024. "Unveiling the mechanism of high sugar diet induced advanced glycosylation end products damage skin structure via extracellular matrix-receptor interaction pathway." *Journal of cosmetic dermatology*, 23(7), pp.2496-2508. https://doi.org/10.1111/jocd.16295

Li, William W. 2023. *Eat to beat your diet: Burn fat, heal your metabolism, and live longer*. New York: Grand Central Publishing.

Liang, Zhili et al. 2019. "The fate of dietary advanced glycation end products in the body: from oral intake to excretion." *Critical Reviews in Food Science and Nutrition*, 60, pp.3475-3491. https://doi.org/10.1080/10408398.2019.1693958

Lima, M.T. Nogueira Silva et al. 2024. "Early- and life-long intake of dietary advanced glycation end-products (dAGEs) leads to transient tissue accumulation, increased gut sensitivity to inflammation, and slight changes in gut microbial diversity, without causing overt disease." *Food Research International*, 195, 114967. https://doi.org/10.1016/j.foodres.2024.114967

Markus, Victor et al. 2020. "Anti-Quorum Sensing Activity of Stevia Extract, Stevioside, Rebaudioside A and Their Aglycon Steviol." *Molecules*, 25(22), 5480.

https://doi.org/10.3390/molecules25225480

Meena, A.K. et al. 2023. "Biochemical and hormonal abnormalities in adult female acne." J *Cosmet Dermatol.* Apr;22(4), pp.1392-1399. https://doi.org/10.1111/jocd.15588

Melnik, Bodo C. 2016. "Western diet-induced imbalances of FoxO1 and mTORC1 signalling promote the sebofollicular inflammasomopathy acne vulgaris." E*xperimental Dermatology*, 25(2), pp.103-104. https://doi.org/10.1111/exd.12898

Momma, H. et al. 2010. "Skin advanced glycation end product accumulation and muscle strength among adult men." E*ur J Appl Physiol*, Jul;111(7), pp.1545-1552. https://doi.org/10.1007/s00421-010-1779-x

Oh, Seyeon et al. 2022. "Combined Treatment of Monopolar and Bipolar RadiofrequencyIncreases Skin Elasticity by Decreasing the Accumulation of Advanced Glycated End Products in Aged Animal Skin." I*nt. J. Mol. Sci.*, 23, 2993. https://doi.org/10.3390/ijms23062993

Page, Kathleen A. et al. 2013. "Effects of Fructose vs Glucose on Regional Cerebral Blood Flow in Brain Regions Involved With Appetite and Reward Pathways." J*AMA*, 309(1), pp.63-70. https://doi.org/10.1001/jama.2012.116975

Patterson, R.E. & Sears, D.D. 2017. "Metabolic effects of intermittent fasting." A*nnu Rev Nutr*, 37, pp.371-393. https://doi.org/10.1146/annurev-nutr-071816-064634

Pelucchi, Claudio et al. 2015. "Dietary acrylamide and cancer risk: An updated meta-analysis." I*nternational Journal of Cancer*, 136(12), pp.2912-2922. https://doi.org/10.1002/ijc.29339

Perlmutter, David. 2022. D*rop Acid: The surprising new science of uric acid*-T*he key to losing weight, controlling blood sugar, and achieving extraordinary health.* New York: Little, Brown Spark.

Rao, A., Douglas, S.C. & Hall, J.M. 2021. "Endocrine Disrupting Chemicals, Hormone Receptors, and Acne Vulgaris: A Connecting Hypothesis." C*ells*, 10(6), 1439. https://doi.org/10.3390/cells10061439

Ravichandran, G. et al. 2019. "Food advanced glycation end products as potential endocrine disruptors: An emerging threat to contemporary and future generation." *Environment international*, 123, pp.486-500. https://doi.org/10.1016/j.envint.2018.12.032

Sanchez-Muniz, F.J. 2006 "Oils and fats: Changes due to culinary and industrial processes." *International Journal for Vitamin and Nutrition Research*, 76(4), pp.230-237. https://doi.org/10.1024/0300-9831.76.4.230

Sansano, M. et al. 2015. "Effect of pretreatments and air-frying, a novel technology, on acrylamide generation in fried potatoes." *Journal of Food Science*, 80(5), T1120-1128. https://doi.org/10.1111/1750-3841.12843

Seralini, Gilles-Eric et al. 2014. "Republished study: long-term toxicity of a Roundup herbicide and a Roundup-tolerant genetically modified maize." *Environ Sci Eur*, 26(1):14. https://doi.org/10.1186/s12302-014-0014-5

Sferra, R. et al. 2021. "Prolonged chronic consumption of a high fat with sucrose diet alters the morphology of the small intestine." *International Journal of Molecular Sciences*, 22, 7280. https://doi.org/10.3390/ijms22147280

Shi, Aiying et al. 2024. "The Interaction between Human Microbes and Advanced Glycation End Products: The Role of Klebsiella X15 on Advanced Glycation End Products' Degradation." *Nutrients*, 16, 754. https://doi.org/10.3390/nu16050754

Silverberg, Nanette B. 2012. "Whey protein precipitating moderate to severe acne flares in 5 teenaged athletes." *Cutis*, 90(2), pp.70-72.

Sinclair, D.A. & LaPlante, M.D. 2019. *Lifespan: Why we age-and why we don't have to.* New York: Atria Books.

Song, Qinghe et al. 2021. "Novel advances in inhibiting advanced glycation end product formation using natural compounds," *Biomedicine & Pharmacotherapy*, 140, 111750. https://doi.org/10.1016/j.biopha.2021.111750

Sonnenburg, E.D. & Sonnenburg, J.L. 2014. "Starving our microbial self: The deleterious consequences of a diet deficient in microbiota-accessible carbohydrates." *Cell Metabolism*, 20(5), pp.779-786. https://doi.org/10.1016/

j.cmet.2014.07.003

Springer, M.Z. & Macleod, K.F. 2016. "In Brief: Mitophagy: mechanisms and role in human disease." J *Pathol*, Nov;240(3), pp.253-255. https://doi.org/10.1002/path.4774

Taguchi, K. et al. 2021. "Dysbiosis-Related Advanced Glycation Endproducts and Trimethylamine N-Oxide in Chronic Kidney Disease." T*oxins*, 13, 361. https://doi.org/10.3390/toxins13050361

Takeuchi, M. 2020. "Toxic AGEs (TAGE) theory: a new concept for preventing the development of diseases related to lifestyle." D*iabetology & metabolic syndrome*, 12(1), 105. https://doi.org/10.1186/s13098-020-00614-3

Teruel, M.D.R. et al. 2015. "A comparative study of the characteristics of French Fries produced by deep fat frying and air frying." J*ournal of Food Science*, 80(2), E349-E358. https://doi.org/10.1111/1750-3841.12753

Trevelline, B.K. & Kohl, K.D. 2022. "The gut microbiome influences host diet selection behavior." P*roceedings of the National Academy of Sciences(PNAS)*, 119(17), e2117537119. https://doi.org/10.1073/pnas.2117537119

Uribarri, J. et al. 2010. "Advanced glycation end products in foods and a practical guide to their reduction in the diet." J*ournal of the American Dietetic Association*, 110(6), pp.911-916.e12. https://doi.org/10.1016/j.jada.2010.03.018

Walker, Matthew. 2017. W*hy we sleep: Unlocking the power of sleep and dreams*. New York: Scribner.

Wang, Hong et al. 2017. "Time-Restricted Feeding Shifts the Skin Circadian Clock and Alters UVB-Induced DNA Damage." C*ell reports*, 20(5), pp.1061-1072. https://doi.org/10.1016/j.celrep.2017.07.022

Wang, Xin, Monahan, Ciaran & Cummins, Enda. 2025. "A qualitative risk ranking approach of chemical contaminants for industrial needs: A case study on milk and dairy products." I*nternational Dairy Journal*, 170, 106380. https://doi.org/10.1016/j.idairyj.2025.106380

Wang, Y. et al. 2021. "Effect of new frying technology on starchy food quality." F*oods*, 10, 1852. https://doi.org/10.3390/foods10081852

Weiskirchen, S. & Weiskirchen, R. 2016. "Resveratrol: How Much Wine Do You Have to Drink to Stay Healthy?" *Adv Nutr*, Jul;15;7(4), pp.706-718. https://doi.org/10.3945/an.115.011627

Willett, Walter C. & Ludwig, David S. 2020. "Milk and Health." *New England Journal of Medicine*, 382(7), pp.644-654. https://doi.org/10.1056/NEJMra1903547

World Health Organization. "Aspartame hazard and risk assessment results released." https://www.who.int/news/item/14-07-2023-aspartame-hazard-and-risk-assessment-results-released

Yu, Miao, Yu, Bing & Chen, Daiwen. 2024. "The effects of gut microbiota on appetite regulation and the underlying mechanisms." *Gut Microges*, 16(1), 2414796. https://doi.org/10.1080/19490976.2024.2414796

Yunker, Alexandra G. et al. 2021. "Obesity and Sex-Related Associations With Differential Effects of Sucralose vs Sucrose on Appetite and Reward Processing: A Randomized Crossover Trial." *JAMA Network Open*, 4(9):e2126313. https://doi.org/10.1001/jamanetworkopen.2021.26313

랭, 존 T.(John T. Lang). 2018. 《GMO, 우리는 날마다 논란을 먹는다》. 황성원 옮김, 전방욱 감수. 풀빛.

로뱅, 마리-모니크(Marie-Monique Robin). 2009. 《몬산토: 죽음을 생산하는 기업》. 이선혜 옮김. 이레.

식품안전나라(식품의약품안전처). "GMO 표시". https://www.foodsafetykorea.go.kr/portal/board/board.do?menu_grp=MENU_NEW01&menu_no=4456

식품의약품안전처. "유전자변형농산물의 비의도적 혼입치 기준 비교". 유전자변형식품등의 표시기준 고시 내 규정. https://www.mfds.go.kr/brd/m_857/down.do?brd_id=rgn0003&data_tp=A&file_seq=2&seq=41611

식품의약품안전처. 2019.10.28. "유전자변형식품등의 표시기준" (고시 제2019-98호). 법제처 행정규칙. https://www.law.go.kr/LSW/admRulInfoP.do?admRulSeq=2100000183336

식품의약품안전처. 2021.1.28. "유전자변형식품등의 표시기준 일부개정고시(안) 행정예고" (공고 제2021-035호). https://www.mfds.go.kr/brd/m_209/view.do?company_cd=&company_nm=&itm_seq_1=0&itm_seq_2=0&multi_itm_

seq=0&page=2&seq=43413
윤희일, 2018.10.29. "수입 콩 두부 대부분에 GMO 유전자 있다".《경향신문》. https://www.khan.co.kr/article/201810291759001
후나세 슌스케(Shunsuke Funase). 2020.《우리가 몰랐던 유전자 조작 식품의 비밀》. 고선윤 옮김. 중앙생활사.

〈2E〉

Ab Dullah, S.S. et al. 2023. "Risk assessment of aflatoxin B1 in herbal medicines and plant food supplements marketed in Malaysia using margin of exposure and RISK21 approaches." *Genes Environ*, Nov;23;45(1):31. https://doi.org/10.1186/s41021-023-00286-1
Akhtar, Asma et al. 2022. "Human exposure to toxic elements through facial cosmetic products: Dermal risk assessment." *Regulatory toxicology and pharmacology(RTP)*, 131, 105145. https://doi.org/10.1016/j.yrtph.2022.105145
Alnuqaydan, Abdullah M. 2024. "The dark side of beauty: An in-depth analysis of potentially hazardous chemicals in cosmetic products." *International Journal of Environmental Research and Public Health*, 21(2), 123. https://doi.org/10.3390/ijerph21020123
Baek, S. 2013. "A study on the analysis of harmful heavy metals contained in cosmetics." *Asian Journal of Beauty and Cosmetology*, 11(3), pp.489-498.
Bouslimani, Amina et al. 2015. "Molecular cartography of the human skin surface in 3D." *Proceedings of the National Academy of Sciences of the United States of America*, 112(17), E2120-E2129. https://doi.org/10.1073/pnas.1424409112
Cho, Jung-Hyo et al. 2017. "A nationwide study of the incidence rate of herb-induced liver injury in Korea." *Arch Toxicol*, Dec;91(12), pp.4009-4015. https://doi.org/10.1007/s00204-017-2007-9
Choi, Chae-Man et al. 2014. "A Study on Heavy Metal Concentrations of Color Cosmetics in Korea Market." *Journal of the Society of Cosmetic Scientists of Korea*, 40(3), pp.269-278. https://doi.org/10.15230/SCSK.2014.40.3.269
Environmental Defence Canada. 2011(May). *Heavy Metal Hazard: The Health Risks*

of Hidden Heavy Metals in Face Makeup.

Environmental Working Group. 2004. *Exposures add up: Survey Results.* Environmental Working Group.

EWG Skin Deep® Cosmetics Database. https://www.ewg.org/skindeep

Gudushauri, N., Navarro, V.J. & Halegoua-De Marzio, D. 2024. "A comprehensive update in herbal and dietary supplement-induced liver injury." *Clin Liver Dis* (Hoboken), Jun;21;23(1):e0185. https://doi.org/10.1097/CLD.0000000000000185

Khmaladze, Ia et al. 2020. "The skin interactome: a holistic, genome-microbiome-exposome approach to under stand and modulate skin health and aging." *ClinCosmet Investig Dermatol*, 13:102140. https://doi.org/10.2147/CCID.S239367

Lee, Byoung-Moo et al. 2015. "Clinical Features of Drug-induced Liver Injury According to Etiology." *J Korean Med Sci*, Dec;30(12), pp.1815-1820. https://doi.org/10.3346/jkms.2015.30.12.1815

Lee, Sung-Deuk et al. 2012. "The Content and Risk Assessment of Heavy Metals in Herbal Pills." *Journal of Food Hygiene and Safety*, 27(4), pp.375-387. The Korean Society of Food Hygiene and Safety. https://doi.org/10.13103/jfhs.2012.27.4.375

Likhitsup, A., Chen, V.L. & Fontana, R.J. 2024. "Estimated Exposure to 6 Potentially Hepatotoxic Botanicals in US Adults." *JAMA Netw Open*, Aug;1;7(8):e2425822. https://doi.org/10.1001/jamanetworkopen.2024.25822

Mikulski, Marek A. et al. 2017. "Toxic metals in ayurvedic preparations from a public health lead poisoning cluster investigation." *Int J Occup Environ Health*, Jul;23(3), pp.187-192. https://doi.org/10.1080/10773525.2018.1447880

Mohiuddin, Abdul Kader. 2019. "Heavy Metals in Cosmetics: The Notorious Daredevils and Burning Health Issues." *American Journal of Biomedical Science & Research*, 4. https://doi.org/10.34297/AJBSR.2019.04.000829

Passeron, T. et al. 2020. "Clinical and biological impact of the exposome on the skin." *Journal of the European Academy of Dermatology and Venereology(JEADV)*, 34

Suppl 4, pp.4-25. https://doi.org/10.1111/jdv.16614

Saper, Robert B. et al. 2008. "Lead, Mercury, and Arsenic in US- and Indian-Manufactured Ayurvedic Medicines Sold via the Internet." *JAMA*, 300(8), pp.915-923. https://doi.org/10.1001/jama.300.8.915

Shin, Young et al. 2023. "The content and risk assessment of heavy metals in commercial herbal medicines." *Analytical Science and Technology*, 36(6), pp.267-280. https://doi.org/10.5806/AST.2023.36.6.267

Zota, A.R. & Shamasunder, B. 2017. "The environmental injustice of beauty: framing chemical exposures from beauty products as a health disparities concern." *American journal of obstetrics and gynecology*, 217(4), 418.e1-418.e6. https://doi.org/10.1016/j.ajog.2017.07.020

구희연. 2009. 《대한민국 화장품의 비밀》. 거름.

식품의약품안전처. "화장품, 어디까지 알고 계세요?" 《소비자를 위한 열린마루》 2016년 5월호. https://m.blog.naver.com/kfdazzang/220725968074

식품의약품안전처. 규정-화장품. https://www.mfds.go.kr/eng/brd/m_28/list.do

우츠기 류이치. 2013. 《화장품이 피부를 망친다》. 윤지나 옮김. 청림출판.

〈3E〉

Adike, A. & DiBaise, J.K. 2018. "Small intestinal bacterial overgrowth: Nutritional implications, diagnosis, and management." *Gastroenterology Clinics of North America*, 47(1), pp.193-208. https://doi.org/10.1016/j.gtc.2017.09.008

Banaszak, Michalina et al. 2023. "Association between gut dysbiosis and the occurrence of SIBO, LIBO, SIFO and IMO." *Microorganisms*, 11(3), 573. https://doi.org/10.3390/microorganisms11030573

Bischoff, Stephan et al. 2014. "Intestinal permeability-A new target for disease prevention and therapy." *BMC Gastroenterology*, 14, 189. https://doi.org/10.1186/s12876-014-0189-7

Camilleri, Michael. 2019. "Leaky gut: Mechanisms, measurement and clinical implications in humans." *Gut*, 68(8), pp.1516-1526. https://doi.org/10.1136/gutjnl-2019-318427

Chedid, Victor et al. 2014. "Herbal therapy is equivalent to rifaximin for the treatment of small intestinal bacterial overgrowth." *Global Advances in Health and Medicine*, 3(3), pp.16-24. https://doi.org/10.7453/gahmj.2014.019

Creamer, B. 1967. "Skin-gut relationships." *Journal of the Royal College of Physicians of London*, 1(4), pp.355-359.

De Punder, K. & Pruimboom, L. 2015. "Stress induces endotoxemia and low-grade inflammation by increasing barrier permeability." *Frontiers in Immunology*, 6, 223. https://doi.org/10.3389/fimmu.2015.00223

Guilliams, T.G. & Drake, L.E. 2020. "Meal-time supplementation with betaine HCl for functional hypochlorhydria: What is the evidence?" *Integrative Medicine* (Encinitas), 19(1), pp.32-36.

La Torre, Danique et al. 2023. "Psychosocial stress-induced intestinal permeability in healthy humans: What is the evidence?" *Neurobiology of Stress*, 27, 100579. https://doi.org/10.1016/j.ynstr.2023.100579

Lacy, B.E., Wise, J.L. & Cangemi, D.J. 2024. "Leaky gut syndrome: Myths and management." *Gastroenterology & Hepatology* (New York), 20(5), pp.264-272.

Leigh, Sarah-Jane et al. 2023. "The impact of acute and chronic stress on gastrointestinal physiology and function: A microbiota-gut-brain axis perspective." *The Journal of Physiology*, 601(20), pp.4491-4538. https://doi.org/10.1113/JP281951

Mahmud, Rayhan et al. 2022. "Impact of gut microbiome on skin health: Gut-skin axis observed through the lenses of therapeutics and skin diseases." *Gut Microbes*, 14(1), 2096995. https://doi.org/10.1080/19490976.2022.2096995

Mishra, A. & Makharia, G.K. 2012. "Techniques of functional and motility test: How to perform and interpret intestinal permeability." *Journal of Neurogastroenterology and Motility*, 18(4), pp.443-447. https://doi.org/10.5056/jnm.2012.18.4.443

Mu, Qinghui et al. 2017. "Leaky gut as a danger signal for autoimmune diseases." *Frontiers in Immunology*, 8, 598. https://doi.org/10.3389/fimmu.2017.00598

Pimentel, Mark et al. 2020. "ACG clinical guideline: Small intestinal bacterial overgrowth." *The American Journal of Gastroenterology*, 115(2), pp.165-178.

https://doi.org/10.14309/ajg.0000000000000501

Pizzorno, J.E. & Murray, M.T. 2013. *Textbook of natural medicine* (4th ed.). Elsevier.

Polkowska-Pruszyńska, B., Gerkowicz, A. & Krasowska, D. 2020. "The gut microbiome alterations in allergic and inflammatory skin diseases: An update." *Journal of the European Academy of Dermatology and Venereology*, 34(3), pp.455-464. https://doi.org/10.1111/jdv.15951

Salem, Iman. 2018. "The gut microbiome as a major regulator of the gut-skin axis." *Frontiers in Microbiology*, 9, 1459. https://doi.org/10.3389/fmicb.2018.01459

Singla, Neeraj et al. 2025. "Gut-skin axis: Emerging insights for gastroenterologists-A narrative review." *World Journal of Gastrointestinal Pathophysiology*, 16(3), 108952. https://doi.org/10.4291/wjgp.v16.i3.108952

Teixeira, Tatiana F.S. et al. 2012. "Potential mechanisms for the emerging link between obesity and increased intestinal permeability." *Nutrition Research*, 32(9), pp.637-647. https://doi.org/10.1016/j.nutres.2012.07.003

〈4E〉

Afzal, U.M. & Ali, F.R. 2023. "Sleep deprivation and the skin." *Clinical and experimental dermatology*, 48(10), pp.1113-1116. https://doi.org/10.1093/ced/llad196

Aguirre, Claudia C. 2016. "Sleep deprivation: a mind-body approach." *Current opinion in pulmonary medicine*, 22(6), pp.583-588. https://doi.org/10.1097/MCP.0000000000000323

Akdeniz, M. et al. 2018. "Does dietary fluid intake affect skin hydration in healthy humans? A systematic literature review." *Skin research and technology*, 24(3), pp.459-465. https://doi.org/10.1111/srt.12454

Alatas, Emine Tugba et al. 2017. "Association between insulin resistance and serum and salivary irisin levels in patients with psoriasis vulgaris." *Dermatologica Sinica*, 35(1), pp.12-15. https://doi.org/10.1016/j.dsi.2016.08.004

Allen, Jacob M. et al. 2018. "Exercise Alters Gut Microbiota Composition and Function in Lean and Obese Humans." *Medicine and science in sports and exercise*,

50(4), pp.747-757. https://doi.org/10.1249/MSS.0000000000001495

Altay, Diler Us et al. 2023. "A newly identified myokine: irisin, and its relationship with chronic spontaneous urticaria and inflammation." *Arch Dermatol Res*, Apr;315(3), pp.437-442. https://doi.org/10.1007/s00403-022-02378-4

American Academy of Dermatology Association. "How your workout can affect your skin." https://www.aad.org/public/everyday-care/skin-care-secrets/routine/workout-affect-skin

Armstrong, Lawrence E. et al. 2012. "Mild dehydration affects mood in healthy young women." *The Journal of nutrition*, 142(2), pp.382-388. https://doi.org/10.3945/jn.111.142000

Batmanghelidj, F. 2003. *Water: For Health, For Healing, For Life-You're Not Sick, You're Thirsty!* New York: Warner Books.

Blackburn, E. & Epel, E. 2017. *The telomere effect: A revolutionary approach to living younger, healthier, longer*. Grand Central Publishing.

Boström, Pontus et al. 2012. "A PGC1-α-dependent myokine that drives brown-fat-like development of white fat and thermogenesis." *Nature*, 481(7382), pp.463-468. https://doi.org/10.1038/nature10777

Castro-Sepulveda, Mauricio et al. 2018. "Basal Mild Dehydration Increase Salivary Cortisol After a Friendly Match in Young Elite Soccer Players." *Frontiers in physiology*, 9, 1347. https://doi.org/10.3389/fphys.2018.01347

Clarke, Siobhan et al. 2014. "Exercise and associated dietary extremes impact on gut microbial diversity." *Gut*, 63(12), pp.1913-1920. https://doi.org/10.1136/gutjnl-2013-306541

Cowan, Thomas. 2019. *Cancer and the New Biology of Water*. White River Junction, VT: Chelsea Green Publishing.

Garbarino, Sergio et al. 2021. "Role of sleep deprivation in immune-related disease risk and outcomes." *Communications biology*, 4(1), 1304. https://doi.org/10.1038/s42003-021-02825-4

Gupta, M.A. & Gupta, A.K. 2013. "Sleep-wake disorders and dermatology." *Clinics in dermatology*, 31(1), pp.118-126. https://doi.org/10.1016/

j.clindermatol.2011.11.016

Hughes, Riley L. 2020. "A Review of the Role of the Gut Microbiome in Personalized Sports Nutrition." *Frontiers in nutrition*, 6, 191. https://doi.org/10.3389/fnut.2019.00191

Hurtado-Alvarado, Gabriela et al. 2013. "Sleep loss as a factor to induce cellular and molecular inflammatory variations." *Clinical & developmental immunology*, 801341. https://doi.org/10.1155/2013/801341

Isami, Fumiyuki et al. 2018. "Association of advanced glycation end products, evaluated by skin autofluorescence, with lifestyle habits in a general Japanese population." *The Journal of international medical research*, 46(3), pp.1043-1051. https://doi.org/10.1177/0300060517736914

Jang, Sue-Im et al. 2020. "A study of skin characteristics with long-term sleep restriction in Korean women in their 40s." *Skin research and technology*, 26(2), pp.193-199. https://doi.org/10.1111/srt.12797

Jeong, Ji-Na. 2018. "Effect of Pre-meal Water Consumption on Energy Intake and Satiety in Non-obese Young Adults." *Clin Nutr Res*, Oct;7(4), pp.291-296. https://doi.org/10.7762/cnr.2018.7.4.291

Jones, D.S.(Ed.). 2005. *Textbook of Functional Medicine*. Institute for Functional Medicine.

Kahan, V. et al. 2010. "Can poor sleep affect skin integrity?" *Medical hypotheses*, 75(6), pp.535-537. https://doi.org/10.1016/j.mehy.2010.07.018

Kim, Yujin et al. 2024. "Irisin promotes hair growth and hair cycle transition by activating the GSK-3β/β-catenin pathway." *Exp Dermatol*, 33:e15155. https://doi.org/10.1111/exd.15155

Kushida, Clete A. et al. 1989. "Sleep deprivation in the rat: VI. Skin changes." *Sleep*, 12(1), pp.42-46. https://doi.org/10.1093/sleep/12.1.42

Lee, Jae-Hyun & Kim, Sun-Hyo. 2022. "2020 Dietary Reference Intakes of water for Koreans: establishment and future tasks." *J Nutr Health*, Aug;55(4), pp.419-429. https://doi.org/10.4163/jnh.2022.55.4.419

Martinez-Aguila, A. et al. 2021. "Influence of Circadian Rhythm in the Eye:

Significance of Melatonin in Glaucoma." *Biomolecules*, 11(3), 340. https://doi.org/10.3390/biom11030340

Matenchuk, B.A., Mandhane, P.J. & Kozyrskyj, A.L. 2020. "Sleep, circadian rhythm, and gut microbiota." *Sleep medicine reviews*, 53, 101340. https://doi.org/10.1016/j.smrv.2020.101340

Mathur, Neha & Pedersen, Bente K. 2008. "Exercise as a mean to control low-grade systemic inflammation." *Mediators of inflammation*, 109502. https://doi.org/10.1155/2008/109502

Mayo Clinic. "Water: How much should you drink every day?" https://www.mayoclinic.org/healthy-lifestyle/nutrition-and-healthy-eating/in-depth/water/art-20044256

Moon, Jung Wha et al. 2019. "Effects of Stair Climbing on Blood Pressure, Lipid Profiles, and Physical Fitness." *The Korean Journal of Sports Medicine*, 37(1), 17. https://doi.org/10.5763/kjsm.2019.37.1.17

Mullington, Janet M. et al. 2010. "Sleep loss and inflammation." *Best practice & research. Clinical endocrinology & metabolism*, 24(5), pp.775-784. https://doi.org/10.1016/j.beem.2010.08.014

Mustafa, Amany I. & El-Shimi, Ola S. 2018. "Serum irisin: A prognostic marker for severe acne vulgaris." *Journal of cosmetic dermatology*, 17(5), pp.931-934. https://doi.org/10.1111/jocd.12753

Orita, Kumi et al. 2010. "Strong exercise stress exacerbates dermatitis in atopic model mice, NC/Nga mice, while proper exercise reduces it." *Experimental dermatology*, 19(12), pp.1067-1072. https://doi.org/10.1111/j.1600-0625.2010.01130.x

Oyetakin-White, P. et al. 2015. "Does poor sleep quality affect skin ageing?" *Clinical and experimental dermatology*, 40(1), pp.17-22. https://doi.org/10.1111/ced.12455

Palma, Lídia et al. 2015. "Dietary water affects human skin hydration and biomechanics." *Clin Cosmet Investig Dermatol*, 8, pp.413-421. https://doi.org/10.2147/CCID.S86822

Peuhkuri, K., Sihvola, N. & Korpela, R. 2012. "Dietary factors and fluctuating levels

of melatonin." *Food Nutr Res*, 56. https://doi.org/10.3402/fnr.v56i0.17252
Popkin, B.M., D'Anci, K.E. & Rosenberg, I.H. 2010. "Water, hydration, and health." *Nutrition reviews*, 68(8), pp.439-458. https://doi.org/10.1111/j.1753-4887.2010.00304.x
Simon, Eti Ben et al. 2022. "Sleep loss leads to the withdrawal of human helping across individuals, groups, and large-scale societies." *PLoS biology*, 20(8), e3001733. https://doi.org/10.1371/journal.pbio.3001733
Smith, Robert P. et al. 2019. "Gut microbiome diversity is associated with sleep physiology in humans." *PloS one*, 14(10), e0222394. https://doi.org/10.1371/journal.pone.0222394
Stenling, Andreas et al. 2019. "Effects of a Brief Stair-Climbing Intervention on Cognitive Performance and Mood States in Healthy Young Adults." *Frontiers in psychology*, 10, 2300. https://doi.org/10.3389/fpsyg.2019.02300
Williams, S. 2007. "Effect of fluid intake on skin physiology: distinct differences between drinking mineral water and tap water." *International journal of cosmetic science*, 29(2), pp.131-138. https://doi.org/10.1111/j.1467-2494.2007.00366.x
World Health Organization. 2020. "WHO guidelines on physical activity and sedentary behaviour: at a glance." World Health Organization. https://iris.who.int/handle/10665/337001
Yosipovitch, Gil et al. 1998. "Time-dependent variations of the skin barrier function in humans: transepidermal water loss, stratum corneum hydration, skin surface pH, and skin temperature." *The Journal of investigative dermatology*, 110(1), pp.20-23. https://doi.org/10.1046/j.1523-1747.1998.00069.x
워커, 매슈(Matthew Walker). 2019. 《우리는 왜 잠을 자야 할까》. 이한음 옮김. 열린책들.
이헌정. 2021. 《생체시계만 알면 누구나 푹 잘 수 있다》. 코리아닷컴.
정찬호. 2022. 《태아에서 백 세까지, 당신의 건강한 물 이야기》. 서울: 한국경제신문i.
커런트, 오스틴(Austin Current). 2021. 《근력 운동의 과학》. 사이언스북스.

〈5E〉

Altemus, M. et al. 2001. "Stress-induced changes in skin barrier function in healthy women." *Journal of Investigative Dermatology*, 117(2), pp.309-317. https://doi.org/10.1046/j.1523-1747.2001.01373.x

Astin, John A. et al. 2003. "Mind-body medicine: state of the science, implications for practice." *The Journal of the American Board of Family Practice*, 16(2), pp.131-147. https://doi.org/10.3122/jabfm.16.2.131

Barrows, K.A. & Jacobs, B.P. 2002. "Mind-body medicine. An introduction and review of the literature." *The Medical clinics of North America*, 86(1), pp.11-31. https://doi.org/10.1016/s0025-7125(03)00069-5

Chen, Ying et al. 2024. "Gratitude and mortality among older US female nurses." *JAMA Psychiatry*, 81(10), pp.1030-1038. https://doi.org/10.1001/jamapsychiatry.2024.1687

Cortés, Hernán et al. 2022. "Alterations in mental health and quality of life in patients with skin disorders: A narrative review." *International Journal of Dermatology*, 61(7), pp.783-791. https://doi.org/10.1111/ijd.15852

Denda, M., Fuziwara, S. & Inoue, K. 2003. "Beta2-adrenergic receptor antagonist accelerates skin barrier recovery and reduces epidermal hyperplasia induced by barrier disruption." *Journal of Investigative Dermatology*, 121(1), pp.142-148. https://doi.org/10.1046/j.1523-1747.2003.12310.x

Denda, M. et al. 2000. "Stress alters cutaneous permeability barrier homeostasis." *American Journal of Physiology-Regulatory, Integrative and Comparative Physiology*, 278(2), R367-R372. https://doi.org/10.1152/ajpregu.2000.278.2.R367

Esch, T., Stefano, G.B. & Michaelsen, M.M. 2024. "The foundations of mind-body medicine: Love, good relationships, and happiness modulate stress and promote health." *Stress and Health*, 40(4), e3387. https://doi.org/10.1002/smi.3387

Golpanian, R.S., Kim, H.S. & Yosipovitch, G. 2020. "Effects of stress on itch." *Clinical Therapeutics*, 42(5), pp.745-756. https://doi.org/10.1016/j.clinthera.2020.01.025

Granot, M. et al. 2021. "Catastrophizing thinking towards itch and pain in chronic itch patients." *Journal of the European Academy of Dermatology and Venereology*, 35(3), e241-e242. https://doi.org/10.1111/jdv.16975

Hampton, Maria. 2019. *Vagus nerve secrets: Your definitive guide to freedom from anxiety, depression, trauma, PTSD, inflammation, and autoimmunity through self-healing techniques and exercises*. Independently Published.

Iodice, J.A., Malouff, J.M. & Schutte, N.S. 2021. "The association between gratitude and depression: A meta-analysis." *International Journal of Depression and Anxiety*, 4, 024. https://doi.org/10.23937/2643-4059/1710024

Lane, Melissa M. et al. 2023. "High ultra-processed food consumption is associated with elevated psychological distress as an indicator of depression in adults from the Melbourne Collaborative Cohort Study." *Journal of Affective Disorders*, 335, pp.57-66. https://doi.org/10.1016/j.jad.2023.04.124

Mar, Kristie & Rivers, Jason K. 2023. "The Mind Body Connection in Dermatologic Conditions: A Literature Review." J *Cutan Med Surg*, Nov;27(6), pp.628-640. https://doi.org/10.1177/12034754231204295

Montgomery, K. et al. 2016. "The importance of mindfulness in psychosocial distress and quality of life in dermatology patients." *British Journal of Dermatology*, 175(5), pp.930-936. https://doi.org/10.1111/bjd.14719

Muizzuddin, Neelam et al. 2003. "Impact of stress of marital dissolution on skin barrier recovery: Tape stripping and measurement of transepidermal water loss (TEWL)." *Skin Research and Technology*, 9(1), pp.34-38. https://doi.org/10.1034/j.1600-0846.2003.00354.x

Nomura, T. et al. 2017. "Relationships between transepidermal water loss, cutaneous microcirculatory function and autonomic nervous activity." *International Journal of Cosmetic Science*, 39(3), pp.275-283. https://doi.org/10.1111/ics.12373

Rea, Kieran, Dinan, Timothy G. & Cryan, John F. 2016. "The microbiome: A key regulator of stress and neuroinflammation." *Neurobiology of Stress*, 4, pp.23-33. https://doi.org/10.1016/j.ynstr.2016.03.001

Rosenkranz, Melissa et al. 2016. "Reduced stress and inflammatory responsiveness in experienced meditators compared to a matched healthy control group." *Psychoneuroendocrinology*, 68, pp.117-125. https://doi.org/10.1016/j.psyneuen.2016.02.013

Shenefelt, Philip D. 2018. “Mindfulness-based cognitive hypnotherapy and skin disorders.” *American Journal of Clinical Hypnosis*, 61(1), pp.34-44. https://doi.org/10.1080/00029157.2017.1419457

Terao, Mike & Katayama, Ichiro. 2016. “Local cortisol/corticosterone activation in skin physiology and pathology.” *Journal of Dermatological Science*, 84(1), pp.11-16. https://doi.org/10.1016/j.jdermsci.2016.06.014

Wang, X. & Song, C. 2023. “The impact of gratitude interventions on patients with cardiovascular disease: A systematic review.” *Frontiers in Psychology*, 14, 1243598. https://doi.org/10.3389/fpsyg.2023.1243598

5장 • 제 피부도 좋아질 수 있나요?

Afvari, Shawn et al. 2023. “Diet, sleep, and exercise in inflammatory skin diseases.” *Our Dermatol Online*, 14(4), pp.430-435. https://doi.org/10.7241/ourd.20234.21

Aroni, Kyriaki et al. 2004. “Rosacea: a clinicopathological approach.” *Dermatology* (Basel, Switzerland), 209(3), pp.177-182. https://doi.org/10.1159/000079886

Bouslimani, Amina et al. 2015. “Molecular cartography of the human skin surface in 3D.” *Proceedings of the National Academy of Sciences of the United States of America*, 112(17), E2120-E2129. https://doi.org/10.1073/pnas.1424409112

Chen, Wei et al. 2020. “The optimal cleansing method for the removal of sunscreen:Water, cleanser or cleansing oil?” *Journal of cosmetic dermatology*, 19(1), pp.180-184. https://doi.org/10.1111/jocd.12995

Chen, Yingjia & Guo, Tai L. 2021. “Dietary advanced glycation end-products elicit toxicological effects by disrupting gut microbiome and immune homeostasis.” *Journal of Immunotoxicology*, 18:1, pp.93-104, https://doi.org/10.1080/1547691X.2021.1959677

Chmielewski, R. & Lesiak, A. 2024. “Mitigating Glycation and Oxidative Stress in Aesthetic Medicine: Hyaluronic Acid and Trehalose Synergy for Anti-

AGEs Action in Skin Aging Treatment." *Clinical, cosmetic and investigational dermatology*, 17, pp.2701-2712. https://doi.org/10.2147/CCID.S476362

Danby, F.W. 2010. "Nutrition and aging skin: Sugar and glycation." *Clinics in Dermatology*, 28(4), pp.409-411. https://doi.org/10.1016/j.clindermatol.2010.03.018

Diehl, J.W. & Chiu, M.W. 2010. "Effects of ambient sunlight and photoprotection on vitamin D status." *Dermatologic therapy*, 23(1), 48-60. https://doi.org/10.1111/j.1529-8019.2009.01290.x

Erland, L.A. & Saxena, P.K. 2017. "Melatonin natural health products and supplements: presence of serotonin and significant variability of melatonin content." *J Clin Sleep Med*, 13(2), pp.275-281. https://doi.org/10.5664/jcsm.6462

Fisher, G.W., Travers, J.B. & Rohan, C.A. 2023. "Rosacea pathogenesis and therapeutics: current treatments and a look at future targets." *Front Med* (Lausanne). Dec;13;10, 1292722. https://doi.org/10.3389/fmed.2023.1292722

Guertler, Anne et al. 2024. "Characteristics of Gut Microbiota in Rosacea Patients-A Cross-Sectional, Controlled Pilot Study." *Life*, 14(5), 585. https://doi.org/10.3390/life14050585

Jimenez-Sanchez, Maira et al. 2025. "The gut-skin axis: a bi-directional, microbiota-driven relationship with therapeutic potential." *Gut Microbes*, Dec;17(1), 2473524. https://doi.org/10.1080/19490976.2025.2473524

Karagianni, Fani et al. 2022. "Predominant Role of mTOR Signaling in Skin Diseases with Therapeutic Potential." *Int J Mol Sci*, Feb;1;23(3):1693. https://doi.org/10.3390/ijms23031693

Khosrowpour, Zeynab et al. 2019. "Effects of four soaps on skin trans-epidermal water loss and erythema index." *Journal of cosmetic dermatology*, 18(3), pp.857-861. https://doi.org/10.1111/jocd.12758

Kim, Jung-Eun et al. 2015. "Consensus Guidelines for the Treatment of Atopic Dermatitis in Korea (Part I): General Management and Topical Treatment," *Ann Dermatol*, Oct;27(5), pp.563-577. https://doi.org/10.5021/ad.2015.27.5.563

Kühn, Helen et al. 2021. "Mas-related G protein-coupled receptor X2 and its activators in dermatologic allergies." *The Journal of allergy and clinical immunology*, 147(2), pp.456-469. https://doi.org/10.1016/j.jaci.2020.08.027

Lee, Eun-Jung, Kim, Ji-Young & Oh, Sang-Ho. 2016. "Advanced glycation end products (AGEs) promote melanogenesis through receptor for AGEs." *Scientific reports*, 6, 27848. https://doi.org/10.1038/srep27848

Leoty-Okombi, Sabrina et al. 2021. "Effect of Sodium Lauryl Sulfate (SLS) Applied as a Patch on Human Skin Physiology and Its Microbiota." *Cosmetics*, 8(1), 6. https://doi.org/10.3390/cosmetics8010006

Li, Wan-Zhao et al. 2024. "Unveiling the mechanism of high sugar diet induced advanced glycosylation end products damage skin structure via extracellular matrix-receptor interaction pathway." *Journal of cosmetic dermatology*, 23(7), pp.2496-2508. https://doi.org/10.1111/jocd.16295

Li, Yangxin et al. 2021. "Inflammasomes as therapeutic targets in human diseases." *Signal transduction and targeted therapy*, 6(1), 247. https://doi.org/10.1038/s41392-021-00650-z

Lima, M.T. Nogueira Silva et al. 2024. "Early- and life-long intake of dietary advanced glycation end-products (dAGEs) leads to transient tissue accumulation, increased gut sensitivity to inflammation, and slight changes in gut microbial diversity, without causing overt disease." *Food Research International*, 195, 114967. https://doi.org/10.1016/j.foodres.2024.114967

Manfredini, Marco et al. 2025. "Probiotics and Diet in Rosacea: Current Evidence and Future Perspectives." *Biomolecules*, Mar;15(3):411. https://doi.org/10.3390/biom15030411

Melnik, Bodo C. 2015. "Linking diet to acne metabolomics, inflammation, and comedogenesis: an update." *Clinical, Cosmetic and Investigational Dermatology*, 8, pp.371-388. https://doi.org/10.2147/CCID.S69135

______. 2016. "Western diet-induced imbalances of FoxO1 and mTORC1 signalling promote the sebofollicular inflammasomopathy acne vulgaris." *Experimental dermatology*, 25(2), pp.103-104. https://doi.org/10.1111/exd.12898

______ . 2018. "Acne vulgaris: The metabolic syndrome of the pilosebaceous follicle." *Clinics in dermatology*, 36(1), pp.29-40. https://doi.org/10.1016/j.clindermatol.2017.09.006

Mijaljica, D., Spada, F. & Harrison, I.P. 2022. "Skin Cleansing without or with Compromise: Soaps and Syndets." *Molecules*, Mar;27(6):2010. https://doi.org/10.3390/molecules27062010

Morss-Walton, P. & McGee, J.S. 2021. "Rosacea, not just skin deep: Understanding thesystemic disease burden." *Clinics in dermatology*, 39(4), pp.695-700. https://doi.org/10.1016/j.clindermatol.2020.08.006

National Rosacea Society. "New Survey Pinpoints Spicy Foods That May Often Trigger Rosacea." https://www.rosacea.org/press/2003/july/new-survey-pinpoints-spicy-foods-that-may-often-trigger-rosacea#:~:text=In%20the%20survey%20of%20more,and%2046%20percent%20for%20salsa

______ . "Rosacea Triggers Survey." https://www.rosacea.org/patients/rosacea-triggers/rosacea-triggers-survey

Neale, R.E. et al. 2019. "The effect of sunscreen on vitamin D: a review." *British Journal of Dermatology*, Nov;181(5), pp.907-915. https://doi.org/10.1111/bjd.17980

Noureldein, M.H. & Eid, A.A. 2018. "Gut microbiota and mTOR signaling: Insight on a new pathophysiological interaction." *Microbial pathogenesis*, 118, pp.98-104. https://doi.org/10.1016/j.micpath.2018.03.021

O'Neill, Catherine A. et al. 2016. "The gut-skin axis in health and disease: A paradigm with therapeutic implications." *BioEssays*, 38(11), pp.1167-1176. https://doi.org/10.1002/bies.201600008

Oh, Seyeon et al. 2022. "Combined Treatment of Monopolar and Bipolar RadiofrequencyIncreases Skin Elasticity by Decreasing the Accumulation of Advanced Glycated End Products in Aged Animal Skin." *Int. J. Mol. Sci.*, 23(6), 2993. https://doi.org/10.3390/ijms23062993

Passeron, T. et al. 2019. "Sunscreen photoprotection and vitamin D status." *British Journal of Dermatology*, Nov;181(5), pp.916-931. https://doi.org/10.1111/

bjd.17992

Rios-Carlos, Marcela et al. 2024. "Unraveling the gut-skin axis in atopic dermatitis: exploiting insights for therapeutic strategies." *Gut Microbes*, Jan-Dec;16(1), 2430420. https://doi.org/10.1080/19490976.2024.2430420

Sanchez-Pellicer, Pedro et al. 2022. "Acne, Microbiome, and Probiotics: The Gut-Skin Axis." *Microorganisms*, 10(7), 1303. https://doi.org/10.3390/microorganisms10071303

Searle, Tamara et al. 2021. "Rosacea and Diet: What is New in 2021?" J *Clin Aesthet Dermatol*, Dec;14(12), pp.49-54.

Shi, Aiying et al. 2024. "The Interaction between Human Microbes and Advanced Glycation End Products: The Role of Klebsiella X15 on Advanced Glycation End Products' Degradation." *Nutrients*, 16, 754. https://doi.org/10.3390/nu16050754

Stokes, J.H. & Pillsbury, D.M. 1930. "The effect on the skin of emotional and nervous states: III. Theoretical and practical consideration of a gastrointestinal mechanism." *Arch. Derm. Syphilol*, 22(6), pp.962-993. https://doi.org/10.1001/archderm.1930.01440180008002

Strickle, A., Kolmer, J.A. & Schamberg, J.F. 1916. "Complement fixation in acne vulgaris." J. *Cutan. Dis.*, 34, 166178.

Takeuchi, Masayoshi. 2020. "Toxic AGEs (TAGE) theory: a new concept for preventing the development of diseases related to lifestyle." *Diabetology & metabolic syndrome*, 12(1), 105. https://doi.org/10.1186/s13098-020-00614-3

Tran, Vu et al. 2025. "Effect of daily sunscreen application on vitamin D: findings from the open-label randomized controlled Sun-D Trial." *British Journal of Dermatology*, 193(6) pp.1128-1137. https://doi.org/10.1093/bjd/ljaf310

Wang, Feina et al. 2023. "The effect of probiotics in the prevention of atopic dermatitis in children: a systematic review and meta-analysis." *Transl Pediatr*, Apr;29;12(4), pp.731-748. https://doi.org/10.21037/tp-23-200

Wollina, Uwe. 2019. "Is rosacea a systemic disease?" *Clinics in dermatology*, 37(6), pp.629-635. https://doi.org/10.1016/j.clindermatol.2019.07.032

Young, A.R. et al. 2019. "Optimal sunscreen use, during a sun holiday with a very high ultraviolet index, allows vitamin D synthesis without sunburn." B*ritish Journal of Dermatology*, Nov;181(5), pp.1052-1062. https://doi.org/10.1111/bjd.17888

Yu, Jie et al. 2024. "Effect of combined probiotics and doxycycline therapy on the gut-skin axis in rosacea." m*Systems*, 9(11), e01201-24. https://doi.org/10.1128/msystems.01201-24

피부가 보내는 신호를 놓치지 마세요

1판 1쇄 인쇄 2026년 1월 16일
1판 1쇄 발행 2026년 1월 30일

지은이 신나라
펴낸이 김성구

책임편집 고혁
디자인 이영민
콘텐츠본부 양지하 이은주 류다경 한재원 김윤미 김초록 이아름
마케팅부 송영우 김지희 강소희
제작 어찬
관리 안웅기 이종관 홍성준

펴낸곳 (주)샘터사
등록 2001년 10월 15일 제1-2923호
주소 서울시 종로구 창경궁로35길 26 2층 (03076)
전화 1877-8941 | 팩스 02-3672-1873
이메일 book@isamtoh.com | 홈페이지 www.isamtoh.com

ISBN 978-89-464-2327-5 03510

• 값은 뒤표지에 있습니다.
• 잘못 만들어진 책은 구입처에서 교환해 드립니다.

샘터 1% 나눔실천

샘터는 모든 책 인세의 1%를 '샘물통장' 기금으로 조성하여 매년 소외된
이웃에게 기부하고 있습니다. 2024년까지 약 1억 1,650만 원을 기부하였으며,
앞으로도 샘터는 책을 통해 1% 나눔실천을 계속할 것입니다.